Marta Po

FUNDAMENTOS DA GEOCROMOTERAPIA

Tradução
HENRIQUE AMAT RÊGO MONTEIRO

EDITORA PENSAMENTO
São Paulo

Título do original: *Fundamentos de la Geocromoterapia.*

O primeiro número à esquerda indica a edição, ou reedição, desta obra. A primeira dezena à direita indica o ano em que esta edição, ou reedição, foi publicada.

Edição	Ano
1-2-3-4-5-6-7-8-9-10-11	04-05-06-07-08-09-10-11

Direitos de tradução para a língua portuguesa
adquiridos com exclusividade pela
EDITORA PENSAMENTO-CULTRIX LTDA.
Rua Dr. Mário Vicente, 368 — 04270-000 — São Paulo, SP
Fone: 6166-9000 — Fax: 6166-9008
E-mail: pensamento@cultrix.com.br
http://www.pensamento-cultrix.com.br
que se reserva a propriedade literária desta tradução.

Impresso em nossas oficinas gráficas.

SUMÁRIO

Terceira Parte
COMO TRABALHAR COM OS FILTROS

Quarta Parte
O SISTEMA EM FUNÇÃO DO ESPAÇO

Quinta Parte
A PESQUISA

APRESENTAÇÃO DA EDIÇÃO BRASILEIRA

Minha formação universitária em artes plásticas pela Fundação Armando Álvares Penteado, já na idade adulta, serviu para reforçar a dimensionalidade e curiosidade que eu sempre nutri pelas formas e cores.

Desde então, outros movimentos foram acontecendo e sendo reconhecidos por mim como parte deste grande universo, bem como do meu processo pessoal de crescimento e evolução.

Observei e fiquei atenta ao toque do Criador.
Observei e fiquei atenta ao meu momento.
Observei e fiquei atenta ao momento do outro.
Observei e fiquei atenta aos *insights* e à intuição.

Surgiu então o momento de reencontrar uma pessoa com a qual, com certeza, criei dharmas em outras vidas. Seu nome é MARTA POVO, e estar com ela na Espanha foi a minha grande oportunidade de criar e passar a limpo os nossos momentos de vida.

Estudar com MARTA POVO esta fascinante matéria, a geocromoterapia, foi sentir a força e o poder das cores e formas, enfim foi quando todo este processo finalmente silenciou dentro de mim.

Ao ler, estudar e reler os livros de Marta, a cada dia descubro mais e mais sobre a sua maravilhosa técnica, sua inspiração e audividência, sua dedicação ao sistema e sua constante pesquisa para melhorar sempre.

Marta Povo nos ensina o tempo todo que as formas das linhas ordenadoras e criadoras são forças inteligentes, e que deduzimos que as formas, as cores e a luz são portadoras de muitas informações e estão em sincronia conosco e com o universo.

Ela mostra que a principal ação da Geocromoterapia é a troca da informação patológica da pessoa por um novo código celular tanto comportamental como psicoemocional.

Os mantras e mudras já utilizados em minhas consultorias de FENG SHUI ficaram fortalecidos pelos seus ensinamentos através da expressão ASSIM SEJA ou AMÉM.

Ela insiste na importância da meditação para estarmos em contato com nosso guia espiritual nos momentos de dúvida e para fortalecer-nos frente aos nossos clientes e amigos, para nos proteger e nos adequar ao cumprimento e entendimento da nossa missão como seres humanos.

Nos cursos ministrados por MARTA POVO, ela transmite as informações aos participantes com maestria, sempre com a intenção de formar novos terapeutas para divulgar sua técnica sem deixar dúvidas.

Desde Pitágoras, com sua mágica fórmula da Geometria Sagrada e do livro do I CHING, nada nos foi oferecido em termos de conhecimento de modo tão fácil e claro como nos métodos de Marta Povo. Ela consegue trazer para o nosso consciente a verdadeira grandeza dessas formas e cores ativadas pela luz.

Seus belíssimos livros de fotos espalhados pela Europa mostram-nos a fluidez da luz da maneira mais sutil e corpórea. Sobre esse assunto ela escreveu um lindo livro chamado EL VALOR DE LO INVISIBLE, ainda inédito no Brasil.

Marta trata seus pacientes com tanto amor e atenção que suas consultas parecem consumir poucos minutos, por nos acalentar e por tirar com suas próprias mãos todo o sofrimento que sentimos, tudo o que nos angustia, além da própria dor.

Enfim, eu sigo os meus mais recentes passos, sabendo que toda a minha pesquisa e observações não foram em vão. Foi quando entendi que o universo me preparava, sem que eu me desse conta, para lidar com a força das formas das cores e da luz.

MARTA POVO segue sua vida dizendo-nos que tudo o que estamos fazendo e estudando é apenas um recordar.

MARLY LASSO DE LA VEGA BRAUNE

Prólogo

A GEOMETRIA EM SINCRONIA COM A CRIAÇÃO

O fato de viver nesta época dominada pela informação e pelo conhecimento e assistir inexoravelmente à morte de Deus faz nascer, em cada homem e mulher, um poderoso mecanismo automático que leva à busca do renascimento pessoal. Buscamos o renascer de Deus, porém não mais substituindo-o pelo dinheiro, pela ciência, pela tecnologia ou pela ideologia; de alguma forma, buscamos o renascimento desse deus perdido indagando sobre a *sincronicidade* existente entre o céu e a terra, buscamo-lo inconscientemente rastreando todos os vestígios da sua própria Criação.

Se mudássemos o nosso enfoque sobre o homem e a natureza e incorporássemos a idéia de que existe *uma rede de campos de energia,* uma força ordenadora e coerente, talvez chegássemos à conclusão de que, na realidade, o nosso Ser é uma idéia, uma força, um pensamento inteligente ou um campo único de energia — que produziu *um instrumento duplo* para se manifestar: o corpo e a psique.

A nossa alma, e o conjunto que forma com o nosso organismo e a nossa personalidade, parece ser *um campo de força sobre o qual se precipita a matéria.* O ser humano tem memória e além disso a conserva, apesar de trocar constantemente os átomos que compõem o seu organismo. Sabemos que a cada ano as células do corpo se renovam totalmente; no entanto, ainda que em nós não reste nenhuma célula igual à que havia no ano anterior, continuamos nos recordando das vivências do passado e conservamos também a nossa singular forma corporal e todos os nossos hábitos. É como se as informações contidas no nosso corpo se precipitassem sempre sobre o mesmo molde; as informações mantêm-se com o mesmo padrão invisível que ordena o nosso corpo ou espaço energético.

Se somos um campo de energia constituído por linhas de força, uma energia ordenadora e criadora, então essas forças inteligentes (que criam a nossa realidade física, elétrica e mental) devem ter uma *informação codificada* para poder criar e reconstruir diariamente o nosso ser. Embora não tenhamos consciência, em cada um de nós, todo dia se realiza o milagre da criação.

Não sabemos ainda *de onde* vem a matriz dessas linhas de força que criam e ordenam a vida coerentemente, mas podemos deduzir que essa geometria estranha, essas linhas ou padrões, são portadores de informação, informação sábia e coerente, que faz com que tenhamos memória e que a nossa aparência, ou estrutura básica, seja mais ou menos igual ao longo da nossa vida. É como se *o corpo fosse o instrumento da alma*, a materialização da sua força espiritual, a precipitação da sua energia essencial.

Esse corpo humano que usa a nossa alma é realmente complexo e muito desconhecido ainda; no mínimo, pode-se afirmar que, apesar dos avanços da medicina e da tecnologia, conhecemos o nosso organismo apenas parcialmente. Se o comparássemos a uma cidade, veríamos que o corpo humano também tem, como esta, *diferentes redes de comunicação* e diferentes tipos de energia. Uma das redes ou serviços da cidade é a de água, com os seus canais, os seus desaguadouros e encanamentos; no corpo humano, essa rede corresponderia à nossa rede de nutrição e excreção. Outra rede de uma cidade é a de distribuição de energia elétrica, a sua iluminação e a força das suas máquinas; no organismo, essa força elétrica é a energia que corre pelos canais de acupuntura, que fornece a energia polarizada necessária (polaridade positiva, ou *yang*, e polaridade negativa, ou *yin*) para que sejam realizados os processos bioquímicos do corpo em cada um dos seus órgãos e células.

Em cada um de nós, como em cada cidade, existe ainda uma terceira rede muito parecida com a rede telefônica, que são as linhas do *campo de informações*. Essa rede, que além da telefonia também pode ser considerada como a rede virtual da Internet, permite que nos comuniquemos de imediato com todo o mundo, mas possivelmente também nos põe em contato com *outras realidades existenciais*, realidades essas muito além das conhecidas ou sentidas pela maioria, sejam elas virtuais ou físicas. É claro que há pessoas que têm um serviço de acesso de conexão temporária com a Internet, enquanto outras têm o ADSL ligado permanentemente.

Essa linha telefônica interuniversal a que todos pertencemos é o que chamamos de *holograma.* A física nos revela hoje que, em um holograma, cada parte é o reflexo do todo; cada parte de uma imagem holográfica tridimensional contém o conjunto. Por outro lado, a biologia nos diz que cada célula reproduz no seu núcleo as informações genéticas completas do ser a que pertence. A sabedoria hermética também nos diz que "como é em cima, é embaixo"; e a religião afirma que o homem foi criado à imagem e semelhança de Deus. Todas essas são formas distintas de expressar o mesmo conhecimento.

No holograma biológico existe uma inteligência criadora, ordenadora e coerente, um campo de ressonância harmônica no qual cada órgão ou sistema ocupa o seu lugar e desempenha a sua função; uma célula do fígado jamais se engana e desempenha a função de um neurônio; e vice-versa. Além do mais, os códigos de cada órgão ou víscera estão ligados por uma rede de comunicação através da qual as células podem dialogar entre si mediante mensageiros e receptores. Por exemplo, já descobrimos os receptores do sistema imunológico e os identificamos por um nome próprio, chamando-os de *linfócitos.*

Na rede de meridianos ocorre o mesmo; os códigos que criam uma distorção energética no meridiano do baço, por exemplo, acabam afetando os outros circuitos e desestabiliza os estados emocionais. Toda a rede elétrica do nosso corpo é afetada e, além do mais, essas interferências energéticas acabam sendo registradas pela rede telefônica central, as linhas do campo de informações do ser humano, um sistema de vinculação entre as pequenas e as grandes realidades, entre o interior e o exterior.

A fim de ampliar essa nova visão da vida e do ser humano, também poderíamos vê-lo como se "a matéria fosse revelada através da alma". Fazendo uma analogia com a técnica de revelação da fotografia, poderíamos dizer que a personalidade e o corpo são como um *negativo* fotográfico e a alma é o *revelador* do laboratório; a alma é um fluido que revela ou afirma a Consciência Universal, que nos mostra e plasma as *informações* contidas no grande holograma (o negativo de acetato), uma alma, uma substância, que *revela o Espírito* (permite-nos ver...) e descobre assim o Criador de imagens e realidades que guardamos interiormente.

Mas o que são na realidade as "informações"? Que tipos de códigos são os que circulam entre essa grande realidade cósmica e a nossa pequena realidade biológica e psicológica? Talvez ainda não saibamos definir o conceito "informação" ou "código", mas podemos começar a intuir que um tipo de informação, para ser transmitido, deve ser organizado e coerente. Precisa-se de uma linguagem, uma ordenação de sinais distintos, padrões, modelos ou pautas; toda informação, para ser transmitida, precisa de um programa de recodificação, que traduza os códigos e que crie as imagens e as palavras, que crie realidades e propósitos.

Ao longo da vida, o ser humano utiliza a *simbologia* como meio de comunicação com as forças abstratas primordiais. Os arquétipos e os símbolos atuam como uma *ponte entre duas realidades;* essa ponte, a linguagem simbólica, possibilita a comunicação entre o que chamamos divindade e nós mesmos. Com cada arquétipo travamos um diálogo que revela outra realidade muito mais sutil que a nossa. O arquétipo tem uma essência intemporal. O símbolo não é uma abreviatura da realidade, mas *um meio* para nos colocarmos nessa realidade. O símbolo, cada arquétipo, é portador de conhecimento.

Os polígonos da geometria, por exemplo, são uma linguagem arquetípica que reconstrói a ligação perdida entre o homem e o cosmos. Os entes numéricos, as proporções matemáticas e cada padrão da geometria podem ser uma *arte curativa.* O círculo, por um lado, e os polígonos, por outro, simbolizam dois aspectos fundamentais da Criação: a unidade e a sua manifestação. A relação entre essas figuras simboliza o temporal e o eterno.

Cada arquétipo geométrico é uma *imagem de síntese.* A plasmação, ou o uso da consciência dessas figuras geométricas sobre o nosso campo de energia (um campo, não nos esqueçamos, que está intimamente ligado ao grande campo holográfico universal), cria uma dialética entre o sublime e o concreto, entre o abstrato e o manifesto, entre o céu e a terra. E cada polígono composto de linhas de força e ângulos depende do seu padrão celeste circular; cada forma geométrica procede do círculo como arquétipo completo e eterno. E o que é a vida senão uma circunvolução, na qual se alterna a fuga de si mesmo com a busca de si mesmo?

A geometria, tanto a sagrada quanto a profana (a geometria que está em todas as partes, caótica ou coerente, harmônica ou desestabilizante, terapêutica ou patológica), é uma fonte de informações e um mapa topográfico que nos devolve a lucidez, o caminho a seguir, o modelo, a sinalização e a matriz da Ordem da própria existência. Não importa se consideramos esses modelos da geometria como sagrados ou pertencentes ao mundo dos deuses ou se, pelo contrário, temos uma visão da geometria puramente matemática, científica ou de campos de força que modificam o nosso estado de saúde.

Antes, o espírito (a criação) nos falava. Nos últimos séculos da nossa história, o diálogo entre o espírito da criação e o homem era considerado como um mito. No entanto, vê-se hoje a ciência como um *mito* da nossa cultura, um mito tão real como eram os espíritos para outras culturas. E um mito tem força quando o aceitamos sem discutir, que é exatamente o que fazemos com os postulados científicos.

Não obstante, os conhecimentos tanto de um bruxo como os de um cientista são subjetivos. Os dois percebem a realidade de pontos de vista distintos; mas a causa da nossa limitação é exatamente a nossa própria percepção. Nós, os seres humanos, talvez creiamos que somos o centro da criação, mas também é certo que o homem encontra a criação no centro de si mesmo.

Primeira Parte

OS PRINCÍPIOS DO MÉTODO

1. INTRODUÇÃO

Desde o começo da minha carreira literária e, sobretudo, de divulgação (uma vez que havia várias décadas eu escrevia sem rumo), elaborei e publiquei seis livros, alguns deles da minha mente e outros do meu coração, embora todos tenham sido marcados pela força do meu espírito original. O presente livro, *Fundamentos da Geocromoterapia*, é a síntese ou conseqüência do caminho percorrido desde aqueles parágrafos escritos no começo até a realidade do dia de hoje. Talvez seja um livro informativo e prático, mas foi escrito com amor, com entrega e do fundo da minha alma.

Dez anos depois do nascimento desse novo sistema evolutivo e terapêutico baseado no uso de certos arquétipos, disponho-me agora a reunir os princípios em que se fundamenta o Sistema Geocrom, as bases da Geocromoterapia em si mesma e parte da sua dinâmica de trabalho, assim como a crônica dos acontecimentos que vieram sucedendo-se desde o próprio começo do projeto até hoje.

Essa é uma história bem especial — eu mesma a considero assim — sobretudo quando a avalio com objetividade. Mas, como ao chegar a este ponto torna-se tão evidente que *tudo* neste mundo são experiências subjetivas, agora me proponho exteriorizar por completo o conteúdo do Sistema Geocrom e relatar várias experiências com ele, sem omitir nem um só dado ou informação, referências essas que talvez algum dia possam ser úteis aos leitores, trabalhem ou não no campo de medicina evolutiva.

Assim, portanto, esta é uma história transparente e isenta sobre a origem e os fundamentos de um sistema curador e de evolução que, desde o início, difere um pouco dos parâmetros médicos alopáticos ortodoxos, mas que não difere nada dos parâmetros em que se incluem os outros muitos métodos evolutivos e terapêuticos que são pesquisados de forma independente e que são praticados amplamente na atualidade médica integradora ou holística.

Como o meu desejo é começar a exposição deste tema de uma forma um tanto cronológica, de maneira que possam se encadear e integrar cada um dos passos, etapas e conceitos explorados até agora, sou da opinião de que, antes de explicar como se criou ou se originou o Sistema Geocrom, eu deveria dar ao leitor algumas pinceladas dos elementos principais que atuam na Geocromoterapia (a prática terapêutica dos princípios do Sistema) com a intenção de *situá-lo* ao menos, embora em capítulos posteriores desenvolverei amplamente todos esses elementos primordiais, assim como os princípios e a dinâmica de trabalho que contempla o novo método terapêutico. Portanto, este capítulo e o seguinte contêm uma síntese teórica de minhas hipóteses de trabalho e do método prático em si, muito embora os outros dois capítulos desta primeira parte sejam uma exposição muito pessoal a respeito da verdadeira procedência do método que apresento.

2. SÍNTESE CONCEITUAL DA GEOCROMOTERAPIA

A Geocromoterapia baseia-se na utilização coerente de três princípios ativos: a geometria, a luz e a cor. Na verdade, são *dois* os princípios terapêuticos ou freqüências que se empregam, uma vez que a luz e a cor são na realidade a mesma coisa. No entanto, em razão da dinâmica de trabalho terapêutico que veremos ao longo do livro, preferi classificá-lo em *três* elementos ativos, isto é, as formas dos arquétipos geométricos, as próprias cores de cada um desses polígonos e a luz branca que desempenha o papel de fluido penetrante.

Nesta nova forma de terapia usam-se alguns elementos de trabalho que são uma série de filtros de policarbonato fotossensível de cores e formas determinadas. Esses filtros vêm a ser padrões harmônicos e arquetípicos que na prática são utilizados, mediante prévio diagnóstico, projetando-os sobre alguns pontos de acupuntura (ou vórtices energéticos) do ser humano. Cada um dos 65 padrões existentes e experimentados até hoje possui características terapêuticas determinadas e diferenciadas.

A função desses padrões geométricos é a de reestruturar e recodificar os comportamentos celulares, psicológicos e anímicos do ser humano em um processo permanente de mudança e evolução. Considerando que a Geocromoterapia intervém nos três elementos fundamentais mencionados, os princípios ativos da geometria, da cor e da luz, diremos que a combinação adequada desses três poderosos elementos nos tem demonstrado empiricamente que eles atuam de forma terapêutica e efetiva sobre os diferentes planos de manifestação do ser humano, produzindo uma mudança qualitativa tanto na sua psicologia, no seu corpo, na sua consciência quanto na própria evolução pessoal.

No entanto, o que diferencia a Geocromoterapia de outros sistemas médicos ou terapêuticos, a verdadeira chave funcional do sistema, é a capacidade de o terapeuta *saber diagnosticar corretamente*, de forma imparcial e isenta: saber testar cada filtro para cada paciente no seu momento de vida. Está mais do que demonstrado que freqüentemente não é nada útil o sistema anamnésico ou "lógico" de diagnose terapêutica, sobre uma grande lista de propriedades e prescrições padrões, comumente chamada *vade-mécum*, no qual se baseiam outros sistemas médicos de diagnóstico e prescrição, uma vez que a lógica humana não pode conhecer a origem, a etiologia verdadeira, seja ou não kármica, nem os propósitos evolutivos de nossas doenças ou disfunções. Mas disso também trataremos amplamente ao longo do livro.

Quero lembrar que os princípios ativos e os valores profundos subendidos nos fenômenos da luz, da cor e das formas da geometria foram extensamente elaborados e expostos em diversos livros de minha autoria, em especial em *Principios Inteligentes de la Geometría,* em *El Valor de lo Invisible,* em *La Mística del Color y Geometría* e em *Arte y Energía*, trabalhos que foram abordados de diferentes pontos de vista: filosófico, histórico, antropológico, científico, místico, físico, metafísico e artístico.

Recomendo uma revisão desses ensaios com a intenção de se informar conceitualmente sobre o tema básico que nos ocupa e compreender assim algumas das razões, incluindo científicas ou médicas, uma vez que esses três elementos possuem grande potencial terapêutico e espiritual. No entanto, no presente livro irei me referir estritamente ao Sistema Geocrom e à metodologia de trabalho prático com os filtros da Geocromoterapia e a todas as utilidades do método pesquisadas e experimentadas até agora. Supõe-se que no futuro devam ocorrer mudanças, ampliações e novas perspectivas a respeito, já que se trata de um sistema vivo; portanto, deve-se considerar este livro sob a perspectiva de um "presente" que se refere apenas a dez anos de pesquisa, embora muito intensos.

Na verdade, a Geocromoterapia é um método que propõe ao ser humano *usar conscientemente* tanto a luz como os padrões geométricos e os arquétipos. Essa utilização "consciente" desses elementos "novos" (novos apenas na aparência, porque tanto as cores e a luz como os arquétipos geométricos já foram empregados por diferentes civilizações desde a Antiguidade...), novos ou ao menos não utilizados até o momento no contexto de saúde atual, é o que faz com que este sistema peculiar requeira uma atenção especial, uma mudança de enfoque na nossa mente e uma predisposição aberta a parâmetros médicos e filosóficos radicalmente diferentes dos empregados nos últimos 300 anos.

3. AÇÃO TERAPÊUTICA DO SISTEMA GEOCROM

A Geocromoterapia é um método de correção da informação celular e psíquica, baseado num princípio holístico e universal, com finalidades preventivas, equilibradoras e evolutivas para o ser humano. Este sistema se fundamenta nos potenciais energéticos inerentes da geometria, da cor e da luz. A combinação desses três fatores de alta vibração, usados simultaneamente através dos filtros Geocrom, que são descritos no capítulo correspondente, constitui até o momento uma dinâmica terapêutica de grande eficácia.

A principal ação da Geocromoterapia é a mudança ou correção da informação patológica da pessoa e a criação correspondente de um novo código no comportamento celular e psicoemocional. As principais aplicações dos 65 filtros geocromáticos existentes hoje são, em primeiro lugar, para o tratamento terapêutico individual, um tipo de terapia holística ao mesmo tempo física, psíquica e espiritual (explicada na segunda parte do livro). Em segundo lugar, existe outro grupo de 23 filtros Geocrom que trata as patologias do espaço habitável (material didático que se expõe na terceira parte), que são filtros muito eficazes para a prática profissional da Medicina do Ambiente.

Esses filtros de cores são feitos com gelatina de policarbonato fotossensível e cunhados com base em diferentes formas geométricas planas em proporção áurea, desenhos calculados segundo a constante matemática do número "*Fi*" (1,618033...). Cada gelatina geométrica e cromática é eletricamente ativa e só é realmente eficaz quando uma *fonte de luz branca* atravessa o filtro e o projeta (na terapia individual, os filtros são projetados sobre certos pontos de acupuntura do ser vivo). Fabricados da mesma maneira e com o mesmo tipo de substrato, embora de maior tamanho, destacam-se 23 filtros (dos 65 arquétipos do Sistema Geocrom) aplicados especialmente na correção energética de qualquer ambiente, embora se deva ter em conta que esses 23 filtros (posicionados sobre as paredes ou janelas do lugar a ser tratado) terapeuticamente também incidem sobre o ser humano.

Neste novo sistema corretor das informações, a "forma geométrica" atua como um *padrão* ou esquema das realidades ordenadas do Cosmos. Cada *onda de forma* do filtro é um arquétipo condensador e modulador que carrega uma mensagem de equilíbrio, um código universal de comportamento harmônico, um mapa que guia e redireciona a energia, polígonos que se codificam no corpo e na alma do ser humano como padrões naturais, orgânicos e psíquicos, de saúde, de harmonia e de expansão.

Simultaneamente, quando a "onda cromática" do filtro incide e penetra na matéria, também a modifica e a equilibra, conforme sejam as características próprias e a freqüência da cor aplicada. Em terceiro lugar, "a luz branca" é utilizada como veículo de transporte do código;

com luz solar ou de *flash*, são projetados os filtros previamente testados sobre certos pontos de acupuntura da pessoa a ser tratada, ativando assim cada um dos arquétipos geométricos de cor transparente e transferindo ao ser humano as informações necessárias para o seu equilíbrio e bem-estar.

Conforme afirma e demonstra a física, a cor modifica a matéria, incide sobre a vida e os seus processos. Conceitualmente, o poder vibratório e terapêutico da cor já é conhecido e aplicado em diversas cromoterapias atuais do tipo vibracional e psicoemocional, algumas mais eficazes que outras. Cada uma das cores vibra em um comprimento de onda, com uma intensidade e uma freqüência determinada.

As cores penetram na matéria ou substrato de uma forma específica conforme as propriedades específicas de cada cor (uma vez que penetra na matéria orgânica ou na matéria elétrica ou etérica, isto é, na energia mais densa ou menos densa). Portanto, *a cor modifica o referido substrato*, conforme a função ou ação característica de cada onda cromática, sintonizando as moléculas naquela mesma faixa de freqüências.

Por exemplo, quanto mais curto é o comprimento da onda, mais alta é a freqüência; assim as cores aparecem azuladas, cujas propriedades sobre nós são calmantes, relaxantes, diluentes, frias e espirituais. E quanto maior é o comprimento da onda de uma radiação de cor, mais baixa é a freqüência, o que gera a gama de tons avermelhados (conforme a percepção do olho humano), cujas características gerais são as de aquecer, tonificar, excitar, estimular e promover.

Sobre os valores da forma, da geometria inteligente, quem melhor nos ensina é a própria Natureza, que utiliza constantemente a geometria na formação das suas redes de cristalização mineral, na água, assim como também o reino vegetal nos mostra os seus padrões de crescimento orgânico com base em uma sábia geometria (simetria floral, códigos e disposição das sementes etc.) e o reino animal nos maravilha com as espirais geométricas perfeitas dos caracóis ou dos favos hexagonais das colméias das abelhas etc. Na própria bioquímica do ser humano podemos ver também o reconhecimento geométrico e a união de antígenos e anticorpos, da insulina, assim como na estrutura e dinâmica do DNA humano. Existem pontos de vista muito diversos (místicos, metafísicos, filosóficos, artísticos, construtivos...) sobre os princípios ativos da geometria, além dos que podemos ver nos padrões de crescimento harmônico natural; é tamanha a complexidade do tema que realmente recomendo ao leitor que se aprofunde nele nos livros mencionados e em outros recomendados nas respectivas bibliografias.

Para a obtenção dos filtros Geocrom utilizei as formas geométricas dos polígonos simples e planos, sem simbologias nem desenhos alegóricos. Isto é, *considerei que cada polígono em si mesmo é um código universal*, ou um padrão harmônico que tem um grande poder de ordem, de equilíbrio e de transformação evolutiva. Pitágoras foi talvez, há 2.500 anos, o maior pesquisador das formas geométricas e da matemática do ponto de vista conceitual, além de possuir conhecimentos metafísicos e místicos de grande valor; a sua *tetraktys* pitagórica sintetiza uma profunda filosofia de poder curador e de evolução espiritual.

Considera-se que cada polígono geométrico tem uma *onda de forma* (chamada por alguns de "onda geometrodinâmica") e é um substrato que possui uma profunda informação universal. Cada forma geométrica, combinada com uma cor de luz, representa um tipo concreto de código, é toda uma linguagem, um arquétipo energético e matemático com uma série de conteúdos ou ordens implícitas. Esses códigos geram certas modificações no campo energético dos seres vivos e dos espaços onde circulamos (ver os capítulos da Terceira Parte).

Para se compreender com maior exatidão o poder equilibrador da geometria, hoje se pesquisa a fundo, embora de forma independente, não só a cultura esotérica mas também a física quântica, buscando analogias nos desenhos geométricos da própria natureza, na astrofísica, na geometria implícita dos elementos precipitados e nas cristalizações, assim como na estrutura do DNA, na união dos antígenos, anticorpos e certas proteínas complexas.

Definitivamente, cada forma geométrica de cor, desenhada hoje na forma de filtro utilizável para a saúde humana, é um *arquétipo da natureza* que possui uma grande quantidade de informações harmônicas, que tem a capacidade de contê-las ou armazená-las em um espaço reduzido (de forma parecida com o nosso código genético) e finalmente de disponibilizá-las em um dado momento para modular certas freqüências e harmonizar o ser humano.

Os filtros Geocrom são, então, *arquétipos harmônicos de correção energética*. A força e a tensão que os seus ângulos, as suas arestas geométricas ou as suas curvas emitem, combinadas com a freqüência específica de uma cor, geram um padrão de harmonia e equilíbrio universal que sintoniza e harmoniza o comportamento de nossas células, da nossa psicologia e de todo o nosso ser completo, um ser vibrante inscrito na complexa estrutura geométrica do espaço; esse é o motivo pelo qual podemos unir as nossas freqüências existenciais à eterna harmonia do cosmos, como demonstra o princípio holográfico no qual se fundamentam muitas das práticas médicas atuais.

A última contribuição dos filtros da Geocromoterapia é que fundamentam o processo de *evolução consciente* do ser humano e o integram ao Cosmos, conduzem-no à sua origem. Cada filtro é um "suporte de informação" e um "padrão modulador de freqüências" e de condutas, com o que cada filtro acopla no ser humano novos códigos ou modelos de comportamento regular e equilibrado, uma vez que neutraliza os modelos anômalos ou patológicos, sejam eles condutas anormais do corpo, sejam psicoemocionais e anímicas. Os filtros atuam sobre os diferentes planos de existência do homem, transmitindo lucidez, energia e equilíbrio. Por isso se pode dizer que a Geocromoterapia é *um sistema de aproveitamento inteligente da energia que já existe no universo*, com fins equilibradores, curadores, preventivos, conservadores e evolutivos para a vida do ser humano.

Atualmente, existem uns trezentos terapeutas formados na prática da Geocromoterapia, tanto na Espanha como em certas cidades dos Estados Unidos. Os seminários de formação são conduzidos por mim de forma pessoal ou em grupo, embora sempre com grupos reduzidos, em que se prepara e capacita o terapeuta, tanto na teoria subtendida no Sistema Geocrom, como nas práticas necessárias para a obtenção dos resultados terapêuticos. O Instituto Geocrom de Barcelona proporciona o material terapêutico especializado, tanto os 65 filtros do *conjunto curador* para os profissionais, como os 23 filtros para *a correção do ambiente*, os filtros pessoais, o conjunto decodificador, a água programada etc., assim como as informações necessárias para a sua boa utilização e o organograma anual dos cursos. As informações para contato com o Instituto Geocrom encontram-se no final do livro.

4. ORIGEM E PROCEDÊNCIA

Depois de dez anos de vigência e utilização da Geocromoterapia, vendo os seus interessantes resultados e disposta agora a compartilhar esse conhecimento, o meu desejo agora é contar a verdadeira história dos acontecimentos que se sucederam desde o nascimento da terapia com os filtros do sistema até a atualidade, um momento no qual tenho consciência de que ainda faltam informações científicas ortodoxas para demonstrar a validade médica do método.

No entanto, a experimentação puramente empírica tem demonstrado amplamente a sua valiosa aplicação terapêutica. Os resultados clínicos diários e a própria segurança na validade do Sistema Geocrom me levam a tomar essa decisão, a de publicar tudo o que se obteve com ele até o momento, com o intuito de poder continuar trabalhando, pesquisando e ampliando a base de conhecimentos a respeito dos grandes valores terapêuticos da força da geometria e da luz; e digo isso porque acredito que uma *publicação* (isto é, sempre que *se compartilham conhecimentos*) sempre pode abrir algumas portas e geralmente diante disso se entra em contato com pessoas que se interessam, pesquisam ou se sintonizam realmente com o mesmo tema; dessa maneira, pode-se continuar com a expansão desse conhecimento, o qual é um benefício para essas pessoas, para mim e para os filhos da humanidade.

Antes de começar a explicar o que sucedeu entre setembro e dezembro de 1994, devo recordar o material didático exposto no livro romanceado *Diálogo con el Cielo*, cujo conteúdo faz referência a diferentes capacidades psíquicas de todo ser humano (talvez chamadas "paranormais" por alguns), livro cuja leitura recomendo, para obter uma maior compreensão do processo que explicarei mais adiante.

Portanto, se devo me concentrar na cronologia dos fatos, direi que desde os meus 14 anos tenho recebido uma infinidade de mensagens ou informações através do que normalmente se chama *escrita automática*. Eram sempre textos da extensão de uma ou duas folhas de caderno, às vezes três ou quatro no total, cujo conteúdo sempre versava sobre questões gerais da vida, sobre filosofias, formas sutis e espirituais de ver as coisas, os acontecimentos; em resumo, eram mensagens e escritos dirigidos exclusivamente à minha própria pessoa na forma de "conselhos"... para um complicado processo de adolescência.

Quem me ditava aqueles textos, jamais eu soube. O que nunca tive a menor dúvida era de que eram explicações e conselhos que não vinham de mim ou, ao menos, não procediam da minha personalidade ou de minhas reflexões (nem aos 14 nem aos 25 anos), uma vez que alguns deles eram totalmente contrários aos meus desejos e ao meu incipiente juízo ético e espiritual. No entanto, a minha mão os escrevia com total desenvoltura, clareza e eficiência, mostrando uma certeza de critério que já não podia reconhecer como minha, nem em minha juventude, nem sequer agora... no começo da minha velhice.

Tais fatos (chamados por alguns *canalizações* ou *induções*) aconteciam quando eu menos esperava, sem reflexões nem motivações aparentes, embora me lembre de que costumavam ocorrer à noite, antes de eu dormir. Às vezes, passava um ano inteiro sem receber nenhum escrito, outras vezes os textos canalizados se sucediam com quinze dias de diferença. Era uma experiência estranha, a que me acostumei com o passar dos anos. Devo dizer também que, em parte, francamente, a minha própria mãe me ajudou nesse processo de adaptação... adaptação a um fenômeno que, por ser pouco freqüente entre as pessoas ao meu redor naquela época (anos 1970), podia talvez assustar a uma jovem.

A magnífica e sempre lembrada mãe que tive nesta vida possuía, ao que me parece, a mesma faculdade psíquica, paranormal, pouco habitual, por assim dizer, desde a sua juventude. Uma vez que o fato de realizar *escrita automática*, de receber *mensagens* ou escritos que "a sua própria mente não os discerne", enfim, o fato de contatar com os outros planos da consciência humana, era algo quase normal e habitual na minha casa; pelo menos ninguém os considerava patológicos nem perturbadores da paz do lugar. Pelo contrário. Foi precisamente quando saí ao mundo e fiquei independente que pude ver cruamente que tudo aquilo não era tão normal como acreditava... e comecei a encerrar essa experiência no meu mundo interior, e até mesmo a negar em certas ocasiões para evitar o desprezo e o distanciamento dos meus amigos e de pessoas amadas.

No entanto, quando tinha mais de 40 anos e estava plenamente dedicada aos tratamentos energéticos, acabando a carreira de acupuntura e lançando plenamente a medicina impropriamente chamada de "alternativa" (seis anos depois da minha grande mudança profissional) sucedeu que, pela primeira vez, tive uma visão muito especial, uma visão totalmente nova e surpreendente para mim, à qual se seguiu a maior canalização ou *experiência mística* da minha vida, conforme queira alguém dizer. Foi uma experiência intensa, que hoje desejo compartilhar neste livro, mesmo conhecendo a normal e ilimitada compreensão sobre este tipo de experiências que tem a maioria dos seres humanos, em especial os dedicados ao raciocínio, à lógica e às evidências, limitação de pessoas que amo, respeito e reconheço... por ter sido eu também uma grande dedicada à lógica e à análise.

Certo dia, eu estava fazendo uma simples massagem e uma transmissão de energia a um dos meus pacientes, quando de repente (mas suavemente) apareceu à minha direita, a um metro de distância aproximadamente, uma espécie de disco de luz branca, grande, quase da minha altura, suspenso na vertical como se fosse uma tela de forma mais ou menos circular. Mesmo estranhando... continuei trabalhando.

A visão daquela forma esbranquiçada à minha direita, ainda que eu quisesse ignorá-la, manteve-se presente por mais ou menos meia hora, tranqüilamente a meu lado, sempre acompanhando-me com quietude e calor. Isto foi só o que pude sentir: tranqüilidade e acompanhamento. Só podia sentir sensações; não podia nem sequer fazer alguma interpretação sobre aquela visão estranha.

Ao cabo de dois ou três dias (não consigo recordar bem, mas sei que aconteceu na mesma semana), voltou a aparecer a mesma visão e em circunstâncias muito parecidas. Eu estava fazendo um tratamento em outro cliente e por um período de tempo curto (agora eu deduzo que isso só acontecia quando eu *entrava num estado expandido de consciência*, como quando alguém faz uma meditação silenciosa ou contemplativa) comecei a ver o mesmo disco luminoso do meu lado direito, a uma distância que parecia prudente e segura.

Dessa vez, enquanto continuava fazendo o tratamento energético no meu paciente, atrevi-me a observar a presença daquela forma, mas de uma maneira mais direta e talvez mais analisadora. Então pude ver que não se tratava de uma grande forma circular e sim de uma espécie de polígono que possuía dez arestas e, portanto, dez ângulos muito abertos, tão abertos que a primeira vez me pareceu uma circunferência. Sua identidade, a natureza quase corpórea daquela forma geométrica, ainda que fosse totalmente desconhecida, me pareceu então jovial e muito afetuosa. Poderia quase dizer que, embora a sua forma fosse tão abstrata, a sensação que eu recebia era de que me encontrava *acompanhada por alguém*. Apesar de que algo me dizia que de nenhuma maneira podia ser uma pessoa, ou um tipo de entidade energética, o sentimento claro que recebia era esse, como se *aquela coisa* estivesse ali apenas com a finalidade de me fazer companhia.

Aconteceu uma terceira vez, depois de alguns dias. Tudo se repetiu de forma muito parecida, mas dessa vez pude observar que o disco não era branco e sim de uma cor azul-clara, talvez um pouco esverdeado, mas sem dúvida muito luminoso. Na verdade, comecei a distinguir claramente, sem nenhum tipo de obstáculo, que a "estranha presença" que me acompanhava nas minhas sessões tinha a clara forma de *um decágono de cor azul-turquesa*.

No entanto, continuava sem compreender. Não entendia nem a razão daquela estranha visão repetida em estado de vigília (parecia mais um sonho que uma realidade) nem a sua singular aparência geométrica. Teria preferido que fosse uma imagem figurativa, como aquelas com que estamos acostumados, com cabeça, olhos e pés no mínimo, uma imagem acessível para a minha mente, com que pudesse traduzir facilmente a visão ou a mensagem que continha. Mas não foi assim.

Passou uma semana sem que o fenômeno se repetisse. Mas... precisamente porque não voltou a acontecer, minha alma ou o meu desejo de saber, foi tomada da mais profunda curiosidade. Foi então que tomei a decisão de investigar sobre tudo isso perguntando ao Universo, ao que entendia por "Deus" naquele momento.

Um dia, melhor dizendo, em uma luminosa tarde do mês de setembro de 1994, em que estava muito tranqüila, sem visitas, interrupções telefônicas ou interferências, tendo transcorridos uns dez dias depois da última visão, decidi fazer uma meditação ou algo parecido a fim de tentar compreender a *mensagem*, saber o motivo da experiência vivida. Depois de uns quinze ou vinte minutos de silêncio interior, quando a minha alma já se encontrava em estado de serenidade e em paz, a meditação se foi convertendo em uma *oração*. Comecei a pedir a Deus, ao pai de toda a existência, à sabedoria de tudo o que impregna, uma explicação, alguma luz ou *esclarecimento* sobre o que os meus olhos, talvez a minha mente, haviam visto uns dias antes.

Naquele momento, eu já não sabia se o havia visto com os olhos ou se fora uma mera visão interna, produto da minha mente ou da minha fantasia. Tudo o que eu sabia era que, a forma do *decágono turquesa* continuava em meu interior, eu a relembrava sem parar, revivendo as visões durante as três sessões terapêuticas e sabendo também que aquela figura não tinha relação nenhuma com os meus três pacientes, os quais, por sorte, não perceberam nada.

Pedi e voltei a pedir. Mantive aberta a porta da lucidez e a calma. Invoquei a sabedoria com todo o meu coração e esperei. De imediato, senti o antigo e conhecido formigamento no meu braço direito, mas dessa vez com uma força inusitada. Tive a necessidade imperiosa de pegar o lápis que encontrei mais próximo e um caderno grande que... curiosa e estranhamente, estava próximo de mim a ponto de ser estreado.

Foi então que a minha mão começou a anotar um ditado vertiginoso. Apareceu sobre o papel todo tipo de explicações a respeito da função específica que possui um *decágono turquesa*, as suas propriedades terapêuticas, como devia ser usado e como não devia proceder. Imediatamente depois, a mão continuou escrevendo sobre as propriedades de um *decágono violeta* e as suas aplicações benéficas para o ser humano. Logo em seguida, escrevi sobre o decágono verde, logo mais sobre as características do círculo rosa, sobre o pentágono rosa, outra explicação sobre o quadrado laranja, o círculo azul, o quadrado violeta, o hexágono verde, o heptágono morado, triângulos... polígonos e mais polígonos, cores e mais cores.

A minha mente racional não conseguia entender nada do que a minha mão estava escrevendo sobre aquele oportuno caderno. O meu corpo começou a suar como nunca havia acontecido e o calor me invadiu por completo. Uma parte de mim se encontrava enfurecida por não entender nada do que *eu* escrevia. No entanto, a outra parte, paciente e obediente, seguia recebendo um *ditado*, lúcida e ordenadamente. Naquela tarde, a parte do meu corpo que entrou naquela estranha tensão esquizóide, foi a parte que não compreendia nada: o meu aspecto racional e lógico.

Em um dado momento, tive um arrebatamento incômodo e cortei em seco a experiência, atirando o lápis contra a parede com toda a força que me deu a minha incompreensão. Sem fechar sequer o caderno, enfurecida comigo mesma, peguei a minha bolsa e, ainda suando, saí para a rua. Tudo se sucedeu em um instante. No entanto, permanecera escrevendo pelo tempo de uma hora e meia, contado no relógio.

Tentei esquecer por completo a estrambótica experiência e aquela noite me dediquei à vida familiar como se nada houvesse acontecido.

Quando todos já dormiam, talvez à meia-noite ou à 1 hora da manhã, levantei-me da cama e fui ao meu escritório buscar o caderno. Comecei a ler, agora com a minha mente informada e racional e, de repente, começaram a me escorrer algumas lágrimas pela face. Eu me emocionei, talvez me *comovi*, ao ver aquelas estranhas palavras sobre uns desconhecidos polígonos geométricos... Eles tinham certa coerência; pelo menos, eram conceitos e palavras que possuíam certa energia de sabedoria, embora não soubesse qual era a procedência nem para que servia tudo aquilo. Parecia uma espécie de *sistema*. Eram uma série de explicações aparentemente muito elaboradas ou sistematizadas; como se tivessem anos de existência ou de experiência. No entanto, continuava sem entender muito bem o porquê e para que a minha mão as havia escrito; tenho de dizer *a minha mão,* na falta de uma expressão melhor, porque em nenhum momento a minha mente racional estava ali. Ainda sem entender, tive que aceitar o ocorrido, mesmo que fosse momentaneamente, mais do que pela sua aparente *autenticidade*, uma autenticidade sobre a qual não pude deixar de me questionar.

Passada uma semana mais ou menos, ocorreu-me fazer outra meditação que, naturalmente, também se converteu em oração (a minha curiosidade e a minha ansiedade em entender eram cada vez maiores) a fim de pedir um esclarecimento, uma maior compreensão das palavras e dos estranhos conceitos escritos naquele caderno, talvez para pedir uma confirmação de que, tudo o que "recebera" (essa era a minha sensação) era *realmente* um sistema mais ou menos terapêutico, como me parecia cada vez que voltava a ler. Como, então, as minhas expectativas eram muitas, precisei de mais tempo e mais disciplina mental (e... mântrica) para poder conseguir um estado neutro e imparcial, deixar de lado as expectativas sobre o texto iniciado e poder entrar, assim, na paz da minha alma.

Quando ao final me instalei nessa sutil esfera da minha consciência, em pleno estado de meditação, minha mão continuou escrevendo sobre o relato do polígono que tinha ficado inacabado na semana anterior... quando atirara o lápis contra a parede. Foi como se nada tivesse ocorrido, como se o tempo não existisse, como se a minha raiva anterior não fosse censurável. E desde então não houve ainda nenhuma resposta às minhas perguntas sobre o possível *sistema* e a sua suposta finalidade.

E o texto que a minha mão desenhava... continuou explicando as propriedades dos polígonos, um a um, saltando de uma forma geométrica para outra, de uma cor para outra, dando todo tipo de detalhes sobre proporções, constantes matemáticas, a correta dinâmica de trabalho com cada gelatina poligonal (que inesperadamente se chamavam filtros *geocrom* com toda a naturalidade do mundo e como se sempre tivessem existido), dizendo que havia de transportar aqueles arquétipos sobre alguns dos chakras do ser humano, mediante um veículo luminoso (que surpreendentemente só podia ser uma luz de *flash* e não qualquer lâmpada elétrica, opcionalmente só com luz solar). Ia de surpresa em surpresa, escrevendo minuciosamente todo um sistema médico e místico fundamentado na geometria e na cor, algo realmente estranho para minha mente obtusa.

É inusitado o fato de "explicar algo" que... o fato de *vivê-lo;* por causa dele, agora só posso dizer que aquela estranha experiência, a canalização, ou a recepção daquela mensagem (se é que se pode chamar assim) foi-se repetindo a cada seis ou sete dias, até as vésperas do Natal. Isto é, entre setembro e dezembro daquele inolvidável ano, fui pouco a pouco aceitando aquelas sessões periódicas de informação, a princípio abstratas, mas cada vez mais coerentes e interessantes, pelo menos essa era a minha percepção silenciosa.

De qualquer maneira, nunca soube *de onde* procediam aquelas informações nem *para que* aquilo acontecia; isso não me ocorreu até um ano depois. Fui adotando uma atitude entre passiva e recolhida (tratava-se de uma experiência tão irracional que a princípio nem sequer expliquei ao meu marido nada do que estava me acontecendo; sabia que me olharia com espanto) e pouco a pouco me prevenia de que ansiava cada vez com maior apetite pelo dia em que pudesse gozar de uma tarde tranqüila e solitária para entrar em meditação e continuar recebendo mais palavras, palavras essas que cada vez mais me pareciam mais sábias, congruentes e criativas.

No entanto, no mesmo outono,[1] já passado o meu aniversário de 43 anos, lembro-me de que um dia peguei meus antigos filtros da bolsa da câmera fotográfica e comecei a recortar "à mão" alguns polígonos,

1. No hemisfério norte, o outono precede o Natal, indo de 22 de setembro a 20 de dezembro. (N. do T.)

sacrificando as minhas gelatinas de filtrar negativos, apenas *para ver como pareciam* aos olhos aqueles estranhos filtros poligonais explicados no ditado. Foi então que começou uma experiência nova e surpreendente que realmente me pareceu que ia *muito além* da escrita automática.

Quando tinha entre os meus dedos um triângulo azul recém-cortado, por exemplo, ouvi claramente uma voz interior *categórica* que dizia: *Sim, bem, isto é um triângulo azul; mas não é nada útil. Não foi construído sob a constante matemática adequada, nem é do tom azul pertinente, também não emite a vibração terapêutica correta. Além do mais, é imperfeito; deverá empregar um meio mecânico muito preciso para que as arestas e os ângulos tenham um corte totalmente perfeito.*

Depois de ouvir aquela voz peculiar e desconhecida, fiquei olhando o polígono que, embora fosse de maneira caseira, tinha recortado com todo o meu amor e ilusão; pelo que estava ouvindo naquele momento, tinha de jogar fora imediatamente o meu triângulo. No entanto, o que me fascinava era que o meu outro lado (ainda desconhecido), a voz interior com o tom certo e inequívoco, dera-me as instruções exatas para fazer um triângulo perfeito. Era como uma intransigência e um perfeccionismo que não sabia de onde vinham, mas ao menos me agradava e me compreendia.

Com isso quero dizer que, a partir do final de outubro, na verdade o que aconteceu é que mantive um *diálogo*, cada vez mais claro e preciso (ainda sem saber com quem...) sobre as explicações que laboriosamente a minha mão escrevia, com o qual, com esse diálogo, tudo se esclarecia com mais rapidez, uma vez que se corrigiam os defeitos da minha interpretação do sistema. Assim foi como começou também a se desenvolver a minha faculdade de clariaudiência, que desde o início apoiou a escrita *não racional*, a que se chama comumente de *psicografia*, *escrita induzida* ou *automática*... ainda que ninguém saiba muito bem a razão desse fenômeno da psique.

Quando já tinha recebido 38 filtros diferentes e começava a gostar do assunto (inclusive já tinha explicado ao meu marido e meu filho menor), uns dias antes do Natal senti que a clara e categórica voz interior, uns minutos depois de entrar em meditação, disse: *Agora não vamos mais lhe dar informações. A partir deste momento o que tem a fazer é: "materializar" tudo o que dissemos, "experimentar" em si e dar estes filtros, para experimentar, a terapeutas de sua confiança, deve "proteger" o novo sistema e "expandi-lo"*. É importante observar que a voz falava no plural, como se tratasse de um grupo, algo que me surpreendeu muito a princípio, mas que realmente, mais para a frente, pude comprovar que era assim.

E com estas quatro instruções se acabaram as sessões de escrita e também desapareceu, por um certo tempo, a voz, uma voz clarividente a que já começava a me acostumar e com a qual me sentia apoiada, segura e orientada. Assim transcorreram suavemente aquelas indescritíveis semanas, nas quais se alternavam a minha vida pessoal e o meu trabalho habitual com aquelas experiências insólitas, embora inevitáveis, e no final até mesmo íntimas.

Chegaram as festas de Natal e me dediquei plenamente à família, embora naquele ano com um silêncio pouco comum em mim. Só depois do ano-novo me dei conta da importância das últimas palavras ouvidas, as instruções referentes a *materializar* os arquétipos em forma de "filtros úteis" e *experimentá-los* no meu próprio corpo. Assim, comecei a procurar o material mais puro que encontrei no mercado, umas gelatinas de policarbonato sem nenhuma tintura, com uma ampla escala de tons de cores.

Começou então para mim outra etapa do processo, muito mais empírica, na qual dedicava muitas horas do dia à elaboração dos 38 filtros diferentes, calculando a sua proporção áurea, desenhando cada um dos polígonos, cortando-os primeiro manualmente com tesouras o melhor que podia, depois mandando-os para ser cunhados em um especialista cuidadoso e limpo (em todos os sentidos), o que não foi nada fácil de encontrar na minha cidade.

Quando tive todos os filtros preparados e prontos para serem utilizados, começaram de novo as sessões de instruções e ajuda com a voz direta do meu interior dando-me conselhos precisos e, uma vez mais, coerentes a respeito de como se deveria manusear a luz do *flash terapeuticamente* para projetar os diferentes filtros sobre cada chakra do ser humano e também a respeito do sistema idôneo de diagnóstico, sobre a postura anímica adequada que uma pessoa devia adotar para saber qual era o arquétipo, a fórmula de filtros que essa pessoa *podia processar* ou realmente necessitava para se curar.

Praticamente, posso dizer que, depois de ter os primeiros filtros Geocrom elaborados, isso foi em fevereiro de 1995, já não recebi apenas instruções por escrito mas também através dos ouvidos ou pela minha percepção mental além da minha personalidade conhecida. Não obstante, essa era uma experiência constante que já ocupava a minha vida por inteiro. Quando preparei três caixas diferentes, três conjuntos de filtros, para encaminhar a outros *terapeutas de confiança* para experimentá-los, começaram as ligações telefônicas de resposta e também de surpresa por parte desses terapeutas, contando-me diversos casos clínicos e afirmando a grande eficácia dos filtros em 70 a 80 por cento dos tratamentos realizados. Eu também passei a utilizá-los de imediato com os meus próprios pacientes, os mais conhecidos, e a experiência começou assim a se ampliar em progressão geométrica, por mais incrível que pareça.

A partir de então, a minha vida mudou substancialmente e comecei um processo de expansão pessoal, com um ritmo acelerado e uma profundidade que, de imediato, não previra. Foi como se a minha existência de repente adquirisse um norte, uma direção e um sentido; assim percebi, pelo menos, durante os anos que se seguiram àquela inesperada experiência. Agora posso constatar que a minha vida deu uma guinada de 180 graus desde aquela experiência e não apenas no campo profissional.

Naturalmente, a crônica que acabo de narrar é a "minha interpretação" do ocorrido; é a minha tradução racional e verbal de uma experiência cognitiva que responde unicamente a algo pessoal, intransferível e subjetivo, como todas as vivências dos seres humanos. Escrevi-a assim porque assim foi como a vivi já faz mais de dez anos e era assim que a explicava a mim mesma.

A minha *tradução* da experiência vivida teria sido diferente se em lugar de empregar conceitos místicos, metafísicos e culturais como "canalização", "indução" ou "mensagens" ou outros termos para definir algo que parecia vir de uma parte desconhecida de mim mesma, tivesse empregado as palavras "inspiração" ou "invento", isto é, tivesse interpretado a experiência em termos artísticos ou, melhor dizendo, em termos científicos.

Se houvesse interpretado assim, de qualquer maneira que o tivesse traduzido, também seria uma narração e resultaria num fato legítimo e possivelmente correto. Nesses momentos da minha vida já não me importava em absoluto se a Geocromoterapia era um sistema inventado por mim durante uns meses de grande inspiração criativa (inclusive poderia chegar a defini-lo como "inspiração médico-artística"), ou se fora *uma entidade não corpórea,* um mestre, um santo ou algo parecido, que me transmitira os novos conceitos terapêuticos e a minha missão era apenas a de ser uma boa receptora e uma boa executora do plano cósmico, fosse como fosse isso.

No fim, tudo o que se puder dizer sobre isso é que pertencerá sempre ao âmbito cultural. Se hoje eu fosse um homem negro educado em uma tribo do sul da África, ou, melhor, um xamã da América Central ou um russo da Sibéria, mesmo se fosse uma mulher européia de 50 anos mas com uma formação islâmica, budista ou católica, ou uma encantadora analfabeta, ou uma escrupulosa cientista ortodoxa, cada uma dessas supostas personalidades teria explicado a mesma "experiência" de maneira completamente diferente; e não apenas isso, mas que essas mesmas personalidades educadas de boa maneira teriam vivenciado, sentido e interpretado de formas diferentes.

O que eu desejo é que possa ficar bem explicado que a origem e a procedência do sistema terapêutico com os arquétipos geométricos ou filtros Geocrom não é lógica nem dedutiva, mas procede de outro setor da mente e de *outra parte* da Consciência humana, um setor cognitivo possivelmente menos aceito pela maioria da sociedade, mas não menos real que a lógica racional. Não obstante, a eficácia dos filtros geométricos de cores é, hoje em dia, evidente e comprovada por centenas de pacientes, e esse experimento, eficaz e resolutivo no âmbito terapêutico integral, foi a pedra angular para eu me decidir a mostrá-la fora do meu pequeno raio de atuação e muito mais além das resistências da minha personalidade.

5. TEXTOS RECEBIDOS SOBRE O NOVO SISTEMA ARQUETÍPICO

Neste capítulo transcreverei alguns dos textos recebidos nos estados de expansão da consciência ou meditação durante os anos que se seguiram ao desenvolvimento e expansão do Sistema Geocrom. São textos cujo conteúdo, embora complexo, talvez possam ser úteis para responder a algumas dúvidas que um leitor possa ter acerca desta nova visão terapêutica-evolutiva e todas as inconfundíveis conotações metafísicas, místicas e humanísticas que ela contém, além de todo fundamento científico que contém ou a sua eficácia psicológico-terapêutica. É evidente que estes textos, pelo menos para mim, serviram para compreender muito mais o que tinha nas minhas mãos e sobretudo para trabalhar no novo sistema com mais coerência, respeito, conhecimento e responsabilidade.

Mais uma vez, digo que o fato de estes textos serem ou não canalizados realmente não tem muita importância. Simplesmente, é uma forma de dizer que, na época em que os escrevi, a minha mente não estava pensando reflexiva e dedutivamente nos conceitos, nas novas idéias e nas palavras que naquele papel se plasmaram; por isso digo que foram recebidos *em estados alterados e expandidos da consciência*, como a maioria dos textos que existem deste tipo. No entanto, seu conteúdo é interessante, intenso, às vezes muito surpreendente e até mesmo podem ser pedagógicos para muitos leitores.

O primeiro texto, por exemplo, "Sobre o poder da geometria", eu o escrevi em aproximadamente um ano, depois de receber as primeiras instruções sobre o sistema, isto é, sobre a utilidade de cada filtro geométrico. Durante aquele primeiro ano (no qual realmente tive que fazer um duro trabalho interior de fortalecimento psicológico e de integração ou assimilação da experiência vivida), eu me questionava interiormente todo dia: "Por que a geometria cura?" Essa insistente pergunta foi o estímulo a partir do qual comecei a estudar intensamente diferentes campos e matérias, para assim poder responder a essa obsessiva pergunta; foi um amplo estudo (e que permanecerá inconcluso até o dia da minha morte), que em 1996 deu lugar ao nascimento do meu primeiro livro: *El Valor de lo Invisible*, o primeiro de uma série de obras, até a escrita recentemente: *Princípios Inteligentes de la Geometría.*

Pois bem, por mais que eu lesse e estudasse, a pergunta jamais me seria profundamente respondida... nem pelos autores que encontrava e lia, nem pela voz lúcida do meu interior. Até que em uma fria noite de inverno, sozinha diante da lareira da minha casa nos Pireneus, sem nem sequer pensar na Geocromoterapia, a minha mão começou a escrever o primeiro texto em uma redação que durou aproximadamente *seis minutos.* A minha perplexidade foi tanta que ainda hoje descubro coisas novas naquele texto, explicações mais sutis e pedagógicas cada vez que o releio. Essa é a verdadeira razão pela qual creio que ele poderia ser útil a alguém mais e o único motivo pelo qual decidi publicar todos os textos posteriores ao nascimento do Sistema Geocrom.

O segundo texto, "Sobre a origem dos seres humanos", foi recebido ou induzido umas semanas antes de eu apresentar um seminário a certos terapeutas que, conforme diziam, queriam ser algum dia instrutores e formadores de Geocromoterapia. O terceiro escrito, "Sobre como pesquisar", foi um texto recebido para orientar a todos os membros (entre eles, eu mesma) sobre a recém-criada associação de pesquisa AUFaC, um texto sempre interessante, mas que sobretudo nos resultou muito útil, ao menos para mim, para saber como estávamos enfocando mal as pesquisas naquela época.

O quarto e o quinto textos, que nasceram sem título, mas que a um deles eu chamei "Sobre a radiação do ser humano", e ao outro, "Sobre a redenção da matéria", foram dois textos, de conteúdo parecido, que proporcionaram uma série de reflexões e conselhos muito interessantes, recebidos durante a semana anterior ao primeiro curso de "terceiro nível" que realizei, textos destinados a ser transmitidos principalmente a futuros professores de Geocromoterapia. Esses dois últimos textos, talvez eu recomende que sejam lidos ao término deste livro, para uma maior compreensão do seu conteúdo... ou para iniciados no caminho espiritual. Quero reafirmar que os três primeiros textos recebidos são especialmente enriquecedores para a compreensão geral do próprio Sistema Geocrom e talvez menos especializados ou ampliadores que os dois últimos.

SOBRE O PODER DA GEOMETRIA (dezembro de 1995)

Na Geometria Sagrada se concentram, ou se encontram, as forças do processo cósmico universal. Cada uma das formas geométricas é como um "padrão" das realidades do Cosmos. Toda forma materializada é um padrão de tipo cósmico, que se traduz, na sua realidade material, em um padrão similar de tipo orgânico ou molecular.

Como foi dito há muito tempo por Lao-tsé: *"...o sábio reconhece esses padrões do Tao e dirige as suas obras de acordo com eles"*. O que vocês chamam de Tao é o caminho ou o processo do Universo; a "ordem" da Natureza. Nessa ordem se encontra cada linha, cada conjunção, cada ângulo e cada número, os quais contêm em si mesmos a carga da imensa força equilibradora e unificadora do Universo, da Realidade Última, da Essência do Logos.

A "forma geométrica", e de fato toda forma, é o arquétipo cósmico que contém a *informação* do Todo. A Geometria transporta a *mensagem* de equilíbrio entre polaridades, o *código* das verdades eternas, que se traduzem na sua realidade tridimensional em padrões orgânicos de saúde e de harmonia entre os diferentes corpos (físico, astral, mental...) potencializando assim o que poderíamos chamar o "Sistema Curador do Ser".

Em cada forma geométrica e cromática, ou "Geocrom", está contida a força de um Deva Construtor ou Substancializador, cuja missão é dar substância ou materializar as forças harmoniosas dos registros memoriais do Logos planetário.

Cada Geocrom estabelece no ser humano um sistema de relações ou uma ponte de comunicação entre a mente concreta e a mente abstrata ou superior.

Cada um dos filtros geocromáticos é como um impulso das energias de Perfeição e Harmonia; e eles são, para vocês, um novo símbolo arquetípico que constitui a armação através da qual se construirá a nova Medicina Armónica del Ser Humano.

Esses filtros Geocrom são esquemas das formas tensas e vibrantes do Cosmos, procedentes do plano átmico. Representam verdadeiras "sementes" dos futuros comportamentos orgânicos e psicológicos, sementes que se encontram salvaguardadas pelos Anjos do Propósito Criador.

A Geocromoterapia provém da Sala de Conhecimento de Shamballa, a qual é uma área ou lugar etérico de recompilação e ensinamentos dos mistérios menores da Realidade Cósmica. Este método foi instaurado para eliminar e restituir os resíduos kármicos da Humanidade e os miasmas cósmicos, com os que agora cada um de vocês pode sintonizar e contribuir para sua purificação.

O sistema da Geocromoterapia aparece neste momento para fomentar e aumentar o sétimo sentido na raça humana. Até então o homem tinha os cinco sentidos externos conhecidos, mais o sentido comum ou mente, a qual vem se desenvolvendo durante os últimos milênios. A partir de agora o ser humano deverá desenvolver, ampliar e utilizar, na sua vida cotidiana, o sétimo sentido, chamado por vocês de "intuição", isto é: a captação imediata da verdade em essência.

A partir do desenvolvimento do sétimo sentido será ativado definitivamente o SCS (Sistema Curador do Ser), a mente das pessoas será pacificada e o karma existente será purificado. O homem saberá utilizar as circunstâncias chamadas negativas da sua vida (como as doenças, entre outras) como meios de realização ou combustível para a sua evolução. Deixará de dedicar tanto tempo a "evitar" o sofrimento e o utilizará sabiamente para purificar o seu karma (e dessa maneira o karma planetário), encontrando assim a verdadeira natureza do seu Ser, ou a sua origem cósmica; desta forma poderá descobrir com facilidade o seu próprio campo de serviço ou missão, e também distinguirá o trabalho grupal em que deverá participar durante a sua existência materializada.

A Geocromoterapia, combinada com o poder de uma vibração de cor luminosa, é como uma síntese ou uma "contenção", isto é: toda hierarquia maior contém em si, ou inclui, as outras hierarquias menores, da mesma maneira que o Reino Vegetal inclui dentro de si o Reino Mineral e, por sua vez, o Reino Vegetal está incluído dentro do Reino Animal. Assim, o Reino Humano inclui e contém os três reinos menores: mineral, vegetal e animal, e está incluído por sua vez na Hierarquia Maior Espiritual. Segundo isto, cada filtro geocromático contém informações da Totalidade do Universo, contém a essência primordial e, ao penetrar no chakra correspondente, vincula positivamente no ser humano os demais reinos existenciais e hierarquias, nas doses adequadas, equilibrando e unificando o homem dentro do grande processo criativo.

Pela lei universal de ressonância e empatia, a força de Harmonia do Universo começará a fazer parte dos mundos microcósmicos dos átomos que constituem a matéria, do ser humano e de tudo ao seu redor (atualmente em baixa vibração), incluindo-o de forma sintonizada com o Macrocosmo.

SOBRE A ORIGEM DOS SERES HUMANOS (setembro de 1999)

A Geocromoterapia é uma ciência basicamente antidarwiniana. Trata, cura e equilibra o ser humano, partindo de princípios até agora não conhecidos ou utilizados. O homem não vem dos outros três reinos da Terra — mineral, vegetal ou animal —, nem da evolução de nenhuma espécie, como mantinha Darwin, mas vem da matemática e da geometria e dos padrões cósmicos do Universo. A sua constituição primária e energética, não visível pela íris, vem de certas formas geométricas derivadas de proporções harmônicas e numéricas. É um fenômeno formal que se produz de uma maneira similar a uma fórmula química composta de vários elementos físicos; esses diferentes elementos, combinados e misturados, geram um produto concreto (por exemplo: H_2O: água, NaCl: sal etc.).

Da mesma maneira, o ser humano procede, na sua composição energética (da qual deriva a sua posterior composição molecular...), da composição de diferentes ângulos, com diferentes graus de amplitude (pois cada um dos ângulos tem propriedades diferenciadas) e também procede de diferentes vibrações cromáticas e sonoras que geram diferentes campos de forças diferentes, que, por sua vez, misturam-se às linhas e ângulos que formam os diferentes caminhos da energia, os quais, tudo isso conjugado, formas e cores misturadas, criam Seres diferenciados, únicos, de tal maneira que apenas existe um Ser igual a outro, pois as combinações possíveis de tons cromáticos e formas geométricas, em diferentes oitavas, sutileza de linhas e curvas, amplitudes de ângulos ou curvas, é quase infinita.

Assim, o que chamamos "mal", "obscuridade" ou "densidade energética" é necessário para a perfeição e processo de complementação da energia diferenciada. São todos eles elementos necessários para elaborar combinações e fórmulas novas e, portanto, para obter os elos necessários para seguir evoluindo. Em tudo isso ocorre que, se na composição energética de cada Ser há componentes geométricos e cromáticos similares, então os seres sintonizam-se melhor e se ajustam muito mais se a sua composição for muito diferente.

Dentro do processo de evolução e de relação com outros elementos formais, sejam seres vivos ou não, cada ser humano vai **incorporando** novas formas, novos padrões formais ou, dito de outro modo, vai adquirindo certos elementos de "novas fórmulas geométrico-cromáticas" (procedentes de outros seres, dos objetos ao nosso redor... e inclusive de entidades energéticas já desencarnadas) de tal maneira que, pouco a pouco, cada Ser vai entrando em um estado de "plenitude" de cada um dos elementos energéticos existentes no Universo. Com o tempo, o Ser humano se converte em um acúmulo de círculos de luz perfeitos, até formar uma esfera branca.

SOBRE COMO PESQUISAR (abril de 1999)

Os integrantes da plataforma de pesquisas AUFaC devem tomar consciência dos "ingredientes" que intervêm em toda pesquisa:

- A formação intelectual do pesquisador, isto é, a acumulação de dados, experiências e reflexões em um determinado campo, seja este científico ou humanístico.
- A formação mística do pesquisador, isto é, por um lado, a acumulação de dados metafísicos e místicos, e, por outro lado, a sua relação íntima com Deus, a qualidade da sua fé e a qualidade do seu propósito espiritual individual.
- O terceiro ingrediente importante é a "motivação" para pesquisar. É preciso definir claramente o porquê e para que se quer pesquisar. É preciso dar um norte, uma direção e um "propósito" à pesquisa. Dependendo se a pesquisa é para obter reconhecimento, ou para enriquecer materialmente, ou para servir à humanidade, ou para servir ao Plano Divino, a dinâmica da pesquisa adquire forma diferente.
- Outro ingrediente é o "desejo" da pesquisa em questão. Conforme se tenha traçado o esquema de trabalho, os passos a seguir e o "como" do processo, a pesquisa terá uma ordem e um ritmo concreto e coerente, o qual significa uma vibração e uma pulsação particulares, a energia do próprio projeto. Não se deve duvidar de que a energia segue o pensamento.
- O quinto ingrediente se refere aos "meios" para pesquisar. Se para o esquema de trabalho proposto e o seu desenvolvimento é necessário um microscópio, ou um dicionário especial, ou um local específico, por exemplo, será preciso conseguir os meios para obter esses elementos de trabalho. Se faltarem os meios, a pulsação rítmica do trabalho mudará e perderá a sua energia propulsora e, portanto, o projeto será afetado e o seu propósito não se concretizará.
- Quando se definem o Propósito, o Desenho e os Meios para o projeto concreto de pesquisa, é necessário ter uma "direção"; é preciso ter a força de uma alma que o dirija, impulsione e aglutine. Esse ser pode ter, por sua vez, uma ou duas pessoas (no máximo) que o ajudem, complementem ou supram, e que estejam intimamente implicadas no projeto como a pessoa que o dirige. Essa direção do projeto, seja conduzida por uma ou três pessoas, tem por sua vez uma potente ajuda de enti-

dades em outros planos de manifestação, que orientarão, inspirarão e facilitarão a consecução do projeto, principalmente se a pesquisa ou os seus resultados forem benéficos para desenvolver o Plano das Eras.

- Outro fator a considerar são as correntes astrológicas nas quais se realizam as distintas etapas da pesquisa. Toda decisão ou ato de inteligência humana é banhada misticamente pelas energias procedentes das constelações zodiacais e projetada pelas Decisões cósmicas do Logos Planetário. Ignorar, em uma pesquisa, as correntes astrológicas favorecedoras é um desgaste inútil de energia e uma possível contraposição das distintas dimensões que intervêm em todo processo evolutivo. Apesar das aparentes limitações que vocês têm na AUFaC, deveriam informar-se das circunstâncias astrológicas favorecedoras dos seus distintos trabalhos de pesquisa, tanto na área científica-médica, como na pedagógica ou formadora de novos seres conscientes.

SOBRE A RADIAÇÃO DO SER HUMANO (agosto de 1999)

Irmãos, sendo realmente *conscientes* do "processo de integração da luz na matéria", estarão mais assistidos. Terão energias que os auxiliarão a cada passo e a cada ensinamento que forem transmitir. O seu próprio Anjo Solar, ou Presença, dignificará os compostos moleculares e energéticos da sua "equipe de aprendizagem" (mental/astral; físico/etérico) e, assim, as tendências instintivas em direção às substâncias densas irão desaparecendo. Este é um processo como o "fenômeno da gravidade". Os seus três veículos caem em direção às substâncias instintivas que os configuram. Da mesma maneira que superar a atração da gravidade requer uma alta tecnologia, também elevar ou sutilizar a freqüência de seus veículos requer uma disciplina, uma atenção e uma grande concentração mental *sustentada.*

Agora, para o seu grupo, o mais importante é *manter o controle* sobre os três devas da personalidade ou os três servidores da alma.

A sua disciplina deve ser, se o seu livre-arbítrio o permitir, conseguir um **silêncio mental sustentado.**

O passo seguinte, a conseqüência, é então: *estar na sua Presença de forma sustentada.*

O objetivo agora é a *redenção da matéria*, a substituição da matéria pela luz, para chegar a uma etapa de **irradiação permanente.**

A redenção da substância material dos três corpos expressivos obedece aos princípios da liberação da luz. No entanto, não há redenção sem uma prévia Iniciação Espiritual. A maioria dos seus instrutores, irmã, já passaram das iniciações e se encontram no momento de poder realizar a terceira. Isso não significa que o façam de imediato.

Quanto mais desenvolvido é o ser humano, maior a liberdade de escolha que ele tem. Reflita sobre isso.

A finalidade de toda alma, depois de um longo caminho com diferentes etapas, é contemplar a Deus, face a face, enfrentar o Senhor do Mundo, o Iniciador do Planeta, poder vê-lo e sentir sem que os seus veículos se ressintam, ou se desintegrem, pelo extraordinário fulgor da aura. Vocês chamam a isso de *Iluminação.*

SOBRE A REDENÇÃO DA MATÉRIA (setembro de 1999)

(dirigido aos terapeutas que decidam trabalhar com a Geocromoterapia)

Querido e reconhecido irmão, no seu propósito de desenvolvimento estava planejado o encontro com esta nova medicina; você foi eleito para este trabalho. Mas, como já sabe interiormente, o que pode acontecer na realidade não depende apenas do caminho percorrido. Agora, é chegado o momento de se pôr realmente à prova.

Além do serviço à humanidade e além da transmissão de energia pura às pessoas tratadas com esses novos filtros, o fato de estar trabalhando com as ferramentas da Geocromoterapia o conduz a si mesmo, terapeuta e mestre, a uma rápida evolução no seu grande caminho até a luz. A sua condição de discípulo da Grande Irmandade agora é suscetível de ser aperfeiçoada e entrar em outras iniciações mais elevadas. Você escolheu isso antes de nascer e nós o estamos facilitando agora, por causa do seu caminho e das etapas de preparação vividas e superadas.

Este é o momento adequado para que compreenda e usufrua da energia de tipo venusiana. Uma vez que seja coerente com ela, a integre à sua vida diária e mostre respeito ou comunicação com todas as formas e cores radiantes da Luz, a sua forma de ensinamento e de transmissão dos conceitos da Geocromoterapia será cada vez mais perfeita e abrirá os corações dos homens. Você está preparado para isto; decida-se.

Agora, o principal objetivo é manter sob controle absoluto os devas construtores da sua personalidade: os três servidores da sua alma. A sua alma, assim como a de todos os seres humanos, está fechada no invólucro triplo dos seus veículos de expressão.

Dirigir e controlar a sua mente com base na disciplina e na concentração lúcida é o caminho para conduzir e educar por sua vez o seu veículo astral e a substância das suas emoções; quando essas duas substâncias, mental e emocional, estiverem sob controle, a sua substância etérica, material ou orgânica se comportará equilibradamente.

Se os seus três servidores, emocional, mental e orgânico, estiverem bem dirigidos e acostumados à disciplina da alma, o seu Anjo Solar se manifestará livremente e em toda a sua plenitude. Esse é ao mesmo tempo um caminho de duplo sentido. Se pouco a pouco for abrindo a porta para o seu Anjo Solar, ele dignificará os compostos moleculares e energéticos do seu conjunto mental, astral, etérico e físico.

Agora é o momento de saber, irmão, que este processo de integração da Luz nos três planos de manifestação gerará em você o Cálice Triplo radiante, chamado também o Santo Graal, cujo interior contém o Verbo ou "revelação". Só então a sua vibração especial, a sua nota, entrará realmente em sintonia com o som vibratório da sua Alma Solar, o OM que agora conhece intelectualmente.

Mais para a frente, à medida que receber as sucessivas iniciações, começará a ouvir a nota essencial da Criação, chamada o "som de Shiva", cuja vibração só é audível pelos grandes iniciados. Ela chegará muito mais para a frente, no seu devido momento. No entanto, agora já está no caminho inicial desse processo. Não se desvie. Concentre-se. Focalize-se. Você tem a nossa ajuda e a nossa bênção.

Quando desenvolver esta disciplina nos seus veículos de expressão e, enfim, a sua alma desejar ficar fechada no invólucro triplo, progressivamente ficará consciente da sua nobre e maravilhosa estirpe espiritual, a qual lhe sinalizará os caminhos da Unidade com o todo. Essa voz lhe dirá cada vez com mais clareza como viver a nota da sua alma superior, o seu Anjo Solar.

Assim, o objetivo agora é: **a redenção da matéria**; a substituição da matéria pela luz. Esse é o verdadeiro trabalho do mago. Por meio do silêncio mental e do contato consciente com a natureza ou energia venusiana, conseguirá o estado desejado para esse precioso momento do seu discipulado: *manter a sua essência espiritual, a sua Presença... de forma sustentada.*

Lembre-se de que quanto mais desenvolvida for a pessoa, maior liberdade de escolha ela tem. Você decide exatamente tudo o que obtém e tudo o que vive, como um Ser de Luz; e as entidades que o rodeiam, principalmente nesta etapa da evolução, amparam e respeitam até à morte as suas decisões.

Pouco a pouco, durante este processo, o karma perde o seu valor e a sua utilidade como fator de guia evolutivo, e deixa de existir gradualmente quando se vai adquirindo a percepção profunda, a qual vai se ampliando conforme a matéria se rende e o Anjo Solar vai se liberando e se manifestando.

Libere a sua verdadeira luz, irmão!

Irradie por onde passar!

Instale a paz e a harmonia aonde quer que você vá!

Aprenda a receber conscientemente os incrementos de energia que nós lhe proporcionamos. Você está protegido e apoiado no seu trabalho de expansão deste novo método evolutivo, não duvide. Nós não deixaríamos perdidos instrumentos de tal sutileza e utilidade.

Você é o mestre que já foi em outras vidas. Agora a disciplina é diferente, mas continua sendo espiritual e medicinal; e você continua sendo o responsável pela sua difusão. Ensine com clareza, certeza e simplicidade.

Lembre-se também de que, quando o homem inicia algo positivo, ativam-se as forças obscuras próprias da dualidade que tentam impedi-lo. Seja cauteloso e inteligente. Você pode ser. Mantendo-se puro e inocente, mas não ingênuo. Siga irradiando toda a luz, a todo instante. Nada nem ninguém poderá neutralizá-la nem evitá-la. Que o Amor o acompanhe até o fim dos seus dias.

Agora, depois de transcrever estes cinco textos na sua forma pura e original, desejo escrever uma interpretação a estes textos induzidos ou canalizados; quero transmitir **a minha leitura particular sobre esses escritos.** Embora tenham sido plasmados pela minha própria mão, ao lê-los e relê-los, pode-se ver de uma forma muito evidente que existe uma aparente dicotomia (ou talvez *real...*) entre o meu discurso pessoal e a dissertação dessa força que foi criada pelos textos. Dito de outra maneira mais simplista: a linguagem dos textos é diferente da minha.

As palavras e as idéias plasmadas nestes textos não são idéias minhas, nem estão expressas como a minha personalidade se expressa. Diria inclusive que, ainda hoje, existem coisas que não entendo muito bem, ou que tenho versões diferentes, como *anjo solar, sala de conhecimento de Shamballa,* ou... o simples fato de afirmar que Darwin estava equivocado, eu me questiono; e com isso poderia dar vários exemplos e analisar cada texto frase por frase. Mas essa não é a minha intenção.

Apenas quero dizer que representa um verdadeiro ato de fé aceitar ou acreditar no conteúdo destes textos e reconhecê-los apenas como um ensinamento, como uma informação que, pelo menos para a minha pessoa puramente terrena, parece uma informação "válida" para poder algum dia *ampliar conhecimentos* sobre novos ou diferentes conceitos médicos e evolutivos.

Como se pode ver ao longo deste livro, e também dos quatro anteriores, a minha pessoa e o meu intelecto elaboram discursos que contêm um certo rigor, ordem, praticidade e estratégia pedagógica; em geral, utilizo uma linguagem planejada exclusivamente para o leitor ou buscador de informações. Isto é: escrevo pensando sempre nos outros, no leitor, como uma professora faz na sua aula. Ainda que, quando leio, leia para mim, quando escrevo o faço para os outros, porque eu, tendo aprendido ou vivenciado algo, não necessito escrever para mim, e muito menos publicar.

O mestre interior, a voz, o guia ou a entidade que dita esses discursos, parece empregar uma linguagem em muitos casos acima da compreensão do leitor comum, sem importar-se se este está ou não preparado para entender logo de início. Mais de um desses textos canalizados precisam ser lidos duas ou três vezes para que se entenda realmente o seu sentido. Eu encaro isso como um ensinamento e como tal creio que temos de respeitá-lo; que tenhamos uma limitação de compreensão profunda, ou coloquemos em dúvida a sua autenticidade ou a minha capacidade cognitiva, não parece ser importante. O ensinamento está aí; que cada um faça o que quiser com ele.

Para mim, é um ato de fé dar como legítimos esses escritos tão especiais, não só porque o próprio fato de escrevê-los foi "uma experiência", mas também porque foi uma pura vivência. E como tal *experiência* quero oferecê-la. Trata-se simplesmente de umas palavras que recebi ou transcrevi há anos (ou ouvi na minha cabeça), embora não soubesse naquele momento de quem nem para quem foram criadas.

Tudo o que foi explicado até agora foi realmente o que vivenciei; e só posso explicá-lo com honestidade e limitada transparência. Tudo o que sei é que toda a experiência da Geocromoterapia foi "recebida" como se se tratasse de um presente; e a única coisa que posso fazer agora é "ir buscar" o seu sentido, a sua procedência e a sua funcionalidade *mediante o que ela mesma me transmite* e assim... apresentá-la para o mundo.

Segunda Parte

O SISTEMA EM FUNÇÃO DO SER HUMANO

6. RAIO DE AÇÃO TERAPÊUTICA DO MÉTODO

Vamos agora entrar na matéria médica propriamente dita, coisa que para o leitor mais racional será um repouso... Para tanto, primeiro teremos de ver tudo o que abrange o Sistema Geocrom como está estabelecido até o momento. A Geocromoterapia é um método terapêutico que utiliza atualmente (em 2003) 64 filtros arquetípicos, os quais são o produto da combinação de *doze formas poligonais* da Geometria Sagrada, mescladas a *doze freqüências de cor*. Essa combinação de doze por doze dá como resultado 144 possíveis fórmulas ativas, embora, até o momento, tenham sido conhecidas e experimentadas 64 delas, com interessantes funções terapêuticas e espirituais.

O sistema utiliza, de forma consciente e coerente, três elementos energéticos ou princípios ativos: a luz, a cor e a geometria; todos eles emitem ondas que se instalam no campo eletromagnético e aural do ser humano, sintonizando harmonicamente as suas freqüências.

O raio de ação dos 64 filtros experimentados é muito amplo e oferece, de forma prática e eficaz, diversas possibilidades de atividades terapêuticas e aplicações em diferentes campos: na medicina, na psicologia, na geobiologia, na ecologia, na arte, no Feng Shui, na arquitetura, nos interiores...

Em primeiro lugar, diremos que a totalidade dos filtros do sistema da Geocromoterapia se emprega no âmbito da **saúde e da dinâmica evolutiva do ser humano como pessoa**, em sessões personalizadas. Com todos os filtros recebidos e experimentados amplamente até agora, realizam-se terapias sobre os chakras do ser humano, mediante um veículo luminoso que os projeta, fazendo-se um diagnóstico prévio, um *teste energético personalizado* para cada paciente e para cada sessão terapêutica, teste este que oferece como resultado uma seleção de certos filtros (fórmula geocromática), que são os adequados naquele momento para serem projetados sobre o paciente e modular as freqüências das suas patologias ou padrões repetitivos anômalos, sejam estes orgânicos ou psíquicos.

Por outro lado, esses mesmos filtros podem ser empregados como uma nova forma de medicação (baseada na física, e não na química), utilizados sobre um único ponto do corpo, durante muitas horas e ativados com a luz natural que incide normalmente sobre a pele. Costumamos chamá-los **Filtros pessoais** porque realmente são pessoais e intransferíveis para cada paciente (e a sua energia peculiar) e para cada caso a ser tratado. Para tanto elaboramos os mesmos filtros, mas cunhados em tamanho menor, embora mantendo a proporção áurea (com outro múltiplo no seu raio) e os encaixamos entre dois metacrilatos transparentes presos por um anel. Dessa forma, e com uma simples corrente ou cordão, cada polígono pode pendurar-se ao redor do pescoço, posicionando o filtro Geocrom sobre o ponto 18 de Ren Mai, em cima do quarto chakra do coração, exatamente sobre o timo, lugar adequado de penetração da informação que contém o arquétipo geométrico colorido. Esta forma de medicação quântica representa uma verdadeira *terapia de apoio* ou forma de seguimento à sessão inicial, o tratamento individual com uma fórmula de arquétipos diferentes em vários pontos. No entanto, ainda que seja um único filtro, este polígono é carregado pelo cliente durante certos dias e uma quantidade concreta de horas a cada dia, portanto esta deverá ser uma "dose" que precisa ter sido bem diagnosticada previamente pelo terapeuta no próprio teste de início.

Em terceiro lugar, com os 62 arquétipos geométricos coloridos podem-se elaborar também **Essências líquidas**, transportando o código específico de cada filtro para a água e engarrafando-a de forma parecida com uma essência floral, ou em embalagens de soro fisiológico. Foi demonstrado que a água (um mineral) tem capacidade de memória e pode reter informações durante um tempo. O ser humano pode tomar diariamente, por via oral, como um remédio ou medicamento, uma fórmula personalizada de filtros, durante determinado período de tempo (que também deve ser diagnosticado por um profissional). O Instituto Geocrom não prepara essências engarrafadas, mas, sim, as embalagens de soro programado, muito embora nos cursos especializados ensine-se teórica e praticamente ao terapeuta como prepará-las ele próprio de forma correta. No capítulo dedicado à *programação de água, cristais e outras substâncias,* esta modalidade de trabalho é explicada em mais detalhes.

Com os filtros Geocrom também foram preparados até agora três tipos de cremes de ação específica para aplicação local, assim como um óleo de massagem corporal e etérico. Esses **cremes geocromáticos** (chamados Etucive, Cirotrina e Ocbatrit) foram preparados homeopaticamente, de forma manual e artesanal, sobre uma base neutra à qual se adiciona a ação de três óleos essenciais vegetais puros e a informação de cinco filtros geométricos coloridos, resultando de tudo isso um produto específico e diferenciado de grande eficácia, que pode ajudar em muitos processos patológicos. O **óleo de quiromassagem,** de amplo espectro, é obtido pelo mesmo procedimento, embora tenha sido programado com sete filtros Geocrom diferentes, além dos extratos essenciais de quatro plantas medicinais.

Com os filtros arquetípicos da Geocromoterapia também se pode fazer a limpeza, desprogramação e uma nova reprogramação de **cristais de quartzo** e outros minerais ou metais, assim como diversos objetos. Certos elementos naturais, em especial a sílica, têm a propriedade de armazenar informações (como a água também tem memória) e a capacidade de emiti-las posteriormente para a sua utilização terapêutica ou evolutiva no ser humano. A forma de codificar tanto os objetos quanto os cristais ou a água é explicada em um capítulo mais adiante.

Também é possível empregar os filtros da Geocromoterapia para curar e equilibrar anomalias em **animais e plantas**, ou para decodificar as informações da carne e dos vegetais mortos que são utilizados para a **alimentação** humana. Estamos começando a fazer experimentos com o reino vegetal e o reino animal, de modo que ainda não temos base empírica suficiente nem informações a respeito para publicar. No momento, de acordo com os poucos casos tratados, sabemos que, nos animais, o lugar adequado de penetração das informações dos filtros é pela sua zona lombar, à altura das glândulas supra-renais; este chakra nos animais é como a síntese de todos os chakras do ser humano, embora isso não signifique que não tenham diferentes pontos de acupuntura e vários vórtices de energia à semelhança dos chakras.

Para os animais, vegetais e alimentos, no momento se utiliza comumente o conjunto dos **três filtros de decodificação** e de purificação energética (composto pelo Heptágono Morado, Decágono Turquesa e Decágono Violeta) sobre a água, as verduras, a carne e em geral sobre os produtos que nos alimentam. Assim mesmo este pequeno conjunto de três filtros é muito útil para decodificar e limpar energeticamente móveis, objetos, jóias, roupas etc., motivo pelo qual é muito recomendável para os terapeutas dedicados à Medicina do Ambiente. Para mais informações sobre o assunto, pedir informações ao Instituto Geocrom de Barcelona.

Outra maneira muito diferente de trabalhar com os filtros Geocrom é aplicando-os terapeuticamente no nosso ambiente, com o fim de harmonizá-lo e modular as anomalias energéticas que possa conter e que portanto possam afetar a um grupo humano ou à pessoa que viva ou trabalhe sob aquela geopatia.

Existem até o momento **23 Filtros Geocrom do Ambiente**, preparados em uma proporção maior que a dos filtros de saúde individual. São utilizados postos sobre os vidros das janelas e ou sobre as paredes de um ambiente em conflito, onde recebam bem a luz natural para que os filtros fotossensíveis sejam ativados energeticamente.

O tratamento de correção de um ambiente com os filtros da Geocromoterapia, seja de uma residência, de um escritório ou loja comercial, deve ser diagnosticado e realizado por um terapeuta especializado e a fórmula de filtros resultante deve ser sempre verificada em função de todos os moradores do lugar, uma vez que os diferentes arquétipos incidirão sobre *todas* as pessoas que vivam ou trabalhem próximo daquela série de filtros durante o tempo de tratamento (que às vezes se estende por alguns meses). A Geocromoterapia do Ambiente corrige, modula e transmuta diferentes anomalias, tanto as geopatias (canais de água subterrânea, diferentes redes magnéticas, fendas etc.) como as cargas psicopatológicas, antigas ou atuais, do lugar. É necessário realizar os cursos especializados neste campo para atuar profissional e coerentemente com os filtros Geocrom do Ambiente. Ver os capítulos que tratam da Medicina do Ambiente.

Dentro desta modalidade de trabalho foram também elaborados **10 Filtros Estabilizadores do Feng Shui**. Neste conjunto de filtros embutidos (em madeira e cristal) existem 9 filtros geocromáticos diferentes que estão associados e têm correspondência direta com as 9 zonas do baguá do Feng Shui; mais um filtro, com finalidade protetora, que está associado à energia da porta de entrada da residência.

Esses 10 arquétipos diferentes são preparados cada um deles dentro de uma moldura e colocados dentro de um vidro apenas para efeito de eletricidade estática, sem nenhum tipo de cola. Cada filtro estabilizador do Feng Shui tem na parte superior o *trigrama* correspondente à zona do Feng Shui (segundo o baguá, ou octógono, ou esquema harmônico de mutação). Na parte inferior tem a inscrição de *um mantra* ou fórmula sonora harmônica, que complementa a força do polígono geométrico e a da cor específica, uma vez que fortalece a freqüência do trigrama, resultando assim como um pequeno quadro de três componentes, fácil de colocar na parede e de limpar (muito útil para permanecer por muito tempo em um local).

Para utilizar esta fórmula dos 10 filtros estabilizadores do Feng Shui, um especialista no assunto deve ter testado previamente a necessidade desses filtros na residência ou local de trabalho, tendo encontrado um problema de má circulação energética ou de desarmonia do Feng Shui geral do lugar. Com freqüência, um local desarmonioso só é corrigido com o uso destes 10 filtros e então deixa de ser necessário realizar todo um tratamento energético com os 22 Filtros do Ambiente; também pode ocorrer o contrário, isto é, depois de um estudo e uma correção completa, podem não ser necessários os Filtros Estabilizadores do Feng Shui.

Finalmente, com o sistema da Geocromoterapia também podem ser realizados **tratamentos a distância**, mediante reproduções gráficas (fotografias de pessoas, plantas da casa, mapas de países, radiografias etc.) que reúnam, de forma holográfica, as informações da pessoa ou do objeto a serem tratados. Esse tipo de terapia, assim como a radiônica, é muito eficaz e também surpreendente, uma vez que nos ajuda a compreender o conceito holográfico em profundidade. A explicação a respeito será comentada em outras partes do livro, mas fazer um teste e um tratamento a distância é uma experiência que resulta muito mais didática quando realizada nas *práticas* executadas nos seminários e oficinas de formação.

7. DINÂMICA DE TRABALHO COM A LUZ E OS FILTROS GEOCROM

A combinação de três grandes fatores de vibração, a luz, a cor e a geometria, usados simultaneamente com os filtros Geocrom, constitui uma terapêutica de grande eficácia. Essa eficácia envolve também uma responsabilidade e uma ética por parte do terapeuta. Devemos ter em mente que cada filtro que utilizamos vem a ser como um *esquema das realidades ordenadas do Cosmos*, segundo é dito nos textos recebidos.

A soma de todas as *ondas de forma* emitidas pelos ângulos, arestas ou curvas de um filtro geométrico cria um arquétipo, modelo, yantra ou mandala, que contêm uma mensagem ou código universal de comportamento harmônico; esse código se traduz, dentro do corpo e da alma, em um padrão de saúde, harmonia e força e assim o temos experimentado em centenas de casos.

Por outro lado, as diferentes *freqüências cromáticas* (cada onda que emite o filtro de gelatina de cor transparente), também incidem e modificam a matéria, e interagem com as freqüências dos átomos das nossas células, dos nossos chakras e do nosso campo áurico em geral.

Em terceiro lugar, *a luz branca*, seja ela solar ou de *flash*, estimula cada um dos filtros geométricos coloridos. Quanto à importância terapêutica da cor e das formas geométricas, procurei discutir nos livros específicos anteriormente publicados, cuja leitura recomendo encarecidamente (em especial aos profissionais), tanto pela magnitude conceitual, filosófica, mística e científica, como pela aquisição de conhecimentos profundos sobre estes assuntos (este livro é apenas a exposição do método propriamente dito). Não obstante, na dinâmica de trabalho prático com os filtros, *o elemento luz* é uma grande chave para a verdadeira compreensão da ação terapêutica, por isso dedico estes parágrafos à ampliação desse assunto.

A luz é o veículo, o fluido que transporta o código contido nos arquétipos, nas figuras geométricas. A luz transporta e conduz as informações inerentes a cada forma e a cada cor. Cada um dos filtros penetra no ser humano através da luz branca de um *flash*. Daria no mesmo empregar a *luz solar,* mas na prática clínica é muito mais cômodo, prático e preciso usar um *flash* fotográfico qualquer, diagnosticando o número de lampejos para cada filtro e para cada chakra.

Usa-se a luz branca porque ela *não modifica absolutamente nada a cor do filtro,* e assim a onda cromática necessária (terapeuticamente) mantém fielmente a sua força. Se usássemos uma luz elétrica qualquer, estaríamos desvirtuando a cor peculiar e específica do filtro. Podemos fazer a prova pondo um filtro violeta translúcido embaixo de uma lâmpada doméstica e veremos que o nítido tom violeta se transforma em uma cor marrom, porque ao violeta acrescentou-se uma cor amarelada; a luz elétrica, seja qual for o tipo de lâmpada usada, é sempre amarelada. Assim, um filtro azul, projetado por uma lâmpada qualquer, desprenderia uma luz esverdeada, e um filtro de cor rosa se converteria em um composto alaranjado-rosáceo etc. Mas esses mesmos filtros vistos através de uma janela, ou passando-se uma emissão de um *flash* sobre eles, projetam exatamente o tom cromático do filtro terapêutico original.

A razão de tudo isso é que a fonte luminosa elétrica artificial tem uma temperatura de cor de 3.200 graus Kelvin, enquanto a fonte luminosa da luz solar ou da luz de um *flash* corresponde a 5.600 graus Kelvin, a medida vibratória da luz natural.

Outra boa prova que se pode fazer para compreender a grande diferença entre os dois tipos de luz é ir simplesmente a uma loja especializada e comprar um *filme fotográfico para luz artificial* e usá-lo para fazer fotografias com luz natural (ao ar livre, de dia ou com *flash*). Uma vez revelado o filme, poderemos comprovar que todas as cores se modificaram. As emulsões dos filmes disponíveis no mercado já são preparadas especificamente, ou seja, para "luz natural" (sol ou *flash*), que são as películas ou filmes mais utilizados, ou para "luz artificial", mais freqüentemente usados pelos profissionais ou bons aficionados quando querem fazer fotos em interiores ou de noite; de qualquer maneira, trata-se de emulsões completamente diferentes.

Pois bem, voltando ao contexto médico, quando se dá o lampejo do *flash* perante o suporte geométrico da cor, a emissão de luz projeta o filtro, com a sua forma especial e o seu tom específico, sobre certos pontos de acupuntura do corpo. Essa projeção do filtro Geocrom (que é o suporte do código), através do vórtice de recepção (chakra), faz com que a informação do arquétipo penetre e se introduza o código de que o paciente necessita para o seu equilíbrio (é claro, com um diagnóstico prévio).

O elemento luz cumpre uma dupla função. Por um lado, estimula os próprios filtros, uma vez que são feitos de uma gelatina de policarbonato fotossensível, eletricamente ativa e, portanto, aciona o estímulo luminoso. Por outro lado, a luz, um raio solar, o brilho de um *flash*, é o fluido que projeta, move e transmite as informações contidas no arquétipo para os fótons das células do corpo, as quais são guardadas pelos seus átomos. O polígono geométrico colorido projetado sobre os plexos nervosos, mediante a luz, sobre pontos de acupuntura, chakras, ou sobre certas zonas reflexológicas do corpo, faz com que o arquétipo modulador gere uma reação nos códigos existentes no doente e se produza a troca de comportamento das suas células e também da sua psique, tanto se a sua energia precisa ser corrigida como fortalecida.

Para entender o conceito de *fluido*, podemos fazer uma comparação com o fluido que carrega as informações de um Floral de Bach, por exemplo. A água é tão-somente o suporte ou fluido onde são guardadas as informações da flor ou da planta. O mesmo ocorre com os produtos homeopáticos, com a diferença de que o suporte das informações na homeopatia nem sempre é a água, mas um suporte sólido, à base de lactose, em forma de grânulos. O importante não é a *bolinha*, ou a água, mas as informações etéricas que esses suportes contêm, depois das cuidadosas preparações feitas nos laboratórios especializados na dinamização homeopática.

Assim, a luz é um fluido muito mais sutil e incorpóreo que o elemento água, e incide também em planos muito sutis do ser. No entanto, da mesma maneira que agora já sabemos, segundo recentes pesquisas, que a água possui uma extraordinária memória e pode armazenar muitas informações nas suas moléculas (para poder ser "transmitidas" logo a outros substratos, por isso Deus a criou como um mineral líquido e móvel), também a luz retém códigos evolutivos e os projeta ou transmite até o espaço vizinho, neste caso, a pele. Não esqueçamos que a pele contém milhares de sensores e mecanismos receptores, como já comentei em *El Valor de lo Invisible,* que, dito rapidamente, bem poderia ser intitulado *"el valor de lo visible"*,[2] uma vez que no fundo *tudo é luz*, energia do espectro visível do grande campo eletromagnético.

A diferença entre os dois fluidos, a água e a luz, consiste em que o fluido luz não "armazena" nada em si mesmo; ou, se de alguma forma armazenasse, não "conserva" a informação. Não podemos reter em uma garrafa *luz programada*, como fazemos com a água. Embora a densidade dos fluidos seja diferente, a luz possui qualidades anímicas, etéricas e vitais, de alto poder energético. Podemos dar uma infinidade de exemplos para recordar a importância terapêutica, regenerativa e catalisadora do espectro luminoso, como no caso do ciclo vital dos vegetais, a antiga helioterapia, o uso clínico do *laser*, grandes quantidades de reações bioquímicas, a ativação luminosa da glândula pineal e muitos outros casos, como já comentei em outras ocasiões.

Retomando a dinâmica de trabalho com os filtros da Geocromoterapia, o fato de produzir sobre eles um impacto de "luz do dia" supõe estimular os fótons dos átomos das nossas células. Isso vem a ser como produzir uma energia luminosa e cromática *suplementar* à que o nosso corpo já contém, ou seja, aumentar o potencial de funcionamento de cada partícula do nosso ser e do nosso campo áurico.

Nos recentes modelos interpretativos da física quântica considera-se que os átomos constituem o limite, ou a fronteira, entre a matéria e a energia. Se eles se encontram agrupados e estáveis, aparecem diante dos nossos olhos como moléculas, vemo-los como "matéria". Mas se os átomos estão livres, não agrupados e instáveis, aparecem como "energia".

Cada célula, ou unidade biológica, é constituída por moléculas. As moléculas são, na realidade, grupos ordenados de átomos. O átomo, por sua vez, é formado por um núcleo que contém no seu interior partículas; estas podem ser de três classes; conforme a sua carga são: elétrons, prótons ou nêutrons. Essas partículas giram em órbitas (geometricamente traçadas e perfeitas) ao redor do núcleo. Mas estas partículas atômicas,

---

2. O título da obra se traduziria como *A Importância do Invisível,* e a Autora sugere que aquele bem poderia ser "a importância do visível". (N. do T.)

por sua vez, sejam de que tipo forem, são formadas por partículas menores, chamadas partículas subatômicas ou *quarks*. O intercâmbio de energia entre partículas e subpartículas realiza-se na forma de *fótons*. Considera-se que cada fóton é um *quantum* de energia luminosa; os fótons são como "pacotes" de combustível que têm capacidade de ativação.

Cada um dos quarks (ou subpartículas dos núcleos dos átomos das nossas células) é uma entidade energética, hoje detectável e quantificável que, conforme estão agrupados ou livres, são: ou uma partícula subatômica, ou uma onda-partícula, ou uma carga de energia livre. A atividade de cada quantum de luz é gerada de acordo com o comprimento da onda e a freqüência em que ela vibra.

A cor, portanto, é gerada segundo o comprimento da onda dos fótons que são emitidos e absorvidos por cada partícula e subpartícula da matéria, seja ela orgânica ou inorgânica. Desse modo, poderíamos dizer que **a matéria é luz**, ou que a matéria existe graças a essa energia. Lembremos que, ao longo da História, todos os místicos e mestres espirituais disseram o mesmo: *o homem é um ser de luz*, em razão do que não é nada estranho que reaja diante da luz e dê uma resposta.

A luz, no sistema evolutivo e terapêutico da Geocromoterapia, é **um princípio ativo** tão importante como a geometria ou a cor específica que possui cada filtro. Quero apenas comentar que, curiosamente, a palavra mais empregada pelos pacientes ou pelas pessoas que receberam algumas sessões de Geocromoterapia é que os filtros dão "lucidez" à sua vida e aos seus processos.

8. INSTRUÇÕES FUNDAMENTAIS E UTILIZAÇÃO DOS FILTROS

Todas as informações e cada uma das instruções dadas neste capítulo também são produto da experiência induzida que vivi há sete anos, tanto no período da escrita automática como o que recebi pela clariaudiência. No entanto, as instruções foram dadas muitas vezes enquanto eram explicadas as propriedades terapêuticas de cada um dos polígonos coloridos; outras foram dadas separadamente em outras sessões; e ainda outras explicações e conselhos foram proporcionados como respostas às minhas dúvidas, para ampliação e aperfeiçoamento do sistema. Neste livro, por uma questão de ordem pedagógica, e para uma melhor compreensão do método, embora o material em si tenha a mesma procedência e cronologia, preferi ordenar as instruções de uso dos filtros e separá-las do texto que corresponde às propriedades de cada um deles (o que incluí em um capítulo posterior).

A — Para trabalhar de modo coerente e profissional com os filtros Geocrom, além da leitura cuidadosa dos *Fundamentos da Geocromoterapia* (e dos outros livros que se relacionam diretamente com este), é imprescindível **realizar os níveis de formação** prática nos seminários organizados com a finalidade de recolher a energia específica que auxilia o Sistema Geocrom e o seu transmissor, de modo a poder praticar, sentir, observar e esclarecer as dúvidas conceituais ou dinâmicas que possam surgir na realidade terapêutica junto ao doente. Um livro, qualquer livro de referência, é sempre uma informação fria, racional ou teórica sobre um tema e jamais poderá substituir uma experiência real (ou várias...) com o método exposto.

B — Considerando que a Geocromoterapia é um sistema de tratamento e de diagnóstico, uma vez que se inclui no âmbito da medicina quântica ou vibracional, ou, segundo os textos recebidos, no âmbito da nova Medicina Armónica del Ser Humano (ver o capítulo sobre o Projeto MASH), é recomendável e até mesmo imprescindível conduzir previamente um bom estudo energético do paciente e um profundo **teste dos filtros** ou arquétipos a serem utilizados no paciente. Trabalhar com os arquétipos da criação, diagnosticar e medicar com a geometria e a matemática, modificar os campos formais e energéticos de um ser humano, não é uma coisa trivial que se possa fazer de maneira apressada ou com frieza. Dada a importância da imparcialidade desse teste, dedicarei um capítulo inteiro aos *sistemas de diagnóstico* energéticos adequados para o Sistema Geocrom e outro capítulo à disposição adequada e à *preparação energética do terapeuta* que deverá realizar o diagnóstico geométrico e cromático.

C — O tratamento com os filtros geométricos coloridos é aconselhado apenas para pessoas, clientes ou doentes que *permitam* de maneira clara e positiva submeter-se a esse tipo de terapia energético-vibratória e que, cada um a seu modo, compreenda a base de funcionamento desse novo sistema, uma vez que se trata de uma terapia inovadora, mais relacionada com os conceitos da física do que com os da química, aos quais os clientes e também os terapeutas estão acostumados.

Por ser a Geocromoterapia um instrumento eficaz de autocura e de grande evolução, **a pessoa tratada precisa estar disposta à mudança** e também preparada para ser responsável pelo seu próprio estado de saúde e de evolução espiritual, uma vez que este sistema incide em todos os planos do ser humano e não apenas no corpo. Depois do tratamento com os arquétipos, o cliente terá de se confrontar com certas respostas psicoemocionais no seu dia-a-dia, além de uma série de mudanças de códigos que precisará processar no seu íntimo, independentemente do apoio posterior do terapeuta e da decisão de se tratar com os padrões da geometria e com as freqüências da luz e da cor.

D — Uma vez efetuado o teste e já sabido de quantos filtros o paciente necessita, em qual chakra devem ser projetados e quantos lampejos de *flash* são adequados para cada filtro, o terapeuta deverá retirar cada um dos arquétipos do interior da pasta ou caixa e colocar o primeiro filtro sobre um chakra.

O filtro selecionado ou testado teria de ser tocado com as mãos protegidas por luvas de algodão ou tratadas com a **máxima higiene**, para não interferir nas informações que cada filtro contém; assim, além da purificação energética do terapeuta, recomendamos simplesmente lavar as mãos antes de cada terapia. Ao terminar a sessão, também deve-se passar um algodão umedecido com álcool pelas duas faces do cristal que contém o filtro, principalmente se o cliente tiver qualquer problema de pele ou suor excessivo, embora seja prudente fazer sempre a higiene.

E — Então, ao ser posicionado sobre o chakra, o filtro Geocrom deve **ser colocado sempre em contato com a pele** da pessoa em tratamento (não *próximo* da pele ou no ar, mas tocando e repousando sobre o corpo), uma vez que a pele do ser humano possui órgãos sensores que recolhem as informações do exterior e as transportam para o interior do Ser para depois serem processadas etericamente.

Não é conveniente utilizar os filtros Geocrom sobre as pessoas vestidas, uma vez que a nossa roupa sempre tem uma cor, uma textura, uma opacidade e um tipo de fibra que impediriam o bom funcionamento cromático e geométrico dos filtros. Por isso, é aconselhável que a pessoa a ser tratada esteja sobre uma cama ou um colchonete, bem à vontade, relaxada e coberta (embora não se esteja trabalhando sobre os seus chakras); eu diria no entanto que existem vários terapeutas e psicólogos que, depois da sessão oral habitual (geralmente de 50 ou 60 minutos), realizam a projeção dos filtros com *o paciente em pé,* não deitado, simplesmente desfazendo-se da roupa que estiverem usando e deixando os principais chakras livres durante os oito ou dez minutos que dura o tratamento de projeção sobre o corpo (além do tempo despendido para o diagnóstico).

F — Os locais de penetração das informações do filtro modulador são **os sete chakras primários conhecidos do corpo**, além do **oitavo chakra** etérico (a uns 40 centímetros acima da cabeça), mais o chakra do **baço** (no abdome, na linha da cintura, à esquerda do umbigo), além da **planta dos pés**. Em um bom teste, com muita freqüência, surge a indicação para se projetarem os arquétipos também nos centros das mãos, no fígado (simétrico ao chakra do baço), nos pulmões, nos ombros etc.

Os chakras são centros de *recepção,* de *transmissão* e de *transformação* energética. Dedicarei uma parte especial para falar sobre eles, uma vez que, além do que já se conhece e tem sido publicado sobre o assunto, devemos esclarecer e ampliar alguns conceitos a respeito, sendo este capítulo imprescindível para se entender a anatomia sutil de toda pessoa e a importância desses vórtices energéticos tanto no nosso corpo como na nossa psique, além de serem os locais ótimos para a penetração dos arquétipos. A partir de cada vórtice de energia (chakra), o efeito modulador produzido por cada filtro **estende-se aos sistemas nervoso e endócrino** e, destes dois grandes sistemas reguladores, expande-se até os órgãos e os tecidos, modificando os **bancos de memória** celular e etérica, e também até os centros de comportamento emocional e psíquico, sempre relacionados com a memória celular do corpo.

Ocasionalmente, também é possível aplicar os filtros como **tratamento local**, em especial sobre os ossos doloridos, traumas, zonas conflituosas etc. sempre que seja indicado pelo teste; os pontos de tratamento local mais utilizados são o fígado e as palmas das mãos (8 do meridiano Mestre Coração), um chakra de máxima importância; no entanto, não é muito recomendável projetar os filtros na parte externa do ouvido, embora seja uma zona reflexológica, por ser muito próximo do cérebro, pois já é suficiente o impacto sobre o sexto e o sétimo chakras da cabeça.

G — Depois de pegar o filtro e colocar sobre o chakra indicado, o terapeuta, com a outra mão, segura o *flash* e aciona sobre o filtro colorido os lampejos necessários, conforme seja indicado pelo teste. **A distância adequada entre o refletor do *flash* e o filtro é de uns 8 ou 10 centímetros** aproximadamente (mais de quatro dedos). Esta distância é necessária para assegurar que a forma geométrica "completa" seja projetada sobre o chakra e possa, assim, penetrar totalmente, sem que falte luz em nenhum dos ângulos.

Esta distância de 8 ou 10 centímetros entre o *flash* e o filtro é recomendável para os filtros de *Primeira Geração;* no entanto, nos filtros de *Segunda Geração* (uma vez que são menores e a sua altura máxima é praticamente a mesma que a do tamanho dos refletores de um *flash*), pode-se manter o *flash* a menor distância (uns 4 ou 5 centímetros ou três dedos), embora com o conhecimento que se obtém nos cursos estes detalhes depois ficam claros, visualizados e praticados. Em outra parte mais adiante, no final da descrição de cada um dos filtros, será explicada a diferença entre esses dois tipos de filtros, de primeira e de segunda geração.

É aconselhável que **a pessoa tratada mantenha os olhos fechados** para que o brilho da luz branca do *flash* não prejudique a sensibilidade da retina, principalmente quando se tratar do sexto chakra da frente.

H — É muito importante levar em conta *a freqüência* com que se fazem os tratamentos. Em geral, diremos que **jamais se deve efetuar mais de dois tratamentos completos de Geocromoterapia por semana**, segundo as instruções dadas até agora e a título preventivo, enquanto não se avança muito mais nas pesquisas. Na verdade, a freqüência habitual desta terapia, sobretudo durante um processo muito intenso de cura, é de *uma vez por semana*; embora eu diria que às vezes é até mesmo *recomendável* que o paciente não receba mais que uma ou duas terapias por mês, dando intervalos de repouso ao longo do ano.

Cada caso é sempre diferente, mas na prática clínica já se tem comprovado que os tratamentos de Geocromoterapia são até mais eficazes e assimiláveis se realizados uma vez por mês. Até mesmo por ser esta uma *terapia de manutenção* e de crescimento pessoal, é comum que o próprio paciente peça uma sessão de filtros a cada três ou quatro meses. Tudo vai depender dos testes neutros e imparciais realizados pelo terapeuta, da eficácia real da fórmula dos arquétipos, do problema peculiar tratado na sessão e, sobretudo, da sensibilidade ou da capacidade de assimilação de cada paciente.

Assim, é evidente que se torne imprescindível que *a primeira pergunta do teste* seja exatamente "se é necessário ou não que a pessoa seja tratada com os filtros arquetípicos" e, ao terminar o trabalho, perguntar "com que freqüência deve ser tratada" a pessoa com a Geocromoterapia (embora o livre-arbítrio esteja sempre acima do que diz o teste e, se a pessoa não quiser continuar, é imperioso respeitar esse desejo).

Exceder-se nesse princípio poderia implicar um excesso de informação para a pessoa, uma excessiva carga de novos códigos e uma possível grande dificuldade de processá-los e assimilá-los, tanto do ponto de vista físico como psíquico. É importante não abusar da suposta eficácia do sistema, nem ter pressa no processo de mudança, de cura e de evolução, nem provocar "crises de cura" desnecessárias.

I — Nunca se deve misturar ou sobrepor vários filtros ao mesmo tempo. Cada filtro Geocrom deve ser projetado sobre cada um dos chakras, um filtro depois do outro, lentamente, lembrando-se de que o que é feito é um tipo de reprogramação da memória celular da pessoa. Colocar vários filtros sobrepostos significaria não só o caos geométrico (com um conflito ascendente de padrões arquetípicos), mas também a soma de comprimentos de onda e a anulação do efeito terapêutico de cada cor.

J — A Geocromoterapia baseia-se em dois princípios ativos vibratórios: de um lado a luz e a cor, e de outro, a geometria. **Acrescentar o valor terapêutico do som** é algo que por enquanto não está subentendido no próprio Sistema Geocrom, da maneira como é concebido no momento; contudo, acreditamos que seja complementar e aconselhável acrescentar uma terceira força energética, o poder do som, aos outros valores ativos e inteligentes.

O que propomos é emitir um **mantra** *no instante de implantar o filtro, quando o flash é disparado.* Em cada um dos lampejos, o terapeuta emite, por exemplo, o mantra OM AH UM (integração do corpo com a psique e o espírito) ou simplesmente OM (o som-semente), muito embora, se o terapeuta tiver conhecimentos mântricos budistas ou hinduístas, poderá usar o mantra que acredite ser mais conveniente para cada filtro, ou cada chakra, ou cada paciente.

O fato de pronunciar um mantra é algo simples e tem uma dupla função: por um lado, são acrescentadas algumas ondas sonoras de valores mântricos às ondas cromáticas e claras e às ondas de forma (ou radiações geometrodinâmicas) que emitem os ângulos e as curvas do filtro, com o que aumenta-se o efeito vibratório. Por outro lado, o fato de já emitir algumas partículas de som ou fórmulas de poder já estabelecidas e comprovadas pelos místicos especialistas e lamas médicos, faz com que *o terapeuta se focalize* e concentre a sua atenção, toda a sua energia, exclusivamente no ato de dar o impulso luminoso e transferir o código do padrão geométrico para o paciente, evitando, assim, realizar a terapia mecanicamente ou pensando em outras coisas, e desse modo favorece o seu estado meditativo. Os mantras podem ser pronunciados em voz alta ou com a força do pensamento, embora seja sempre preferível emitir as ondas sonoras para o exterior.

K — A seqüência ou a **ordem de trabalho** com os filtros Geocrom geralmente é a seguinte: se o teste efetuado previamente der como resultado, digamos, cinco filtros, e um deles for o **Heptágono Morado** (decodificador), então este será o primeiro a ser projetado nos chakras indicados no teste. Além de esse ser o primeiro filtro do tratamento, é também muito necessário esperar cerca de dez a doze minutos antes de projetar o restante dos filtros da fórmula obtida, de modo que o processo de decodificação possa ser efetuado corretamente.

Em segundo lugar, projeta-se o filtro **Decágono Turquesa** (se assim indicar o teste), que incide sobre os chakras e meridianos do ser humano, principalmente se o terapeuta não for um "curandeiro" que corrige previamente os chakras do paciente com as mãos. Caso tenha surgido também algum dos filtros **Yin ou Yang**, este deveria ser o terceiro filtro a ser projetado, antes dos filtros restantes da fórmula resultante do exame.

As razões para esta ordem de trabalho são evidentes, uma vez que o Heptágono Morado é um filtro muito especial, que na realidade faz o trabalho contrário dos outros filtros; o seu poder de desprogramar, esvaziar o excesso de informações ou de preparar a pessoa de modo que ela possa receber novos códigos, limpar o terreno, faz com que este filtro não se possa misturar com os demais filtros, porque anularia os seus efeitos, uma vez que é um filtro cuja única função é anular códigos (incluindo os dos próprios filtros).

O recomendado e habitual é pô-lo antes dos demais e esperar uns dez minutos; essa é a razão pela qual se recomenda que, ao efetuar o teste, se já vemos que marca o Heptágono Morado (situado em primeiro lugar da lista de verificação que damos nos cursos), então paramos o processo de teste, vamos para a maca, projetamos o Heptágono Morado nos chakras indicados e em seguida continuamos o processo de teste dos 63 filtros restantes, com o que já transcorrem os dez ou doze minutos de espera para a decodificação.

No caso de a pessoa precisar, de acordo com o teste, do Decágono Turquesa, ou do Filtro Yang, ou do Filtro Yin, por serem filtros de equilíbrio geral e de preparação do sistema nervoso e de acupuntura, é lógico e necessário que devam ser projetados antes dos demais filtros para problemas específicos.

L — Depois de transmitida a luz do *flash* através de todos os filtros da fórmula e sobre os chakras indicados no exame, guardam-se todos eles, depois de limpos, em **um lugar seco e escuro** (as pastas em que apresentamos o conjunto de Geocromoterapia são suficientes), porque, *sempre que forem atingidos pela luz natural, os filtros Geocrom serão ativados*, o que não é nada conveniente para os terapeutas ou as pessoas próximas.

M — O sistema da Geocromoterapia também é usado eficazmente para o tratamento de um ambiente, dos animais, dos vegetais (sejam ou não usados como alimento), para a programação ou decodificação dos cristais, e também como tratamento a distância para pessoas, por meio de um auxílio visual; serão apresentadas as indicações específicas de cada uma dessas modalidades de trabalho nos capítulos correspondentes e nos cursos de formação.

N — As instruções sobre o uso prático dos **filtros da Geocromoterapia do Ambiente** serão dadas no capítulo apropriado e em textos relacionados com o "espaço vital", onde se desenvolve a nossa vida e o nosso trabalho (terceira parte do livro), embora na Medicina do Ambiente seja necessário também conhecer essas primeiras "instruções gerais" para entender melhor o sistema e o seu bom uso profissional.

9. DIAGNÓSTICO E PREPARAÇÃO ENERGÉTICA

Além do método que apresento (e de qualquer prática terapêutica a ser realizada), a minha experiência, tanto como terapeuta quanto como simples ser humano em processo de evolução, leva-me a transmitir algumas reflexões sobre os terapeutas que a meu ver possam ser muito úteis para realizar um bom diagnóstico e uma terapia excelente, principalmente se for um tratamento holístico ou integrador que incida sobre diferentes planos do ser humano. Embora o conteúdo deste capítulo certamente possa ser aplicado a qualquer outro método terapêutico e pedagógico (o que seria até mesmo aconselhável), pretendo me restringir ao sistema desenvolvido que ora apresento, com o propósito de não me dispersar, embora insista que possa ser de muita utilidade para muitas outras técnicas terapêuticas.

Em primeiro lugar, os médicos, terapeutas ou agentes de cura têm que saber que, no fundo, o propósito da Geocromoterapia nada mais é do que fomentar, amplificar e estimular o próprio sistema de auto-regulação e de *auto-cura* das pessoas que pedem nossa assistência. Cada um dos códigos ou das informações contidos na forma geométrica e na cor de um filtro é transmitido ou transportado pelos fótons de luz para o interior do paciente (no caso do uso dos filtros de saúde), ou para as moléculas existentes no ambiente em que ele reside (no caso de ter de equilibrar a energia de uma residência com os Filtros do Ambiente). Tanto em um caso como no outro, *sempre são as pessoas que recebem o estímulo* de auto-cura e equilíbrio.

A partir dessa emissão de informações provocada pelo filtro, só o próprio paciente, ou os habitantes do local tratado, é que usa esses códigos, somente ele é que adapta o filtro geométrico aos seus próprios padrões e o assimila de um modo particular e único para o equilíbrio ou evolução pessoal. É lógico e evidente que algumas pessoas assimilam a informação de um modo mais rápido ou mais profundo que outras e todos respondemos de um modo diferente *à mesma* terapia. Não se trata de ver a eficácia dos filtros em si ou de julgar a receptividade do paciente, mas de ver *de que modo os geocromoterapeutas devem realizar tanto o diagnóstico como o tratamento*, para que os filtros incidam da melhor maneira possível sobre o doente tratado. Trata-se também de uma questão de ética profissional e espiritual. Ou seja, falaremos agora da "pessoa" do terapeuta, e da qualidade do seu trabalho.

Quando falamos de "transmitir códigos", temos de considerar não só a emissão das informações contidas em um filtro geométrico de cor, mas também *a influência simultânea de todos os códigos ambientais, formais, cromáticos e energéticos e, muito especialmente, do tipo de carga energética que vem do terapeuta* ou das pessoas ao redor do doente. O pensamento humano é a energia mais poderosa que existe; a força da sua Vontade, o anseio da sua alma, os seus valores inalteráveis e o seu Propósito como ser humano, assim como a força do pensamento lógico que transmite e expande essa força anímica para o exterior, é a onda de mais alta penetração que existe.

O cérebro e o coração do ser humano, juntamente com os chakras e os seus centros energéticos, são um sofisticado mecanismo de consciência muito mais potente do que as forças que se desprendem dos três reinos com quem convivemos, o mineral, o vegetal e o animal. Não há tempestade, tornado, nenhum vegetal ou animal cujos efeitos sejam superiores ao que possui a força do pensamento e a vontade humana. Nós, a raça humana, o quarto reino da natureza e o mais evoluído até agora, estamos aparentemente às portas de entrada do chamado Reino Espiritual, o quinto reino no qual o ser humano deverá viver e se desenvolver quando tivermos transcendido a fase de experimentação e perfeição no Reino Humano.

Assim, o modo "como" fazemos as coisas agora é tanto ou mais importante do que "o que" fazemos. Não importa que trabalhemos na Geocromoterapia ou que demos antibióticos, ervas, fixemos agulhas ou prescrevamos glóbulos homeopáticos. *A maneira* de praticar qualquer uma dessas técnicas é o que realmente produz a sua eficácia. Há um fator de "intencionalidade" e de "predisposição" em tudo o que fazemos que tem uma carga energética de suprema importância. Além disso, não nos esqueçamos de que o único modo conhecido de transcender o karma e superar a nossa fase evolutiva atual é *gerando diariamente karma positivo,* ou *dharma*, tanto por pensamento como por palavras e ações.

Portanto, todo tratamento requer uma preparação prévia do terapeuta, do seu estado de consciência, um estado vibratório especial que desenvolveremos amplamente; mas também é necessária *uma sublimação do lugar em que ele trabalha.* Temos de assumir a responsabilidade de manter esses dois fatores muito bem cuidados de forma que... "todas" as informações que o paciente receba naquele exato momento (filtros, lugar e terapeuta) sejam adequadas e se introduzam também de um modo satisfatório na pessoa ou no ambiente a ser tratado.

No nosso trabalho, a questão fundamental é "positivar" os códigos de comportamento patológico ou involutivo do paciente, sejam eles orgânicos ou psíquicos. Então, para que isso seja possível, antes de qualquer coisa devemos *positivar as nossas próprias negatividades*, deficiências ou insuficiências; temos de positivar e sublimar a própria energia do terapeuta para poder "irradiar" aquela força positiva vitalizante e regeneradora, com o propósito de não transmiti-la apenas com palavras, mas também pela lei da sintonia e da sincronicidade do universo, para a pessoa que precisa dela (o cliente).

Este enfoque tem dois aspectos: conseguir que a energia que o terapeuta transmite seja muito benéfica e, por outro lado, equilibrar e amplificar a energia do local de trabalho. Um aspecto tem muito mais importância que o outro, e ambos envolvem também dinâmicas de preparação muito diferentes. Se tivermos de dar prioridade a um desses aspectos, é claro que é muito mais importante que o terapeuta esteja muito bem energeticamente e que irradie não só uma atitude positiva, coerente e alegre (que às vezes é abundante em excesso; quero dizer, o terapeuta deveria irradiar uma alegria natural e não hipócrita), mas uma completa veracidade, transparência, honestidade no seu trabalho, um conhecimento das suas limitações e uma verdadeira entrega para o paciente.

Não obstante, a preparação da personalidade do terapeuta, a sua atitude perante o cliente e a maneira como se aproxima da sua Essência espiritual (com o propósito de diagnosticar corretamente), embora seja a coisa mais importante, será desenvolvida no próximo capítulo, e este capítulo termina com a exposição da preparação mínima adequada que requer *o lugar* em que se desenvolvem as terapias.

Assim sendo, dentro da nossa dinâmica terapêutica, primeiramente teremos de fazer um pequeno trabalho energético no nosso próprio local de trabalho, *positivando as informações armazenadas na consulta do terapeuta*. Em qualquer lugar em que se registre um sofrimento, seja um hospital, clínica, pronto socorro, um consultório particular, um centro terapêutico, o consultório de um psicólogo ou psiquiatra etc., em qualquer um desses lugares, a energia da dor, da insegurança, da impotência, do medo, da perda... impregna irremediavelmente o espaço. Até mesmo as pessoas com habilidades extra-sensoriais não muito desenvolvidas podem acabar percebendo a carga desses lugares, por mais bonitos que sejam, e receber de alguma forma a influência dessas energias de baixa qualidade que geram uma fadiga injustificada, talvez enxaquecas, tristeza, apatia, dores irregulares, tensão e rejeição, embora não vejam ou não se explique a verdadeira razão dessas mudanças em si mesmas, ainda que tenham ficado pouco tempo no local.

O responsável pelo local, por exemplo, o terapeuta de um pequeno consultório, pode fazer uma limpeza energética profunda do seu próprio espaço (ou delegar este trabalho a um especialista psíquico) usando a oração, os mantras de poder, a visualização de freqüências de cores diferentes, certos aromas, sons etc. Também pode corrigir energeticamente aquele lugar terapêutico (muito aconselhável) fazendo uma terapia com os filtros Geocrom do Ambiente, para harmonizar todas as forças e amplificar o bom funcionamento do espaço.

Um consultório deve ser considerado como um ser, uma unidade de energia, um "continente" que deve abrigar um verdadeiro processo de cura. Recomendo realizar as duas coisas; alguns terapeutas trabalham profissionalmente fazendo correções do ambiente, utilizando os filtros Geocrom, mas ao mesmo tempo sabem usar o seu potencial extra-sensorial e a sua força psíquica para limpar os locais da carga involutiva (a que chamamos "negativa") acumulada. De qualquer maneira, se a terapia é feita com apenas os 22 filtros Geocrom do Ambiente já é suficiente, uma vez que há um grupo de filtros para limpeza e purificação dos códigos involutivos do lugar, e outro grupo de filtros para a sublimação e fortalecimento das energias benéficas do ambiente em questão.

Recomendo também que, numa consulta particular, *os Quatro Elementos estejam sempre presentes,* uma vez que nas cidades, especialmente, estamos muito longe dos elementos básicos da natureza, o que nos desequilibra e nos afasta da essência da vida. Quer dizer, em toda consulta terapêutica ou em qualquer ambiente, deveríamos ter o *elemento Água,* uma fonte pequena, um aquário bem localizado ou um jarro com flores, cuja água seja trocada diariamente. Também o *elemento Fogo,* com algumas velas simples, ou uma lareira acesa no inverno e, claro, uma boa iluminação tanto natural como elétrica. Deve-se ter também a representação do *elemento Terra,* por exemplo, com plantas em vasos de terra úmida, saudável e fértil, ou cristais limpos, belas pedras, sal grosso. Por último, o *elemento Ar,* gerando diariamente muita ventilação no lugar, usando às vezes um incenso suave, ou uma aromaterapia sutil...

Se esses simples elementos de equilíbrio não forem possíveis de conseguir, porque o terapeuta quer dar à consulta uma aparência científica e ortodoxa, ou porque os preconceitos culturais existentes na região (tipo de gente, cidade), ou talvez os preconceitos do próprio terapeuta não o permitam, então recomendo fazer pelo menos um trabalho de limpeza "diária" com os Quatro Elementos, ao fim das consultas. Pode-se acender durante alguns minutos algumas velas (o fogo é um grande transmutador de energia), distribuídas pelos diferentes lugares especialmente conflituosos (como a maca, a mesa de consultas, o lugar dos utensílios ou dos medicamentos, a sala de espera...), e fazer uma breve oração, recitar certos mantras (de cura ou de purificação), que venha de uma religião ou de outra, ou uma prece simples invocando a Luz ou a energia primordial do Universo. O lugar ficará limpo, equilibrado e preparado para as consultas do dia seguinte.

O que se decidir fazer dependerá naturalmente da cultura ou dos costumes do próprio terapeuta, mas o propósito será sempre o de transmutar toda a negatividade existente e acumulada naquele dia no consultório, que em geral é uma carga irradiada inconsciente e involuntariamente pelos pacientes e visitas (energias de preocupação, agressividade, dor, pessimismo, tristeza, indiferença, desconfiança, raiva, medo, insegurança...).

O importante mesmo é que o lugar de tratamento *mantenha-se* purificado; que seja um espaço permanentemente positivo, luminoso, harmônico, bonito e equilibrado, de maneira que só de entrar nele já comecem a operar fluidicamente as energias de cura, de equilíbrio, e que volte esse espaço à freqüência natural do amor.

É evidente que quando falamos de "um espaço" haverá também outros fatores a considerar, suscetíveis de ser harmonizados, como a própria arquitetura, a decoração, a distribuição dos espaços, o esquema de Feng Shui, a cor e a combinação cromática que todo lugar apresenta, a iluminação, tanto natural como artificial, as correntes subterrâneas geobiológicas, as cargas eletromagnéticas dos equipamentos etc., mas esse é um assunto extenso que pode ser consultado em meus livros anteriores, *Armonía y Ambiente, El Feng Shui em Tu Casa, Mística del Color y la Geometría* e *Arte y Energía*, como também em outros livros de diversos autores especializados em cada tema.

10. A CIÊNCIA MÂNTRICA E A FORÇA DO ESPÍRITO

Nos dois capítulos a seguir, discutiremos sobre qual é o *protocolo de trabalho* pessoal, no que se refere ao terapeuta, antes de efetuar um diagnóstico e um tratamento especial de Geocromoterapia. O segredo para realizar um diagnóstico correto, imparcial e eficaz é o médico ou terapeuta conseguir resignar-se à sua mente superior e unir-se à sua verdadeira Essência ou natureza espiritual, com a força que o criou.

Apenas com a sabedoria que emana dos nossos planos superiores podemos perceber os padrões harmônicos, geométricos e cromáticos que o paciente realmente necessita na atual fase da vida. Tentar impor determinados filtros codificados da nossa lógica e da nossa percepção sensitiva é antes de mais nada arriscar-nos ao engano, uma vez que a nossa própria programação (na "pessoa" do terapeuta) também está carregada de memórias kármicas e de códigos culturais, mentais e emocionais: a nossa formação terapêutica e os títulos adquiridos com esforço, a grande informação obtida com a anamnese percebida ao entrevistar o paciente e o próprio condicionamento que os próprios sintomas e respostas dão ao terapeuta, a simpatia ou a rejeição que às vezes sentimos pela sua pessoa ou pelo seu tipo de doença, as influências do exterior, sociais e astrológicas, os interesses diversos, os moralismos e os preconceitos, a fadiga, as expectativas, a ansiedade do próprio doente e uma lista infinita de fatores que certamente *nos programam*, como a todo mundo, e que, honestamente, deveríamos reconhecer que existem.

Portanto, acho muito necessário ser capaz de captar as necessidades terapêuticas da pessoa a ser tratada *de uma perspectiva superior* à que habitualmente adotamos. O propósito é entender a enorme diferença existente entre perceber a realidade da nossa personalidade ou da nossa Essência e ao mesmo tempo ver a necessidade de entrar em contato com a nossa própria divindade por alguma prática meditativa ou outros métodos de contato e de envolvimento com nosso espírito. No caso da Geocromoterapia, proponho a ciência mântrica e uma certa *fórmula de envolvimento* de que tratarei no capítulo seguinte. Antes de expô-la, darei um exemplo clássico, uma imagem que é muito visual e imensamente didática sobre a nossa anatomia sutil. Trata-se da *analogia do carro e do cavaleiro,* um exemplo que mais de um leitor deve conhecer mas, de qualquer maneira, recomendo ler (na minha/nossa versão) e recordar-se dela para assim poder descobrir novas *sugestões* a partir desta antiga analogia.

Imaginemos um carro de madeira, um pequeno carro individual do tipo Ben-Hur, na qual vai montado um cavaleiro. A esse carro estão presos por algumas rédeas de couro dois cavalos magníficos. O veículo de madeira propriamente dito simboliza o nosso *corpo orgânico e etérico;* o cavalo da direita representa o nosso *veículo mental,* e o da esquerda, o nosso *corpo emocional.* O cavaleiro que dirige os três veículos de tração simboliza a nossa *essência divina,* o nosso espírito.

Os dois cavalos e o carro são chamados os três "veículos" porque essa é sua verdadeira função: *leva* a alma (o cavaleiro) para que viva a vida. Também esta é exatamente a função da personalidade: o conjunto formado pela nossa mente, o nosso corpo de emoções e o nosso corpo orgânico e sensível constitui a nossa personalidade complexa, o ego; e é essa personalidade peculiar que, por sua vez, *transporta* o nosso espírito. Em outras palavras: o nosso espírito criativo ou a nossa alma (o cavaleiro) se expressa, vive e atua *por intermédio* da personalidade (o carro e os dois cavalos).

O que acontece normalmente na nossa vida diária é que experimentamos um certo conflito de *identidade*. Estamos convencidos de que "somos" a nossa personalidade. Realmente, o que somos de verdade é uma energia divina, uma entidade espiritual vivenciando a matéria, uma faísca divina ou alma em processo de expansão e de criação contínua. O cavaleiro precisa de alguns veículos, de densidades variáveis, para viver, realizar as suas criações, para aumentar e expandir a sua luz. Para isso constrói, antes de nascer neste mundo, um corpo de *sensações e emoções,* outros de *raciocínio e cálculo,* e outro corpo de *moléculas orgânicas e de eletricidade,* ligados todos eles entre si (as rédeas) e em interação contínua. Esse conjunto que vive, sente, pensa e experimenta constitui o que chamamos o nosso ego ou personalidade.

Por outro lado, e isso é muito importante, *o cavaleiro é o único que sabe para onde vai,* para onde se encaminha e por quê. Ele é o único condutor verdadeiramente inteligente, o que conhece a sua programação, o seu mapa (os cavalos não seguem nenhum mapa), ele sabe qual a direção a seguir e a sua meta; "o que sabe" é unicamente o condutor dos três veículos densos, pelo menos mais densos que a presença do Ser, simbolizada pelo cavaleiro, isto é, a "essência divina" presente aqui e agora. Por essa razão o nosso espírito costuma ser chamado a *Presença...* a essência presente, a nossa alma aqui e agora. Não nos esqueçamos de que a analogia que mostramos é exatamente a de um veículo que leva alguém de viagem; e toda viagem tem um ponto de partida e outro de chegada, um destino e um processo.

Quem planejou o programa da viagem? A nossa Presença, uma entidade eterna, a essência espiritual que já existia antes de ter esse corpo e de possuir a personalidade atual, e que continuará também existindo com formas diferentes. O destino foi projetado pelo ser eterno que vive em nós, o que já existia antes de nascermos e que continuará existindo depois de morrermos. Exatamente por ter uma natureza divina, o ser *sabe* perfeitamente o que quer experimentar e que tipos de caminhos quer percorrer. Se, para adquirir tal conhecimento, precisa de um corpo físico fraco ou forte, um corpo emocional poderoso ou talvez inconstante, um computador potente ou uma mente simples com poucos programas instalados, assim escolherá, e nada temos a dizer das características dos veículos eleitos pelo nosso Ser divino e eterno. Se a nossa alma, suponhamos, tivesse previsto outro corpo para a experimentação particular desta fase, teria escolhido a genética de outros pais para nascer, por exemplo.

Dito de outra maneira: a nossa verdadeira identidade é espiritual e eterna. Não podemos nos identificar com nenhum dos nossos pequenos veículos temporários. O cavaleiro sabe quando e onde deve usar um tipo de carro, uma vez que muda os seus cavalos (ao longo das diferentes vidas), dependendo do tipo de viagem ou de trajeto que deve percorrer para a sua expansão.

Continuemos com esta analogia didática e vejamos o que normalmente acontece na nossa vida diária. Olhamo-nos no espelho e nos identificamos com o nosso corpo, com as suas formas, com o seu peso, com a sua altura e com a sua cor; e estamos convencidos de que "somos" este carro. Estudamos na universidade e nos identificamos com o título que nos vendem ao término dos estudos, até o ponto de dizer: "sou médico", ou "sou vendedor"...; assim, acreditamos que "somos" o cavalo da direita. E quando estamos tristes ou alegres, quando amamos ou odiamos, sentimo-nos confiantes ou medrosos, ativos ou passivos, acreditamos que "somos assim" e que a nossa verdadeira identidade é esse sofrimento, essa felicidade; em geral, a maioria dos homens e das mulheres acredita que *somos* como expressamos as nossas emoções e as nossas opiniões.

E agora revisemos o que é que acontece quando o *programa a seguir,* o caminho da vida, é dirigido apenas pela força que vem dos nossos "veículos de transporte". Se deixássemos que o *carro de madeira* (o corpo) chegasse por si só à meta, ao final do trajeto predeterminado, ele chegaria em muito más condições; o nosso corpo orgânico está muito longe de ser capaz de conduzir a si mesmo, porque precisa da força dos nossos sentimentos e da direção dos nossos pensamentos para realizar as suas funções.

Vejamos o que acontece quando o *cavalo da esquerda* (de natureza emocional) se lança mais que a conta e domina o resto da carruagem. Se deixássemos esse cavalo com a rédea solta, ele passaria a viagem (até... não se sabe onde) comendo qualquer grama que encontrasse e pastando o dia inteiro, jogando, lutando e se acasalando com todos os animais que encontrasse pelo caminho, relinchando, dormindo etc. O nosso corpo de emoções e desejos é talvez o mais inconstante de todos os nossos veículos de expressão. Dificilmente esse animal ajudaria o cavaleiro a se dirigir para o itinerário exato do programa de viagem, a menos que seja o cavaleiro que dirija o cavalo *com a rédea bem presa* e esse animal obedeça ao condutor.

Vejamos agora o que acontece quando a nossa vida é administrada pela nossa mente racional. O *cavalo da direita* tentará diversos itinerários para chegar a algum lugar (esse animal é de uma raça diferente, muito inteligente e capaz, e "sabe" mais ou menos, sente que "há algo a fazer" ou algum lugar aonde ir... embora não saiba qual); ele irá comprar uma infinidade de mapas e planejará trajetos, alojamentos, providências, contatos etc. Ele complicará a vida, embora tomando atalhos, ou percorrendo muitos mais quilômetros do que o necessário, para ir na realidade aonde *só o cavaleiro sabe,* não o cavalo, o nosso lado lógico e racional.

O problema é que as rédeas de couro que simbolizam a **Vontade do Ser** normalmente estão muito soltas, fora de controle do cavaleiro, e realmente não sabemos para onde vamos nem qual é o propósito do cavaleiro; na realidade, não o ouvimos; a *nossa personalidade* geralmente não ouve a voz do *nosso espírito;* assim... seguimos experimentando.

Mas enquanto continuamos pensando que somos os nossos pensamentos, as nossas opiniões, as nossas conclusões, os nossos sentimentos de rejeição ou de aceitação, o nosso corpo de homem ou de mulher, doente ou saudável, bonito ou desagradável, estaremos nos identificando com um ser irreal, temporal, efêmero e transitório, um sujeito egóico de personalidade múltipla e variável que nunca nos satisfaz e que nem entendemos, um ser sem uma direção real ou um propósito de vida.

O Ser, no entanto, a nossa verdadeira identidade, ou seja, o cavaleiro, "precisa" da carroça e dos dois cavalos para poder chegar ao seu destino. Sem a existência da nossa personalidade, por mais transitória que seja, o nosso grande espírito não pode nem evoluir na matéria nem expandir-se além dela. Além disso, os cavalos devem estar limpos, encilhados e bem-nutridos (não com telenovelas e competições, ideologias e literatura de baixo nível ou tóxicos variados); isto é, devem receber a alimentação adequada, asseada e completa... que lhes permita superar completamente as dificuldades do trajeto. Temos também de cuidar da carroça, dos seus eixos, da lubrificação da madeira e outros aspectos, mas sem ficar obcecados com embelezadores brilhantes e adesivos identificadores (maquiagem, jóias, etc.).

Se os veículos inferiores ("inferiores" em relação à Presença sábia mas imprescindíveis) forem respeitados e estiverem em bom estado, eles responderão melhor e serão mais sensíveis às indicações das rédeas do cavaleiro. Com freqüência o condutor da nossa vida nos recomenda (pela sábia *tensão* das rédeas, a Vontade divina) que paremos e descansemos, por exemplo, o que na nossa vida se traduziria por uma aposentadoria, uma introspecção ou umas férias. Às vezes, obriga-nos a correr, a nos sacudir, galopar, o que pode ser representado por um trabalho intenso e uma aceleração dos processos vivenciais. Outras vezes, a rédea puxa só para um lado e nos faz mudar de direção, o que se traduz na nossa vida por uma mudança de profissão, de companheiro, de opiniões ou de circunstâncias.

Essa história simples e ilustrativa talvez nos mostre que é necessária uma aproximação com o nosso verdadeiro ser interior e que deveríamos encontrar uma verdadeira forma de nos conectar com esse Ser que dirige o nosso processo vital. Viver cada fragmento da nossa vida a partir da nossa Presença, da nossa essência divina presente aqui e agora, fazer com que a nossa percepção da vida (da nossa vida e, não nos esqueçamos disso, da vida de todos os que nos cercam) seja muito singular, coerente, mais profunda e mais compassiva. A qualidade da nossa existência aumenta imensamente e, pouco a pouco, ao elevar o volume da voz da nossa alma, veremos que não é tão difícil ter presente a todo momento que existe um ser lúcido na nossa jurisdição interna para o qual podemos dirigir as nossas dúvidas; uma morada onde podemos descansar e nos tranqüilizar quando estamos perturbados.

Isso significa ter consciência de que existe uma força, uma voz que expressa a Vontade por meio de algumas rédeas, como linhas de transmissão, que devemos aprender a conservar desimpedidas e prontas para o uso. Temos uma Vontade firme e flexível ao mesmo tempo, uma força sábia, saudável e imparcial a que podemos escutar e assim conhecer o critério de sabedoria desse espírito interior, um espírito único e diferente em cada um dos seres humanos mas... feito sempre *do mesmo material que Deus.*

A meditação, em todas as suas múltiplas modalidades, é a grande ferramenta de ligação com as características divinas do nosso ser. A prática diária da meditação, incluindo a atitude da consciência na meditação em movimento, é sempre a melhor disciplina para ir diluindo o protagonismo do nosso ego. Esta é uma decisão e um caminho individual que cada ser tem de tomar sozinho, seja ou não terapeuta, e sempre dependerá da linha de trabalho, religião, mestre, orientação ou filosofia que decida seguir ao longo da vida.

No entanto, tentarei colaborar neste caminho tão individual de encontro com o ser interior, proporcionando uma orientação e uma certa idéia de disciplina espiritual. Nos parágrafos a seguir pretendo oferecer um pequeno grande instrumento de ajuda, fácil e sintético, para o começo do esforço de se ligar com a essência interior. Trata-se de uma fórmula mântrica e de invocação, uma espécie de prece, com um grande poder afirmativo, uma enorme e experimentada força de ligação com a grande rede, o universo criativo e inteligente, esse âmbito da Criação, ou da energia "livre", ou seja, antes de ser polarizada, a força única ou Tao livre de toda dualidade.

Essa fórmula de aproximação com o Ser de cada um pode ser chamada de muitas formas, e o certo é que com o tempo cada terapeuta lhe dá o nome com o que mais se identifica culturalmente; por exemplo, há quem a chame de "protocolo de trabalho" ou as "quatro premissas" (porque ela é feita *antes* de um diagnóstico ou terapia), de "determinação prévia", ou simplesmente "as declarações" ou "os decretos" (porque determinam, afirmam ou ordenam uma certa atitude). Prefiro chamar de a **conexão** ou a **fórmula de ligação**, talvez porque o termo *fórmula* signifique a combinação sintética de vários elementos que produzem um resultado concreto (como em uma fórmula química); e esta fórmula é composta de uma *seqüência de cincos mantras diferentes.* O termo "ligação" significa simplesmente que nos conduz, nos liga ou nos une a algo, neste caso ao nosso ser superior ou Presença, porque esse é definitivamente o propósito e a ação dos mantras que compõem a fórmula mântrica. Não obstante, esta é, de fato, uma prática de "conexão" com outro plano também existente e real em nós.

Na realidade, como veremos, esta fórmula ou correlação seqüencial de mantras no próprio idioma nativo foi estudada e praticada por vários mestres de sabedoria e outros seres especialistas na ciência mântrica ao longo da História; ela apenas foi adaptada por mim, e pelos seres que me guiam, para este momento da humanidade. É uma forma de meditação condensada ou uma maneira rápida e eficaz de se identificar com o Espírito. Existem várias técnicas de meditação mas, em linhas gerais, poderiam ser resumidas em quatro tipos: a meditação silenciosa, a contemplativa, a mântrica e a meditação em movimento. A fórmula de ligação que apresento pertence ao grupo de meditação mântrica.

No entanto, também existem muitos mantras e de tipos diferentes, tanto de ideologia budista como hinduísta, como também de outras visões espirituais e religiões. Podemos ver, por exemplo, a fórmula mântrica cristã mais conhecida: o *Amém*, cujo poder fático é muito poderoso; se traduzirmos Amém, *que assim se faça, que assim seja*, veremos que não é mais que uma declaração ou um "decreto" que incita que se faça a realidade ou se cumpra a petição que foi feita anteriormente; por isso esse mantra é feito no fim da oração do *Pai-Nosso* e de outras orações de ideologia católica, de forma que tudo aquilo que foi dito e invocado nessa oração aconteça, se cumpra ou se manifeste na nossa realidade humana.

Também podemos comentar a importância mística e terapêutica do mantra *Eu Sou*, exposto amplamente no *Livro de Ouro*, de Saint-Germain. É um mantra composto de duas partículas no qual uma se refere à Essência do ser, partícula esta que é pronunciada junto a outra, que se refere à nossa personalidade terrestre. Se a essa combinação do "Eu" e do "Ser" for acrescentada outra partícula em seguida, como um *antídoto* (ou neutralização) relativo ao problema pessoal que alguém deseje superar, a sua eficácia é bastante profunda; por exemplo, a afirmação *Eu Sou a Segurança e a Força* (quando a pessoa se sente inquieta e medrosa), ou *Eu Sou a Sabedoria* (quando a pessoa sente que não é inteligente ou que não compreende a profundidade de um assunto), ou a afirmação *Eu Sou a Beleza* (se alguém se sente inferior, ou menospreza a sua aparência exterior).

Em cada afirmação ou mantra existe a partícula fixa (neste caso, *Eu Sou*) e o antídoto ou partícula móvel (o que se quer conseguir). Na nossa vida, podemos efetuar muitas afirmações e escolher uma infinidade de partículas-antídotos que configurem uma frase mântrica com a raiz *Eu Sou*. Normalmente, todas essas afirmações são repetidas várias vezes, como um modo de reprogramação do subconsciente, ou de auto-sugestão, como queira, a pretexto de *atração da energia que se invoca* (no caso dos três exemplos dados, são invocadas as energias de Segurança, Sabedoria e Beleza do universo).

Muito além de *estar de acordo* ou não, e de considerar em geral a prática mântrica do ponto de vista intelectual, o certo é que em várias culturas, ao longo dos séculos, são usados os sons e as *palavras de poder* a pretexto de invocação e atração para as suas práticas espirituais conforme bem expuseram alguns antropólogos e especialistas em cultura e religião de algumas sociedades.

Não se ignora também que hoje em dia são usados certos mantras, decretos ou *slogans*, na publicidade, no comércio e no marketing, e sobretudo nas novas ideologias, na política e nas campanhas eleitorais. Muito se poderia dizer sobre as origens e os valores transformadores e fáticos da ciência mântrica, mas indo além do que foi comentado (com o propósito de entender a fórmula que aconselhamos) ultrapassaríamos o nosso contexto terapêutico; para quem estiver interessado no tema, recomendo a leitura interessante do livro intitulado simplesmente *Mantras*, de John Blofeld.

11. UMA FORMA EFETIVA DE UNIÃO COM A NOSSA ESSÊNCIA

Apresentaremos agora a *fórmula de ligação* recomendada na Geocromoterapia, uma prática especial para realizar um teste, um diagnóstico ou um exame dos filtros Geocrom. Essa é uma disciplina espiritual e uma prática que será preciso repetir muitas vezes para aprender a expandir a nossa consciência, para nos acostumarmos a viver dela. Para conhecer a sua eficácia só é necessário *entrar* nesta disciplina e *experimentar*, como acontece com tudo. É óbvio que no atual contexto escrito, só poderá ser captado o significado ou a possível eficácia desses mantras do ponto de vista teórico e a partir da percepção puramente racional.

Nas oficinas e cursos de Geocromoterapia, essa preparação consciente do terapeuta e a fórmula de ligação em si requerem uma longa explanação e algumas práticas que são experimentadas e vivenciadas na profundidade que o tema merece. Dedicamos ao assunto o tempo necessário porque esse é o enfoque espiritual do terapeuta, ou seja, de *quem tem de conhecer* os arquétipos que são adequados para cada pessoa ou doente no seu momento de vida. Não se deve esquecer, portanto, que toda experimentação tem um valor muito superior a qualquer teoria.

A fórmula de ligação ou de união é composta de seis frases ou decretos, dos quais cinco são a verdadeira *prática de aproximação* com a nossa Essência divina. Essas cinco afirmações ou decretos podem ser feitos a qualquer momento da vida cotidiana e por qualquer pessoa, seja ou não terapeuta. A sexta premissa ou determinação é necessária apenas no caso de se realizar um tratamento "em outra pessoa", para saber se conectar com a presença "dela". A própria *seqüência* em que a fórmula de afirmações é organizada é de máxima importância, como veremos; mudar a sua ordem pode ser energeticamente contraproducente.

A **primeira afirmação** se refere ao silêncio dos veículos da nossa personalidade mencionados anteriormente no exemplo do cavaleiro, os cavalos e o carro. É preciso decretar com força e clareza o seguinte: *Eu sou o equilíbrio de toda a minha personalidade.* Quando determinamos isso, quando invocamos simplesmente a energia de equilíbrio do universo, realizamos o propósito de equilibrar e silenciar a nossa mente, as nossas emoções, a nossa energia e a nossa biologia. Quando aplicamos toda a nossa intenção e a nossa força de determinação, podemos sentir como os pensamentos, os sentimentos e o corpo deixam de estar tão presentes e se colocam, silenciosa e harmoniosamente, às ordens de algo de natureza superior. Uma vez adquirido esse silêncio e essa ausência de prevalência do nosso ego, o segundo mantra pode ser pronunciado. Se em qualquer uma das frases mântricas desta prática você não sentir o efeito (no princípio, como em toda a meditação, o efeito é pequeno, mas com o tempo vai se tornando muito maior) poderá repetir cada afirmação quantas vezes quiser. A afirmação pode até ser desdobrada, e o praticante invocar em primeiro lugar o equilíbrio mental e esperar... em seguida invocar o silêncio emocional, esperar, e depois, o equilíbrio físico e etérico.

O **segundo mantra** a executar (só depois de equilibrar os nossos veículos de expressão e de aprendizagem) refere-se à energia que limpa todos esses veículos. Diremos então, com a mesma segurança e força afirmativa: *Eu sou a energia de purificação e limpeza.* Com essa invocação, nos preparamos para que cada um dos circuitos da nossa aura, os nossos chakras, os pontos de acupuntura, os órgãos, os sistemas biológicos e etéricos do nosso ser, como também todo o campo aural, fiquem limpos e livres de interferências, freqüências ou forças alteradoras adquiridas no nosso dia-a-dia. Esse segundo mantra é uma prece eficaz para invocar as forças de ajuda não corpóreas, mas também é um grande *propósito pessoal de liberação* de tudo aquilo que não pertence ao nosso ser; uma liberação de tudo aquilo que é adquirido, sobreposto ou alheio à nossa forma divina de ser.

Por mais que pensemos que já estamos energeticamente limpos, nada está mais longe da realidade; normalmente, todos captamos durante o dia uma infinidade de freqüências alheias, tanto nos transportes públicos como em lojas, assistindo a filmes, com os pacientes ou até mesmo com a própria família. Além disso, muitas das cargas de energia que conduzimos também são de colheita própria, produto das nossas emoções involutivas, obsessões, fixações, medos etc. Certas freqüências se agregam ao nosso campo aural mais que outras e nem todo mundo tem a mesma receptividade mas, assim mesmo, normalmente sempre levamos certa carga energética que não nos pertence como Seres ou que nos alteram.

Ao fazer este segundo decreto, algumas pessoas têm a sensação de ser lavadas por uma chuva muito agradável de partículas luminosas, que purificam o corpo da cabeça aos pés. Há pessoas que visualizaram uma espécie de arco luminoso circulando de baixo para cima todo o corpo. Seja qual for a percepção, todas as interferências captadas são transmutadas e neutralizadas, de acordo com a força do nosso propósito e da nossa determinação. É importante não passar para a terceira afirmação antes de perceber essa limpeza, essa luminosidade e essa leviandade que são caracterizadas por uma certa falta de peso e uma leveza maior do corpo e da aura.

O **terceiro decreto** trata da não-identificação com as circunstâncias, os sofrimentos e os eventos que acontecem na nossa vida e na nossa experiência dual. Diremos claramente: *"Vejo o que acontece, mas não me identifico com as circunstâncias"*. Não se trata de ser indiferente à vida, mas de não acreditar muito nessa dualidade temporal e impermanente que todos temos de problemas e acontecimentos encadeados que nos afastam tanto da nossa Essência e do foco do nosso verdadeiro caminho. Existe uma energia, uma força única e livre de polaridade, à qual podemos nos submeter se realmente conseguirmos não nos identificar com essa dualidade tão subjetiva e não muito isenta.

O **quarto mantra** da fórmula de ligação ou protocolo de trabalho não pode ser praticado antes de termos silenciado e equilibrado a nossa personalidade (primeira determinação), nem antes de limpar os nossos veículos de manifestação (segundo mantra), nem antes de nos desapegar da dualidade e ter-nos focalizado na energia única e principal, uma vez que a quarta afirmação nos conecta com outros planos superiores da consciência, na realidade com o nosso ser divino. Como é de supor, a partir do desequilíbrio, da insegurança e da toxicidade energética, não é possível sintonizar-se bem ou identificar-se com a essência pura da nossa alma. Assim, em quarto lugar, diremos com voz clara e potente: *Abro o meu canal à Fonte da Energia Única, à Luz e ao Amor.*

Quando a pessoa se dispõe a essa abertura, todo o seu Ser pode se submeter à fonte primordial da vida, às energias matriciais da criação. Dito de outro modo: somente depois de ter silenciado e purificado a nossa forma de ser terrena é que podemos começar a perceber a essência do nosso verdadeiro e genuíno ser, uma essência de natureza luminosa, sábia, compassiva e amorosa. Ao emitir o quarto decreto há quem visualize uma espécie de ponte luminosa do sétimo chakra coronário até o infinito, como um raio de luz dourada que cruza todos os chakras num eixo central, dos pés à cabeça... e muito além do nosso ser. É então, em contato com o infinito, que podemos realizar a ligação com a alma, sendo o momento para efetuar a quinta afirmação.

Finalmente, pode ser decretado com total certeza o nosso propósito claro de sentir e estar na própria Presença, o nosso ser singular de luz, eterno e divino. Por ele dirigiremos, simples e claramente, a **quinta afirmação**: *Eu Sou a minha Essência Espiritual manifestando-se aqui e agora*; *Eu Sou um ser de luz livre e divino.* Com essas frases mântricas, depois de sentir que foram realizados os estados anteriores da fórmula determinativa, todo o nosso ser terreno começa a poder unir-se conscientemente com o nosso espírito primordial, a presença intemporal do nosso coração, *a essência que nos criou.*

A sensação que normalmente se percebe ao realizar o quinto mantra é de uma grande expansão, luminosidade e abertura. Como se se tivesse mais altura e mais largura, mas principalmente, menos peso, mais lucidez e compreensão. Na realidade, uma vez que sentimos a nossa pessoa terrestre ligada ao espírito essencial e eterno que a vivifica, desfrutamos uma sensação profunda de liberdade e de expansão. Num nível mental, percebemos a realidade de uma forma neutra e imparcial e sem qualquer pressão do tipo emocional ou cultural, e desse modo a capacidade intuitiva e perceptiva se amplia e afina imensamente. Nesse estado de consciência, podemos realizar uma verificação dos filtros ou outros medicamentos com um grau de perfeição e precisão muito maior.

A **sexta premissa** só é necessária no caso de se realizar um teste ou um tratamento em outra pessoa. Para tanto é preciso *contatar a própria Essência*, com o objetivo de que a verificação dos filtros (ou outro tipo de terapia que necessite de um teste de elementos ou de seleção imparcial) *seja uma informação vinda do próprio paciente* do seu ponto de vista espiritual, a sua parte sábia e divina ou, se preferir, do seu supraconsciente. Para estabelecer esta ligação entre Ser e Ser, entre Presença e Presença, simplesmente afirmamos: *Sintonizo-me com a Essência de... tal pessoa*. Com esse mantra ou afirmação se estabelece uma ponte de comunicação entre as duas almas, entre a essência do terapeuta e a essência do paciente, de modo que não intervenham nem a personalidade nem os juízos nem as memórias dos respectivos indivíduos, mas que seja um diálogo sem palavras, de entidade para entidade, limpo, preciso e imparcial.

Insistimos em que a fórmula de ligação seja realizada umas mil vezes, como uma prática ou uma disciplina espiritual, igual à meditação, e sempre que alguém queira tranqüilizar o seu processo psicológico ou expressar a sabedoria do seu Ser verdadeiro. No princípio, quando se aprende e se incorpora esta prática meditativa, podemos notar que demora meia hora ou mais para realizá-la mas, com uma disciplina constante e com o passar do tempo, podemos chegar a esse estado expandido do Ser em poucos minutos.

Daremos uma síntese do exercício indicado para verificar os filtros do Sistema Geocrom e facilitar a memorização:

SÍNTESE DA FÓRMULA MÂNTRICA

- *Eu Sou o* ***equilíbrio*** *de toda a minha personalidade (mental, emocional e orgânica).*
- *Eu Sou a* ***pureza*** *e a limpeza de todo o meu ser.*
- *Vejo o que acontece, mas* ***não me identifico com as circunstâncias.***

- ***Abro o meu canal*** *à Fonte de Energia Única, à Luz e ao Amor.*
- ***A minha Essência pura se manifesta*** *aqui e agora; eu sou um ser de Luz neste plano.*

Opcional, para terapeutas:

- *Sintonizo-me com a Presença de... tal pessoa.*

12. A NATUREZA DO SISTEMA DE CHAKRAS

Na dinâmica terapêutica com os filtros, são exatamente os chakras do ser humano os centros por onde penetram as informações de cada filtro ou arquétipo (como também a radiação própria do terapeuta). Toda pessoa que trabalha com arquétipos ou elementos codificados deveria conhecer a natureza e o funcionamento desses vórtices de energia e o seu dinamismo ou funcionamento com relação ao campo aural de todo ser vivo, com o propósito de entender em profundidade que não é apenas sobre a pele do ser humano que se coloca um filtro Geocrom ou outro substrato mas que, muito além do orgânico e do visível, existe uma anatomia sutil complexa que precisamos saber como e por que funciona no ser humano completo e qual é o mecanismo pelo qual todas as informações, e os códigos sutis dos arquétipos, penetram de uma forma neutra por esses vórtices captatores chamados em sânscrito "chakras", cuja tradução é roda, dando-nos assim esse termo uma idéia do seu dinamismo.

Pode-se dizer que todo chakra é um ponto de acupuntura conhecido no corpo, e também que cada ponto de acupuntura é um chakra em si mesmo. Assim se deduz que existem no ser humano centenas de chakras ou vórtices de energia (tantos quanto os pontos de acupuntura no corpo) que são núcleos de diferente intensidade ou capacidade de energia. No entanto, só alguns deles são os chakras bem conhecidos e comentados por todas as culturas; existem sete vórtices de energia principais, situados no eixo central do corpo humano, que são de suma importância para a saúde e a evolução; embora, na minha opinião, são também importantes os chakras das palmas das mãos e das plantas dos pés (pontos 8 do meridiano Mestre Coração, ponto 1 do Rim etc.), como também os núcleos localizados em cada articulação anatômica, ou os chakras dos olhos, da boca, do fígado e também outro não menos importante no tórax (26-27 Rim, 1-2 Pulmão, 18 Ren Mai etc.) ou entre as escápulas e a parte superior da espádua (ponto 43 Bexiga, 8 e 14 Du Mai, 10 Intestino Delgado etc.).

Para entender a natureza e as funções dos chakras, em primeiro lugar teríamos de saber que o ser humano precisa de três tipos de alimento para a vida; e o nosso corpo físico e energético foi projetado e preparado perfeitamente para receber esses três alimentos. Por exemplo, a nossa comida diária, os alimentos biológicos, são introduzidos no corpo pela boca, um vórtice físico que engole os nutrientes de que precisamos; observemos que só temos uma entrada para esse tipo de alimento; a razão disso é que o corpo pode ficar quase quarenta dias sem comida, no caso de acontecer qualquer acidente com essa entrada, a nossa boca.

O segundo alimento, também indispensável para a vida, é o ar. O universo criador nos concedeu duas entradas para a penetração desse precioso alimento: o nariz e a boca. Sempre temos realmente uma alternativa para respirar se algumas dessas duas entradas ficar entupida, uma vez que sem oxigênio o homem não pode viver mais que alguns minutos. Contudo, o ser humano possui muitos chakras por uma razão elementar de sobrevivência. O alimento que penetra pelos chakras etéricos é o *prana*, essa energia primordial sem a qual não podemos subsistir nem um único segundo da nossa vida; o prana ou energia vital é o único alimento verdadeiramente indispensável a cada instante, segundo a segundo, e assim os nossos chakras absorvem o prana vital constantemente, de forma automática e natural; se estamos em uma cidade estressada, poluída e cheia de gente em trânsito, nos alimentaremos do prana existente nela, da mesma forma que uma área ao nosso redor pura, vazia de sofrimento e com abundante natureza exuberante nos proverá a qualidade de prana correspondente.

Os chakras são comparáveis a bocas e são parecidos com a corola de uma grande flor em movimento constante, a um botão abrindo e fechando as suas pétalas. São de natureza etérica e portanto não são ainda visíveis pela nossa tecnologia atual nem pelo sistema óptico que a maioria dos seres humanos possuem. Esses núcleos de captação de energia estão em movimento perpétuo, como um radar, capturando e registrando a multidão de ondas de energia que circulam ao nosso redor, uma energia para qual as diferentes culturas lhe deram nomes diferentes: Prana, Maná, Qi, Chi, Ki, Orgón, Akash, Energia Universal, Energia Livre de Polaridade, Fluxo Hologrâmico etc.

Cada um dos três alimentos básicos, comida, ar e prana, é indispensável para a vida, porém o terceiro, o prana, que recebemos pelos múltiplos chakras do campo aural, é o que faz com que o nosso ser seja *relacional* e portanto que se unifique com a trama vital ou a rede hologrâmica do planeta.

Em outras palavras, a energia que recebemos por esses vórtices etéricos é o que nos conecta com o mundo, com a rede etérica e espiritual que une todas as nossas almas, a energia primordial que nos transforma em seres que reagem às ondas emitidas pelos outros seres, objetos circunvizinhos, entidades, radiações... e é na verdade o sistema de chakras o encarregado de receber, processar e recodificar todo esse vasto campo energético no qual estamos imersos.

É por isso que os chakras têm relação direta com as nossas emoções, pensamentos e emanações espirituais. Assim como o sistema digestivo do corpo processa e purifica os alimentos, e o sistema respiratório processa o oxigênio para que alimente o sangue e os órgãos, o sistema de chakras é o responsável pelo processo das sensações, emoções, sentimentos e pensamentos, tanto os nossos próprios pensamentos como os recebidos do ambiente.

Em princípio, pode-se dizer que cada chakra é como uma plataforma que contém três tipos de estações: uma estação receptora, uma estação emissora e uma estação processadora ou laboratório de transformação. A função da **estação receptora de ondas**, como já dissemos, é captar com o seu radar qualquer onda ou radiação que se propague no espaço, seja o campo eletromagnético de um aparelho ou tensão elétrica, sejam as ondas emitidas pelos pensamentos e as intenções dos outros seres vivos, sejam as ondas luminosas, cromáticas ou forças que vêm das ondas geometrodinâmicas ou campos morfogênicos sempre circundantes no nosso ambiente.

Cada chakra, se estiver em perfeitas condições (uma vez que eles podem ser danificados, sujos, deformados, paralisados, envelhecer, hiperativar etc.), capta tudo o que existe ao nosso redor, mas ao mesmo tempo os chakras de um ser humano emitem as suas próprias "fórmulas energéticas" para o ambiente. Até mesmo se houver alguém próximo que esteja escondido, coberto, invisível e em perfeito silêncio, o nosso sistema de chakras capta a sua presença, embora a nossa lógica e os nossos cinco sentidos não possam explicar a sua existência. A estação receptora de energia encontra-se em perpétuo funcionamento automatizado. Podemos comprovar isso quando de repente nos voltamos porque sentimos a presença de alguém atrás de nós, mesmo sem ver nem ouvir a pessoa, olhando para as nossas costas em silêncio.

A segunda função, a **estação transformadora** desse sofisticado sistema regulador da energia, é a de processar todas as informações recebidas e emitidas; cada um dos chakras é como um *laboratório* que analisa, codifica, traduz e transmuta toda essa complexa percepção de ondas no nosso ser. Cada núcleo ou vórtice receptor está **associado a uma glândula endócrina e a um plexo nervoso**.

Tanto o sistema nervoso como o sistema endócrino são como os "tradutores" desses sinais externos que recebemos, os grandes processadores. Esses sinais, ondas, campos moderados ou emissões de energia que os nossos chakras captam, são todos codificados, classificados e traduzidos em *sinais inteligíveis* para a nossa psicologia particular e para a nossa própria biologia. Assim, toda a energia que recebemos, nós processamos e transformamos em saúde (ou doença, dependendo da qualidade da onda) e em bem-estar psíquico (ou mal-estar psicoemocional), por meio de cada glândula endócrina e de cada plexo nervoso da nossa medula, os quais, em resposta à qualidade do que foi recebido, segregam mais ou menos quantidades de hormônios ou substâncias ativas e mais ou menos reatividade nervosa.

A terceira função do sistema de chakras é como a de uma estação de energia semelhante a uma **estação emissora** de rádio. Cada vórtice, como dissemos antes, emite as ondas do nosso próprio ser, vindas da nossa qualidade biológica, da singularidade da nossa personalidade, das nossas verdadeiras intenções, propósitos, das nossas ondas de pensamento, da nossa força espiritual, da nossa Essência peculiar. Cada um dos chakras emite constantemente ondas de uma qualidade específica, a nossa, além das nossas palavras, da maquiagem, das expressões ou outras demonstrações externas. O que os nossos chakras dispersam para o ambiente não engana; é o que o nosso ser é em si mesmo. Essa é razão pela qual as pessoas sensíveis podem fazer uma leitura da energia de uma pessoa qualquer, além das suas opiniões e expressões externas. Por meio dessa emissora, os núcleos do sistema de chakras, uma emissora que nunca pode mudar a qualidade das ondas que nosso ser contém na sua de realidade vivencial ou no seu interior, cada chakra expressa de forma inequívoca a força do nosso ser e o verdadeiro estado da nossa personalidade e da nossa saúde.

Na realidade, existem mais de sete chakras no nosso eixo principal, um canal, eixo energético ou cordão que percorre uma linha central de simetria pelo interior do nosso corpo. Esse canal de energia não começa entre as pernas e termina no alto da cabeça mas continua nessas duas direções, estando em permanente contato com o universo e com Gaia, o ser que nos nutre dia a dia. Estamos sempre conectados energeticamente com o pai Sol e a mãe Terra. Todos somos participantes dessa extensa trama energética de tipo hologrâmico. Somos uma peça indispensável de um quebra-cabeça etérico complexo, de uma trama virtual cheia de informações, uma "Internet espiritual" que contém toda a informação da criação. E o nosso sofisticado sistema de chakras, assim como a sua rede de nadis que organiza e unifica o nosso corpo sutil, é um mecanismo vibratório que nos inter-relaciona a todo momento com o resto das vibrações existentes no universo.

Vamos agora nos concentrar na descrição dos sete vórtices principais ou centrais de energia, os sete chakras mencionados por diversas culturas em diferentes textos antigos e atuais que vamos agora analisar com atenção, segundo o nosso ponto de vista, sobretudo porque são na realidade os núcleos que usamos para a projeção direta dos arquétipos do Sistema Geocrom no ser humano. Faremos essa análise ao mesmo tempo em função dos processos psicológicos, da nossa percepção e ligação com o ambiente, uma vez que os filtros da Geocromoterapia não trabalham apenas com o corpo.

O primeiro e o sétimos chakras, entre a base e o cume de um importante eixo vertical etérico, marca o canal central do interior do corpo, cuja energia circula pela parte frontal da coluna, quer dizer, entre as vértebras e as vísceras do tronco. Os cincos chakras restantes, os que se localizam entre o primeiro e o sétimo, estão situados *transversalmente* em diferentes pontos do corpo e entre si delineiam dois vórtices justapostos; dessa forma, o segundo, terceiro, quarto, quinto e sexto chakras atuam tanto na parte dianteira como na traseira. Dito de outra maneira, cada um dos núcleos 2, 3, 4, 5 e 6 possui uma corola na parte dianteira e uma outra na traseira.

Os vórtices frontais estão mais associados às glândulas endócrinas, ao passo que os vórtices dorsais do nosso sistema de chakras estão mais em contato com o nosso sistema nervoso. Lembremos que esses dois sistemas são os que recodificam tanto as informações procedentes do ambiente que recebem dos chakras, como as informações que emitem do nosso interior para o exterior.

O **primeiro chakra**, situado no períneo, é um vórtice que se encontra inserido na articulação sacro-ilíaca e está associado às raízes da existência; representa o acesso direto à energia ancestral, o primeiro esfíncter etérico. É o núcleo básico da coluna vertebral, o cóccix, o primeiro centro de transformação de energia, um chakra que tem relação direta com o sétimo chakra, o seu oposto na linha vertical, por onde circula a energia da matéria e da espiritualidade ao mesmo tempo, para que possam ser processadas e transmutadas; é um canal de ascensão e descida da energia (chamada, neste caso, Kundalini) pela qual a matéria desprende a sua própria espiritualidade e com a qual o espírito tem que inundar a matéria biológica.

Esse primeiro vórtice está associado às *glândulas supra-renais* e à reserva da energia vital. A natureza energética desse chakra é a de subsistir, estimular os mecanismos de sobrevivência e a perpetuação da espécie. Administra a vitalidade física e transmite a energia para a coluna vertebral. É uma energia de constante auto-regeneração, de obtenção de trabalho e recursos para que a vida se desenvolva. O primeiro chakra representa a vontade de viver. Com esse chakra percebemos a vida, a sua força principal, o planeta, captamos o que há de mais primário e grosseiro, para poder transformá-lo e sutilizá-lo em forças de melhor qualidade energética e espiritual.

O **segundo chakra**, que em sânscrito é chamado Hara, está situado entre o osso púbico e o umbigo, e atrás encontra-se exatamente no centro do sacro; ele também é chamado de o "centro de poder" e de estabelecimento vital, em relação ao pólo *yin* do nosso ser, a caixa pélvica, o nosso centro de ligação com a energia vital e as informações que vêm da terra e da natureza. É precisamente o segundo vórtice (correspondente ao ponto 6 do meridiano Ren Mai, chamado pelos chineses de "o oceano de energia"), por onde se estabelecem as *sensações* que temos, sensações que derivam do que foi *percebido* anteriormente pelo primeiro chakra. O segundo chakra também é um centro primário de sobrevivência, de instinto, de sensualidade e de vitalidade, mas um tanto menos primitivo que o primeiro chakra.

Na realidade, esse chakra está ligado às *gônadas* ou glândulas sexuais de reprodução, no entanto o Hara não é propriamente associado à sexualidade mas, sim, à *sensualidade*. É por meio dele que começamos a criar ações em relação ao mundo. Se o primeiro chakra está relacionado ao sexo a partir da perspectiva mais instintiva e da perpetuação da espécie, o segundo chakra rege também a nossa vida sexual, mas num aspecto mais de relacionamento, menos primário ou material, quer dizer, com sentimentos e sensações (de amor ou... de rejeição) e com certo sentido participativo. Com ele agimos e criamos a nossa vida; é por meio dessas "sensações" que começamos a tomar partido de algo, a selecionar intuitivamente e a expandir nossa criatividade e as nossas iniciativas.

O que percebemos da vida (primeiro chakra) e as sensações que recebemos (segundo chakra) sobre o que foi captado ou percebido, processamos tudo no **terceiro chakra**, que está situado na boca do estômago, no centro do diafragma (ponto 12 RM) e entre a primeira vértebra lombar e a 12ª dorsal. Este terceiro núcleo de energia é chamado o *plexo solar* ou centro da personalidade, o lugar no qual são criadas as emoções e a intuição.

Cada sensação que o segundo chakra percebe cria uma certa emoção no nosso ser (terceiro chakra). O terceiro núcleo é um *centro de seleção* que tem muita mobilidade (associado ao diafragma), uma vez que sobe e desce permanentemente, relaxa ou tensiona de acordo com nossas emoções e às vezes fica paralisado por causa da ansiedade, da angústia ou da reação de fuga (por rejeição ou aversão). Ele também é o centro do desejo e dos apegos; por isso o plexo solar é considerado o nosso "cérebro emocional", uma vez que muitos dos nossos pensamentos na realidade são desejos.

As emoções são sempre classificáveis em tão-somente dois tipos de impacto: de prazer ou de rejeição; gostamos ou não das coisas ou das vivências, embora não saibamos a razão; queremos as coisas e as integramos ao nosso ser, ou sentimos aversão a elas e as deixamos de lado, a uma distância segura, de forma que não entrem ou alterem o nosso equilíbrio. Tudo o que vivemos nos penetra ou nos repele; pode causar dor ou prazer. Digerimos ou não digerimos as nossas emoções (e então elas nos criam conflito). O plexo solar está associado ao nosso eu individual e às nossas relações com o outro e com o ambiente. Simboliza não só a nossa individualidade, mas também a nossa personalidade eu-outro. As glândulas associadas ao terceiro chakra são o baço, o pâncreas e, em geral, todo o nosso laboratório processador de alimentos (biológicos e energéticos).

Depois que as emoções penetraram o nosso campo áurico pelo terceiro chakra, ao processá-las e digeri-las, as integramos na nossa alma pelo **quarto chakra**, o núcleo do amor, da vontade e do discernimento, um lugar que se encontra no centro do coração e que representa o "pólo rítmico" do nosso ser. É um vórtice de energia associado à *glândula timo*, reguladora do nosso crescimento celular, mas também é uma glândula reguladora de todos os sentimentos que processamos no nosso dia-a-dia. Também está relacionada aos pulmões e à purificação e à distribuição do oxigênio pelo resto do corpo. Corresponde a um ponto de acupuntura muito sensível do tórax, o 17 do meridiano Ren Mai, e, nas costas, o quarto chakra encontra-se inserido na quinta vértebra dorsal.

Esse núcleo importante "decide" definitivamente sobre dois tipos de impacto que recebemos. Se queremos ou não uma determinada experiência. No nosso foro interior decidimos amar ou então ignorar ou rejeitar. Incorporamos e integramos algo à nossa vida, ou lutamos contra o que não gostamos. Fazemos oposição ou damos as boas-vindas; o nosso coração decide. A glândula timo processa os sentimentos que são criados de acordo com as sensações que temos de tudo aquilo que vivemos (terceiro chakra) e os processa de acordo com o que o nosso coração "pensa" que é positivo ou não para a nossa evolução. Não se trata apenas de experiências, pessoas ou circunstâncias, mas também rejeitamos ou acolhemos as radiações de cores, formas e texturas, decidindo intuitivamente se gostamos ou não, e se nos convêm. O chakra do coração é o centro da felicidade e da tristeza, do amor e do ódio, do saber dar e do saber receber. É o centro que dá ritmo e colorido à nossa vida.

Os nossos braços e as nossas mãos, as nossas ações, estão em ligação direta com o nosso coração, com a glândula timo e com o quarto plexo nervoso; desse modo, as nossas ações e tudo aquilo que elaboramos com as mãos está em relação íntima com o estado do nosso coração ou quarto centro energético. Na nossa coluna, encontram-se os pontos 10 do meridiano Du Mai, e o 15 e o 43 da Bexiga, locais entre as escápulas onde muito freqüentemente dói quando existem conflitos de integração dos nossos sentimentos em relação ao ambiente ou em relação aos outros seres humanos.

Com relação ao **quinto chakra**, diremos de saída que fica na realidade situado entre o quarto e o sexto chakra, podendo *expressar* tanto os nossos sentimentos do quarto centro, como os nossos pensamentos e deduções do sexto chakra. O quinto chakra fica na garganta (de frente seria visto na base do pomo-de-adão) e atrás, na nuca, encontra-se entre o ponto 14 e o 16 do meridiano Du Mai. O quinto chakra está associado às glândulas tireóide e paratireóides, à boca, às vértebras cervicais, ao maxilar e à articulação têmporo-mandibular e à primeira parte da medula do sistema nervoso central. É um grande anel oral de dimensões reduzidas (em comparação ao tamanho do tórax e da cabeça) onde se concentra muita energia e onde muito freqüentemente esta fica estagnada por falta de livre expressão e de processos de auto-repressão.

É o núcleo da comunicação e da relação com o mundo. Ele também é chamado de o *chakra do poder*, porque é pela nossa forma de expressão (verbal ou não verbal) que a nossa Essência e o nosso poder pessoal se manifestam na sociedade. Ele não está associado diretamente à retórica ou à riqueza de vocabulário (algo que pode ser treinado para dar resultados) mas com a verdadeira expressão do nosso ser, o nosso propósito interior e as nossas ações no mundo, além das palavras pronunciadas.

Há pessoas que têm o circuito entre o quarto e o quinto chakras muito bloqueado porque não expressam os seus verdadeiros sentimentos; é provável que, neste caso, o circuito entre o quinto e o sexto chakras seja muito liberado e equilibrado, porque elas têm muita experiência em expressar as suas idéias e opiniões; ou seja, elas só usam o quinto chakra para expressar o conteúdo dos seus pensamentos, mas não o conteúdo do seu coração. Algo semelhante acontece entre as relações dos chakras restantes, por isso eles formam um "sistema" e nunca devem ser considerados separados, como é muito comum.

O **sexto chakra**, ou Ajna, em sânscrito, é um ponto nevrálgico localizado entre as sobrancelhas, chamado na acupuntura de "ponto maravilhoso", um dos Pontos Mestres do corpo. O sexto chakra realiza uma intensa captação de energia, é o núcleo do conhecimento, o processador lógico e interpretador racional e intuitivo de tudo aquilo que percebemos com o primeiro chakra, das sensações recebidas do segundo chakra, das emoções que foram criadas no terceiro chakra, dos sentimentos que se produziram no quarto chakra, como conseqüência dos estados emocionais roxos, e também da forma com que nos mostramos ao mundo (quinto chakra) e expressamos o nosso ser.

O Ajna é considerado um chakra de síntese e a sua função principal é o uso com sabedoria do poder da nossa consciência. Pelo sexto chakra conduzimos a orquestra, a nossa experiência na vida, realizamos a síntese da nossa personalidade (campos etérico, emocional e mental) e nos ligamos à nossa consciência superior para assim poder processar a nossa experiência espiritual. Está relacionado com a plasmação ou materialização das nossas idéias e com o processo inteligente de as realizarmos de forma efetiva.

Esse núcleo estimula a glândula hipófise, reguladora de todas as outras glândulas do corpo, como também a correta segregação e distribuição de hormônios. O sexto chakra, também chamado de *terceiro olho*, forma um triângulo com os chakras oculares, com a bola negra de cada pupila, sendo estes três olhos os verdadeiros comunicadores do nosso ser, os grandes agentes da consciência pessoal; geralmente não conhecemos alguém apenas pelo olhar, podemos ver e perceber a sua verdadeira consciência além da sua personalidade. Este chakra, junto com o sétimo, e em geral a cabeça (ouvidos, nariz e bulbo espinhal) e certa parte do pescoço, é considerado o pólo cefálico, o *pólo yang* do corpo, que deve estar em perfeito equilíbrio com o *pólo yin* ou caixa pélvica (segundo chakra).

O **sétimo chakra**, na parte superior do crânio, 2 centímetros atrás da fontanela maior (que energeticamente sempre mantemos aberta), é o ponto de acupuntura 20 do meridiano Du Mai, ou ponto das "cem reuniões", segundo a Medicina Tradicional Chinesa. É um grande vórtice que está associado à experiência do *conhecimento direto*. É o núcleo que nos une à mente divina e nos provê a compreensão do grande modelo energético universal.

O sétimo vórtice da nossa anatomia sutil vem a ser uma janela aberta ao cosmos e constitui o ponto de máxima permeabilidade energética e de máxima troca de informações e energia sutil; é o grande ponto de ligação com a rede etérica ou trama hologrâmica que une todos os seres espirituais, uma rede de energia com uma enorme força auto-reparadora e criadora. Pouco mais podemos dizer deste vórtice, uma vez que a natureza inerente do sétimo chakra é mais sublime e mais espiritual que a humana, e a nossa linguagem ainda é insuficiente para definir as suas funções.

Desse modo, cada centro energético do corpo recebe constantemente vibrações e códigos e, portanto, é especialmente sensível aos campos formais que nos cercam, aos substratos coloridos, a certas ondas e fórmulas ondulatórias. No entanto, antes de tratar da penetração dos filtros Geocrom nos chakras, devemos esclarecer um determinado conceito muito debatido mas, no meu entender, confuso.

A maioria dos textos associam uma cor específica a cada chakra. É evidente que cada núcleo tem algumas características energéticas específicas e emite uma certa vibração luminosa que, portanto, pode ser codificada sob o nome de uma cor, segundo a convenção estabelecida para as radiações do extenso campo eletromagnético do espectro solar.

No entanto, o sistema de chakras do ser humano vem mudando e evoluindo ao longo do tempo e as suas vibrações são atualmente diferentes das vibrações médias de há cem ou mil anos, da mesma maneira que o homem atual é mais alto, mais calvo e mais imberbe que os seus ancestrais, e a mulher também está mais magra, mais alta e com os seios menores que as suas antepassadas. Além disso, as vibrações cromáticas de cada pessoa relacionam-se também como o seu grau evolutivo espiritual.

Não vou relacionar aqui as cores para cada um dos chakras humanos, porque a minha prática terapêutica faz com que não esteja de acordo com a classificação estabelecida a respeito até o momento mas, também, porque terapeuticamente essa relação de chakras-cores pode criar confusões e ações terapêuticas duvidosas. Por exemplo, quando se diz que o segundo chakra é vermelho ou laranja, não significa que se deva tratar com essa vibração (com filtros avermelhados ou cristais do tipo rubi, granada, cornalina, âmbar...), uma vez que muito freqüentemente acontece que, precisamente essa pessoa, no seu segundo chakra, pode precisar de uma vibração da gama dos azuis, verdes ou violeta para neutralizar um excesso de vermelho ou contrariar radiações daquela gama de freqüências.

É bom considerar os chakras como as "portas" de entrada de determinadas radiações. Isso significa usar radiações coerentes para tratar o corpo e a psique humana. Cada filtro Geocrom é um princípio ativo realizado com base nos padrões primários da geometria sagrada, que compreende formas coerentes, simétricas e harmônicas, elaboradas além disso segundo a proporção áurea; esses filtros geométricos e áureos são coloridos e transparentes, permitindo a passagem da luz e emitindo portanto a radiação cromática específica com as suas propriedades terapêuticas correspondentes.

O que cada filtro geométrico colorido emite é uma fórmula ondulatória que é projetada no interior do corpo e da aura através de um chakra. Essa projeção é obtida por meio de um lampejo de *flash* que o terapeuta emite sobre o filtro, um substrato codificado que se encontra em contato com a pele do paciente no ponto adequado e previamente diagnosticado. Assim, é de suma importância conhecer essas *portas de entrada* de cada filtro codificado, mas também é importante manter os chakras em bom estado, assim como continuar pesquisando sobre eles por diferentes meios, tendo em conta que o sistema de chakras é a via etérica satisfatória e pertinente para a penetração e assimilação dos arquétipos.

13. AS DIFERENTES FORMAS DE DIAGNÓSTICO

Diagnosticar significa *detectar os conflitos* ou as anomalias existentes em um ser vivo, as deficiências orgânicas que estão alterando a sua saúde, mas também em muitas práticas médicas diagnosticar quer dizer *encontrar os remédios* mais adequados para neutralizar esses desequilíbrios. Por outro lado, a OMS (Organização Mundial de Saúde) define a saúde como "o estado ótimo em nível físico, mental e socioeconômico, e não apenas a ausência de doença".

Existem muitos tipos de diagnóstico e de tratamento. O mais utilizado na medicina ortodoxa é a seleção racional de um tratamento mecânico ou de um medicamento, depois de se ter diagnosticado o tipo de anomalia — é uma seleção que se realiza sob a orientação de uma ou várias listas farmacêuticas ou "vade-mécum". Além da razão, da memória ou das listas, outro tipo de diagnóstico, tanto de patologias como de medicamentos, é a *intuição*, muito utilizado também pelos doutores e por outros profissionais como os acupuntores, os homeopatas, os quiropráticos ou naturopatas, os psicólogos e outros praticantes da medicina. Todos os profissionais têm alguns estudos e informações especializadas (incluindo os "alternativos"), daí por que possuem uma visão muito fragmentada, e portanto *parcial,* da realidade psicofisiológica do doente.

A intuição às vezes dá como resultado uma solução terapêutica magnífica para o doente (principalmente se o terapeuta não confundir a sua intuição com o desejo ou com o preconceito); essa percepção *intuitiva* é um passo mais sutil na cadeia evolutiva; ela se inclui em outras esferas mais evoluídas do conhecimento, entre outras coisas porque supera o peso, a lentidão e a limitação da lógica e da memorização (de doenças e medicamentos). Mas desde o alvorecer da humanidade existem outros métodos de diagnóstico, ainda mais sutis, que também podem ter uma grande resolução, como são a *radiestesia*, o *pulso arterial* (do paciente ou do terapeuta) e outros métodos mais recentes como a *cinesiologia*, técnica derivada da quiroprática americana.

Alguns desses métodos, baseados como veremos em um código binário, não são muito bem aceitos pela comunidade científica ortodoxa, e alguns deles apenas estão começando a ser aceitos e utilizados. Mas antes de começar a explicar em que consistem e como podem ser usados para o diagnóstico dos filtros da Geocromoterapia, talvez deveríamos nos lembrar de que o homem é um microcosmo que se encontra inserido dentro de um macrocosmo.

Esses "dois" cosmos ou realidades existenciais baseiam-se certamente nas mesmas leis energéticas, realizam a mesma troca de energia, propagam-se da mesma maneira e circulam sob os mesmos preceitos. Vivemos dentro de um contexto hologrâmico onde *as informações do*

Todo estão por toda a Parte. As informações codificadas do "outro" encontram-se também no nosso interior.

Não há nada realmente independente e desconexo. As radiações do subterrâneo e da atmosfera estão ligadas, comunicam-se e estão relacionadas a cada átomo, cada célula, cada emoção e cada pensamento de ontem, hoje ou amanhã que teve o ser vivo; da mesma maneira que cada um dos nossos atos e decisões afeta a terra, o céu e todo o universo.

Estamos inseridos numa complexa rede de energia, um oceano de ondas interligadas; é como um imenso tecido conjuntivo pelo qual circulam todos os tipos de sinais, radiações que viajam de um lado a outro, comunicando-se incessantemente, como o colágeno do tecido conjuntivo da nossa pele, embora esse colágeno hologrâmico tenha conotações de tipo espacial e dimensões infinitas. Fazemos parte de uma complexa rede de informações, estamos inseridos numa espécie de Internet energética e psíquica que contém as informações completas da criação.

Como pertencemos a esta rede Internet (ou... Cosmonet), podemos acessá-la como usuários e obter as informações que precisamos para o diagnóstico e a transmissão dos códigos precisos para o paciente. Os principais métodos indicados para obter as informações em um diagnóstico de filtros Geocrom (e em muitas outras terapias) são os quatro sistemas mencionados: a radiestesia, o pulso, a cinesiologia e a seleção do subconsciente.

Definir o primeiro não é fácil, mas alguém escreveu que a **radiestesia** *é a sensibilidade que os seres humanos têm às radiações*. Essa sensibilidade é inata em todos nós, usando-a ou não, é uma inteligência inerente ao ser humano, embora também seja certo que essa sensibilidade pode ser aperfeiçoada ou aumentada, quer dizer, ao longo da vida podemos *treinar* a nossa capacidade de resposta a fatores vibratórios diferentes, como treinamos os nossos músculos ou a nossa memória.

Na prática da radiestesia médica (alguns profissionais a definem assim, embora não creio que seja necessário) são usados três tipos de instrumentos: ou um *pêndulo* formado por uma linha ou uma correntinha em cuja extremidade pende um peso regular de qualquer tipo de material; ou duas *varetas* de cobre (ou uma de madeira) em forma de ângulo, ou então um *biotensor* ou vareta metálica flexível com uma espiral na base e uma argola na extremidade. Qualquer um desses três utensílios não é mais que um *objeto filiforme oscilante,* que responde a uma pergunta (geralmente mental) previamente realizada pelo seu usuário.

O que realmente fazem o pêndulo, o biotensor ou as varinhas de vidente *é amplificar as reações neuromusculares,* ampliar o impulso que o sistema nervoso envia aos músculos e tendões, ante um fator externo, ou perante a radiação de um pensamento ou uma intenção. Todo o nosso corpo, não só a pele ou o cérebro, possui milhares de sensores encarregados de descobrir, receber, codificar e enviar os sinais das informações captadas. Cada sensor pode captar sinais de temperatura, umidade, alterações do campo magnético terrestre, ou do campo elétrico cósmico, quantidade de oxigênio, índices de toxicidade, ionização do ar, mas cada célula sensora também capta os códigos e os sinais emitidos pelos pensamentos ou sentimentos dos seres vivos, ondas alfa, beta, theta, delta, por intenções, bondade, indulgência, crítica, medos, juízo, tentativas, propósitos, manipulações, ingenuidade, raiva, amorosidade etc., como também os elementos ou as substâncias que nos beneficiam ou que nos desequilibram.

Se disséssemos que a radiestesia é *a captação de informações através dos nossos sensores naturais,* na realidade estaríamos dizendo que, ao perguntar a um pêndulo, estamos perguntando a nós mesmos. A resposta radiestésica é enviada a uma parte do nosso ser que não é racional nem dedutiva. Se pudéssemos conhecer a resposta a estas perguntas, se pudéssemos respondê-las racionalmente, já não seria necessário um pêndulo ou qualquer objeto filiforme que amplie sinais neurológicos. Talvez a *radiestesia tenha nascido da necessidade de responder ao incontestável.*

Este método usa portanto um objeto filiforme oscilante que, ao ser manipulado com os dedos, aumenta um sinal neurológico que vai do cérebro à ponta dos dedos, sinal que faz oscilar a barra ou a corrente, e que foi ativado por uma pergunta concreta de quem faz o teste; a isso chamamos de *resposta radiestésica.* A questão é saber usar as habilidades extra-sensoriais que todos possuímos, começar a usar algo mais que os 10% ou 12% da nossa massa encefálica. O motivo pelo qual devemos aprender a usar outras faculdades cognitivas (que chamamos de clarividência, telepatia, intuição, certeza etc.) é que nós, os seres humanos, precisamos obter certos dados para evoluir e avançar no caminho do crescimento, e esses dados no momento infelizmente não são oferecidos pela tecnologia desenvolvida na Terra.

Uma característica importante dessa antiga prática cognitiva, a radiestesia, é que a resposta *só pode ser binária,* o que também pode ser considerado como uma limitação. O importante é entender que, na oscilação do pêndulo, do biotensor ou das varetas, são viáveis apenas *dois tipos de resposta.* O objeto filiforme ou oscila ou não oscila. É dada apenas uma *resposta positiva* e uma não-resposta; na realidade, esta última não é uma resposta negativa, mas uma *ausência de sinal.*

O funcionamento do método radiestésico vem de outros planos de manifestação do ser, planos intimamente relacionados com a natureza, o Cosmos como um todo e possivelmente com o código de DNA de qualquer ser vivo. Todas as respostas encontram-se no nosso cérebro e no nosso corpo bioelétrico pelo efeito hologrâmico. O pêndulo é só um mediador, um amplificador. Ele faz o papel de "tela" do nosso computador interno; traduz em palavras e signos as informações contidas no nosso disco rígido e no nosso software.

Toda a nossa pessoa é como um enorme sensor, produto de milhões de sensores, que captam e codificam as informações do Todo Hologrâmico. Mediante uma pequena reação mental, nervosa e muscular, é ativado um movimento oscilatório do objeto sustentado pelas nossas mãos e que, conforme seja uma oscilação circular ou retilínea, dá o sinal de resposta à pergunta previamente formulada pela nossa personalidade.

Na realidade, a prática radiestésica parece muito simples: basta pôr entre dois dedos uma linha com uma pedra na ponta, relaxar o braço e perguntar algo; a linha começará a oscilar e nos dará um sinal binário, positivo ou negativo, e então o interpretaremos. No entanto, não é assim tão simples; o que pude comprovar uma infinidade de vezes. Da mesma forma que a nossa mente racional interfere muito freqüentemente na resposta do pêndulo, também existe a interferência do nosso conjunto de desejos: as nossas emoções e sentimentos, as rejeições, as euforias, as invejas, os medos, o orgulho, a insegurança... O fato de *deslocar* o nosso conjunto de desejos para usar um pêndulo ou algo semelhante certamente não é fácil e requer prática, vontade, disciplina e, sobretudo, conseguir ser neutro e imparcial.

Por exemplo, quando alguém está muito comprometido sentimentalmente com a pergunta feita, talvez porque se refira a alguém ou algo *querido,* não é nem um pouco conveniente usar a radiestesia; isso muitas vezes acontece quando perguntamos sobre nós mesmos, ou sobre uma pessoa amada; por isso também não é aconselhável fazer um autodiagnóstico; nunca somos suficientemente imparciais. A resposta não é muito confiável uma vez que, queiramos ou não, os sentimentos intervêm, assim como os códigos culturais, as emoções, os preconceitos, os complexos, as fixações, as informações etc.

A única maneira pela qual a radiestesia proporciona um resultado confiável é depois de ter sido realizada uma longa meditação silenciosa, de ter atingido a paz mental e um significativo silêncio discursivo. Os métodos derivados da ciência mântrica, como a fórmula de ligação ou conexão e os seus mantras, afirmações ou decretos (mostrados previamente), são de eficácia suprema e realmente aquelas palavras e conteúdos são partículas sonoras sábias criadas por grandes mestres e *bodishatvas* da História. Depois de ter-nos unido à nossa essência primordial, depois de realmente nos identificarmos com o nosso Ser Superior, de natureza eterna, depois de conseguirmos prescindir dos múltiplos autoenganos e paradoxos do ego, então é chegado o momento de acionar realmente a nossa *inteligência inata e sensível* e portanto a nossa capacidade de responder a muitas das perguntas incontestáveis.

Da mesma forma que um pêndulo reage a uma resposta neuromuscular do corpo, a **cinesiologia** também se baseia em uma resposta muscular complexa do corpo inteiro, quer dizer, são acionadas, por meio de impulsos nervosos, verdadeiras cadeias musculares que oferecem uma resposta às perguntas formuladas. A cinesiologia é uma ciência complexa que requer muito tempo e muita prática sob a supervisão de um instrutor profissional; no entanto, darei algumas pinceladas sobre o assunto e alguns exemplos das suas variedades, apenas para sugerir que no diagnóstico da Geocromoterapia também possa ser usado esse método de exame para descobrir realmente de que filtros o paciente necessita e pelos quais será beneficiado, muito embora eu recomende ao terapeuta uma formação especializada.

Sabendo usar bem a técnica cinesiológica, veremos que o corpo responde a qualquer coisa que o afete ou que lhe cause interferências, dando uma resposta de "queixa" ou de "rejeição" àquilo que não quer, da mesma maneira que responde positivamente às coisas que o beneficiam, sejam remédios, alimentos, filtros ou qualquer outro substrato que venha a fazer parte da sua vida ou do seu corpo. Por exemplo, se uma pessoa está em um determinado lugar (seja a casa dela, ou em uma cama ou em qualquer outro lugar), com a própria resposta muscular cinesiológica dela poderemos saber se o lugar em questão é uma zona patogênica ou alteradora da sua saúde, ou pelo contrário se é um lugar positivo.

Basta pedir à pessoa que estenda o braço lateralmente até a altura do ombro; uma vez feito isso, o terapeuta pressiona o braço estendido para baixo. Se a "resistência muscular" da pessoa for boa (quer dizer, se o braço tolerar a pressão do terapeuta e não se abater), significa que o lugar não tem uma geopatia que altere a pessoa, que o lugar em si não é *nenhum elemento patogênico* para ela, mas algo benéfico. Do contrário, se o braço não oferecer resistência e perder força sob a pressão do terapeuta, isso significa que o lugar é patológico, que rouba ou altera a energia vital da pessoa. Se esse teste simples ou exame cinesiológico for feito em diferentes pontos da casa, serão provados quais são os lugares positivos ou negativos para a saúde da pessoa.

A prática cinesiológica também é realizada (e com mais freqüência) com o paciente deitado sobre um colchonete. A dinâmica de trabalho é esticar para trás os dois braços da pessoa para fazer um teste, com o que a resposta muscular ativa uma grande cadeia muscular de quase todo o corpo. À medida que vão sendo feitas perguntas sobre medicamentos, filtros, vitaminas etc., os seus dois braços são alongados de modos diferentes, as suas mãos e os seus dedos mostrando posições simétricas ou assimétricas, respostas que para o cinesiólogo representam um código binário. Quer dizer, há um sinal ou não; o comprimento dos músculos muda ou não muda, os dois braços apresentam simetria ou assimetria. O local onde são colocados o filtro ou o medicamento normalmente é sobre o ventre, à altura do umbigo, do hara ou do ponto 6 do meridiano do Vaso da Concepção; às vezes, no plexo solar. Uma vez colocado o "testemunho" sobre o que se deseja perguntar, as cadeias musculares do corpo e os braços respondem positiva ou negativamente à ação benéfica ou alteradora desse filtro.

Da mesma maneira, pode-se fazer um teste cinesiológico em si mesmo por meio das próprias mãos, que dão igualmente uma resposta binária. Unindo o dedo polegar com o dedo mínimo da mão esquerda e fazendo penetrar neste circuito fechado o dedo polegar e indicador da mão direita, se faz uma pergunta clara e concisa (sobre um filtro Geocrom, um medicamento etc.). Então os dedos da mão direita têm de exercer uma pressão para fora, dentro dos dedos fechados da mão esquerda, como se eles quisessem abrir o circuito fechado da outra mão. Também com este método há uma resposta muscular de "resistência" ou de "fraqueza", indicando uma resposta positiva ou negativa à pergunta realizada; os dedos polegar e mínimo da mão esquerda abrem-se facilmente (são debilitadas a musculatura e a vitalidade) ou agüentam a pressão e resistem vitalmente (o que representa uma resposta positiva e favorável sobre o medicamento em questão).

Realmente, essa técnica complexa requer uma extensa formação e um treinamento, principalmente exercer exatamente a mesma pressão (nas diferentes perguntas do teste) com o propósito de não enganar a si mesmo e realizar um exame justo e imparcial; não sem antes ter aprendido a fazer as perguntas de um modo conciso com as únicas duas possibilidades de resposta, além de naturalmente ter feito o exercício de expansão da consciência e de união com a Essência pessoal, de forma que os pensamentos, preconceitos ou condicionamentos do terapeuta não influam na resposta do paciente.

Outra forma de diagnóstico e de obtenção de informações é o uso do próprio **pulso arterial** do ser humano; é preciso dizer que o pulso é muito sensível aos campos eletromagnéticos. O corpo do homem é um condensador eletrolítico potente e, como todo condensador, permite a circulação da eletricidade, ao mesmo tempo que a conduz e a armazena. A eletricidade do ser humano apresenta grandes variações de velocidade ou de freqüência, um dado importante para entender os sinais do pulso. Todo o processo eletrolítico vai e volta; o funcionamento elétrico do organismo está em movimento constante, como qualquer circuito elétrico.

Quando as pessoas se relacionam, pela proximidade geográfica ou pela força do pensamento, encontram-se em uma influência elétrica mútua. Na realidade, no nosso mundo material e mecânico, não existem reações puramente químicas, mas unicamente acontecem reações eletroquímicas. Todos os campos eletromagnéticos sempre interagem entre si, seja o de duas partículas simples, seja o campo de força de dois seres humanos. Cada átomo e cada molécula gera ao seu redor um enorme campo eletromagnético que interfere e atua no campo de outra entidade, em razão do fenômeno da ressonância entre freqüências.

Os tecidos contráteis do corpo (artérias e veias) são os mais sensíveis às variações de freqüência, por causa da grande elasticidade do tecido arterial. Por isso, o método de usar o pulso, seja o próprio ou de outras pessoas, é uma forma muito confiável de observar as variações ou alterações freqüenciais geradas no nosso próprio corpo ou no dos pacientes. Há muitos séculos, na China, são usados os doze pulsos radiais, situados todos no punho, como um método seguro e confiável de diagnóstico. Embora cada um dos doze pulsos de acupuntura apresente características e suscite interpretações diferentes em relação ao órgão e ao meridiano alterado, no fundo o sinal é sempre o mesmo: a linguagem binária, um código de resposta para a pergunta formulada por uma pessoa, mesmo que a pergunta seja só mental e não verbalizada.

É certo que o fluido sangüíneo sempre tem uma pulsação regular e natural; porém, a resposta positiva para uma pergunta sempre será uma alteração do pulso normal. Insisto em que devemos compreender bem o conceito de "resposta binária", porque na realidade existe uma única resposta: a positiva. Quando o nosso pulso, diante de uma pergunta feita, mostra-se regular e não se altera, significa que não há resposta, que o que foi perguntado é indiferente, que nem a pergunta nem o assunto não fazem diferença; e traduzimos isso como um "não", uma resposta negativa ao que queremos saber.

Só se trataria de um "sim" quando o pulso dá um sinal, quer dizer, quando ele se altera perante uma pergunta, o que se pode perceber como uma *expansão* do pulso, um *salto*, uma *aceleração* repentina ou até mesmo uma ausência de pulso por um instante; essa é uma resposta afirmativa. Definitivamente, qualquer variação no pulso arterial é uma resposta positiva e a ausência de variação é uma resposta negativa.

Podem ser tomados diferentes pulsos no corpo. Se se toma o pulso do paciente como um meio de diagnóstico, é aconselhável sentir o pulso na saboneteira no dorso da mão, entre o dedo polegar e o indicador, quer dizer, o ponto 4 do meridiano do intestino grosso. Se é o próprio terapeuta quem diagnostica com o pulso, os pontos mais empregados são o pulso radial do punho, ou o pulso que se sente sobre a junção do pavilhão da orelha, tocando a face, ou alguma artéria pequena da testa ou simplesmente a pulsação da artéria aorta no pescoço (muito clara e forte, às vezes até demais).

Pode-se usar o código binário em resposta à pulsação para testar deficiências ou anomalias nos órgãos ou sistemas, para saber tais alterações ou disfunções, assim como para checar diferentes remédios, filtros, essências, medicamentos, ou para detectar alterações geobiológicas e outras perguntas referentes à saúde ou à qualidade de vida. Essa técnica de obter informações pelo pulso hoje em dia está muito difundida em diferentes campos das medicinas holística, evolutiva e de profilaxia, assim como o método do Equilíbrio Polar Eletromagnético, da Energética Hologrâmica e da própria Geocromoterapia, entre muitos outros.

Com relação à forma de perguntar, tanto na radiestesia como na cinesiologia ou no pulso arterial, é preciso considerar os seguintes conselhos:

1) Qualquer pergunta, seja mental ou falada, deve sempre ser formulada em sentido positivo, porque "a negação" produz uma rejeição no subconsciente.
2) As palavras usadas devem ter um significado claro e constante; não se deve usar palavras com múltiplos significados e interpretações.
3) Usar o menor número de palavras e simplificar a frase até obter uma pergunta muito concisa. Se a mente de quem pergunta é treinada e instruída para isso, podem ser usadas imagens em substituição às palavras.
4) Não usar qualquer método binário de resposta quando o terapeuta tiver desconfiança, medo ou insegurança em relação a esses métodos de diagnóstico.
5) Não tomar o pulso de olhos fechados, uma vez que, na ausência de luz, produz-se um reflexo no hipotálamo que põe a pessoa em vagotonia (o sistema nervoso parassimpático entra em ação) e esse estado produz uma tendência ao sonho e ao isolamento; o que impediria a resposta correta.
6) Embora a tomada do pulso ou a cinesiologia possam parecer métodos mais científicos do que a radiestesia, recomenda-se igualmente que o terapeuta consiga um estado de expansão da sua Consciência antes de perguntar sobre a saúde dos seus pacientes, seja com a prática meditativa, seja o protocolo mântrico ensinado aqui ou a "fórmula de ligação" com a sua essência, para que não haja interferências dos múltiplos códigos adquiridos ou de qualquer manifestação da personalidade impermanente do terapeuta.

Existe uma alternativa menos ortodoxa de diagnóstico, por meio da seleção dos arquétipos por **via inconsciente**. Isso é interessante porque quem faz o diagnóstico é o próprio paciente, e quem seleciona o arquétipo geométrico e terapêutico, sem vê-lo, é o próprio subconsciente dele. Trata-se do antigo método de escolha das cartas do tarô, das letras rúnicas, do *I Ching*, dos anjos etc. Dispostas de face para baixo, as *62 cartas da Geocromoterapia* (confeccionadas pelo Instituto com essa finalidade de diagnóstico) dão a fórmula adequada de filtros que depois serão aplicados aos chakras do paciente. Na realidade, mesmo que os filtros de gelatina fotossensíveis não sejam usados logo de imediato, essas cartas, selecionadas pelo próprio interessado, poderão ajudar o terapeuta a fazer uma leitura do estado atual da pessoa e fornecer alguns conselhos a respeito. Acontece que muitas pessoas e clientes preferem que o teste energético seja feito por eles mesmos e não pelo terapeuta; acredita-se que seja o próprio subconsciente ou a alma da pessoa que seleciona esses polígonos geométricos coloridos, seja qual for o seu uso.

Além de tudo o que foi dito sobre esses meios de diagnóstico, sobre algumas técnicas que por enquanto são alternativas em relação aos métodos ortodoxos, é óbvio que para diagnosticar um filtro também podemos usar, pura e simplesmente, a nossa mente. Na verdade, depois de anos tratando muitos pacientes com a Geocromoterapia, às vezes só de ver uma pessoa já vem à nossa mente algum filtro e, subconscientemente, pensamos algo assim, por exemplo: "Como lhe cairia bem o Círculo Rosa!!" Não podemos ignorar a forma de observação racional nem a memória; são realidades inquestionáveis e também muito úteis sem dúvida. Depois de pouco tempo trabalhando com o Sistema Geocrom é fácil memorizar as funções de cada um dos 62 filtros.

No entanto, o diagnóstico racional *não é muito aconselhável* por diversas razões. A primeira é que o princípio holográmico é uma realidade aparente e experimentada por muitas pessoas (médicos, místicos entre outros) ao longo da História, além de existirem as teorias científicas sobre o holograma; então, começar a usar a rede de informações universal faz parte do nosso tempo e da nossa evolução. A segunda é que usar certas habilidades cognitivas que nos conectam a essa rede, e estar a todo momento consciente dela, é uma das características do projeto MASH (a Medicina Harmónica del Ser Humano, que veremos mais adiante).

Para chegar a pôr em prática de maneira integral esse novo sistema medicinal, primeiro devemos conhecer a fundo a nossa anatomia sutil e o nosso grande potencial cognitivo ainda não explorado. Adquirido esse conhecimento, o interessado pode começar a praticar com esses outros dons e formas de contato em todos os planos que se manifestam no ser humano, e não só com os sintomas que o corpo oferece, o plano existencial mais denso, a terceira dimensão. De qualquer maneira, digo que às vezes é completamente legítimo perguntar ao pulso se lhe é adequado ou não esse ou aquele filtro (um filtro que a sua própria lógica e o seu conhecimento sugerem de acordo com os sintomas). Realmente, recomendo isso porque não custa nada ratificar a sua dedução lógica com o seu pulso, um pêndulo ou o seu inconsciente.

A terceira razão é que, muito freqüentemente, na prática clínica com a Geocromoterapia, descobrimos que os filtros atuam de um modo incomum, surpreendente, e até mesmo às vezes nada lógico. Por exemplo, no caso de uma simples dor de cabeça, pode ser que a forma certa para tratá-la seja projetando no paciente um filtro de limpeza de fígado (Hexágono Verde), outro filtro para neutralizar o medo e a insegurança (Triângulo Vermelho) e outro para limpar os chakras, estimular os meridianos e neutralizar campos eletromagnéticos (Decágono Turquesa). Quer dizer, pode ser que não seja nada conveniente usar o Decágono Verde, que seria logicamente o filtro próprio para a *cefaléia*. Usar este filtro quando alguém mostra uma dor de cabeça persistente seria agir racionalmente sob as indicações de um vade-mécum, como quem dá uma aspirina — neste caso seria um vade-mécum de Geocromoterapia, uma vez que as instruções dadas para cada filtro não deixam de ser uma lista para poder escolher o filtro indicado e medicar, de acordo com os sintomas que a pessoa em tratamento apresenta.

Não podemos esquecer que a realidade do nosso ser é a Unidade; que não existe separação entre o material e o imaterial. Existe apenas uma constante inter-relação entre a vida física (finita) e a vida espiritual (infinita). Não se pode conseguir o estado de equilíbrio chamado *saúde* apenas observando o homem segundo a óptica reduzida da razão, como demonstram os trezentos anos de História desde o mecanicismo de Descartes até hoje.

14. AS FUNÇÕES TERAPÊUTICAS DOS FILTROS

Cada filtro Geocrom é um *arquétipo harmônico de correção energética.* Neste capítulo, os arquétipos são apresentados, um a um, de acordo com a sua utilidade e a sua função, em conformidade com as instruções recebidas em 1994 e nos anos subseqüentes. Incluí as instruções terapêuticas específicas para o tratamento do ambiente em um capítulo posterior pois, por um lado, recebi-as separadas (os filtros da medicina do ambiente foram os primeiros a aparecer) e, por outro lado, considerei que era muito mais pedagógico estruturar este manual de ensino nessa ordem. Não obstante, não se deve esquecer que um polígono concreto de uma cor específica, um mesmo filtro, tem sempre uma ampla gama de possibilidades terapêuticas, os mesmos efeitos ou uma linha comum, mas que podem abarcar ou ser aplicados especificamente tanto ao âmbito da psicologia, como no campo puramente orgânico, como também no terreno da arte e no próprio ambiente.

No começo de cada texto apresenta-se o potencial vibratório, como também a relação astrológica de cada arquétipo, sendo *associada cada forma geométrica* ou padrão, com um *planeta,* e *cada cor* a um *signo* do círculo zodiacal, material e informações em vias de pesquisa, que comentarei em um capítulo da Quinta Parte.

Como o Sistema Geocrom contém dois tipos de imagens muito diferentes, faço uma pequena classificação: de um lado, os *polígonos simples* da geometria euclidiana, com um padrão bidimensional, e de outro as *imagens compostas* e complexas, com diversas formas e tons.

OS 55 FILTROS POLIGONAIS

TRIÂNGULO BRANCO

(Júpiter em Câncer) — Potencial vibratório: 25,70

É um arquétipo para facilitar a integração à nova era. Este filtro vibra em sintonia conjunta com os três mestres dirigentes de era aquariana: Saint-Germain, Jesus e Morya; ou seja, com a sétima, sexta e primeira esfera de consciência, também chamadas de raios cósmicos: o raio violeta (Saint-Germain), o raio rubi (Jesus) e o raio azul (Morya).

Este filtro proporciona fluidez no caminho e conduz a realizar os processos necessários para a mudança. O poder de transformação e de mudança do *Mestre Saint-Germain*, como também do amor e da purificação do *Mestre Jesus*, junto com o poder da vontade e a força do *Mestre Morya*, fazem deste triângulo branco um filtro potente de "passagem", um **escudo protetor**, uma **ponte facilitadora** para a próxima fase evolutiva do ser humano.

As três forças simultâneas desta triangulação energética constituem um "**anel**", dentro do qual é aconselhável visualizar-se (um exercício para efetuar em determinadas ocasiões); trata-se de entrar em uma vibração branca e etérea na qual, em cada ângulo, força ou tensão energética, situa-se cada um desses mestres, emitindo à pessoa ou paciente o seu poder específico. Ao nos colocarmos em pé no centro do triângulo, no vértice da frente visualizaremos Saint-Germain (que nos dará a direção exata para a mudança e para a evolução); no vértice da nossa esquerda, atrás de nós, teremos Jesus (que nos infundirá a paz, a serenidade e o amor necessários para a nossa cura e evolução) e atrás, à nossa direita, teremos Morya, que nos proporciona o valor, a força de vontade ou do propósito, infundindo-nos a máxima proteção para o caminho. É um yantra que tem o papel de **grande benfeitor** e **facilitador**.

Do ponto de vista prático, este arquétipo nos dá o poder de agir agora como faríamos no futuro. Por outro lado nos estimula a **fé**, a **confiança** e o **otimismo**.

TRIÂNGULO AMARELO

(Júpiter em Leão) — Potencial vibratório: 18,25

Este arquétipo amarelo representa para o ser humano um filtro de **generosidade** e de **desapego**. Ele tem o grande poder da **liberdade**. Ensina a dar e a se desprender (de pessoas, de objetos, de sentimentos), liberando-nos de opressões e vínculos. É adequado para as pessoas possessivas e ainda não liberadas. Ao mesmo tempo, o triângulo amarelo nos ensina a saber receber ajuda dos outros, pois dar e receber são a mesma energia em sentidos diferentes, como o amor e o ódio.

Este arquétipo é muito útil para ajudar *doentes em fase terminal;* o filtro pode ser usado para aprender ou para ajudar a morrer e se desvincular da matéria e dos sentimentos. É bom para pessoas muito possessivas e para promover o desapego e o desprendimento.

* TEM APLICAÇÕES NA MEDICINA DO AMBIENTE, ver a Quarta Parte.

TRIÂNGULO LARANJA

(Júpiter em Gêmeos) — Potencial vibratório: 14,80

Esta reprodução é necessária em caso de um *estado de depressão*, seja causa conhecida ou não, e nos estados de *tristeza* profunda. É útil quando o ser humano entra em um processo de apatia ou de indiferença em relação à vida.

O código introduzido pelo Triângulo Laranja é o da energia da **ação**. Através deste, dinamização do ser, proporciona **alegria**, **ânimo**, **cordialidade**, **otimismo** e **motivação** para viver o caminho do aprendizado e do autoconhecimento.

TRIÂNGULO VERMELHO

(Júpiter em Áries) — Potencial vibratório: 16,25

É o arquétipo de valor, em relação à idade adulta. Deve ser usado em caso de insegurança, desconfiança, temor, medo ou terror. É um filtro que proporciona uma enorme **segurança e confiança**, grande capacidade de **enfrentamento** e de resolução dos conflitos, **valor**, **decisão** e também poder de **concretização** e **execução**. Está em relação direta com as circunstâncias e medos da idade adulta, embora possa ser usado em casos específicos em adolescentes e crianças.

TRIÂNGULO ROSA

(Júpiter em Touro) — Potencial vibratório: 20,03

Este é um código anticolérico. Neutraliza e suaviza qualquer estado de ódio, aborrecimento, raiva, fúria, intolerância, seja passageiro ou crônico. Estimula e promove o sentimento de **amor**, **compreensão e doçura**, dando **sossego e paz** à pessoa. Suaviza a irritação, a dureza ou a inflexibilidade e ensina a desfrutar o estado de amor, optimizando a serenidade e a expansão da alma. É um bom **equilibrador emocional** de primeiros socorros. Como este filtro tem funções extremamente semelhantes às do Hexágono Rosa, às vezes será preciso usar primeiro o

Triângulo Rosa antes de estimular fortemente o quarto chakra com o Hexágono Rosa.

TRIÂNGULO VERDE

(Júpiter em Virgem) — Potencial vibratório: 16,45

É um filtro de tratamento geral de órgãos, vísceras e sistemas, mas no nível genético. Tem relação com a **herança familiar**. O arquétipo triangular verde-claro muda as informações da **memória celular** e dá novas informações ao DNA de cada célula. Deve ser usado quando se registrar um comportamento orgânico patológico reiterativo, em doenças hereditárias e predisposições genéticas. Relaciona-se especialmente com o meridiano do Baço e com o elemento madeira, portanto com a energia da **evolução**, da expansão e do crescimento.

Deve-se levar em conta que a memória celular e as informações cromossômicas provêm das vivências experimentadas e acumuladas pelo nosso ser de luz durante séculos, ao longo de todas as nossas existências. Portanto, o Triângulo Verde também incide sobre a nossa herança cósmica, a nossa essência e o nosso campo psicoemocional e espiritual, proporcionando o seu tratamento.

Trabalha também com as hierarquias, com os aspectos da autoridade, dominação, domínio sobre os demais ou memórias de ser dominado por superiores.

TRIÂNGULO TURQUESA

(Júpiter em Escorpião) — Potencial vibratório: 17,89

Este filtro geocromático atua basicamente sobre os **tecidos conectivos**, nos diferentes planos. Para o corpo humano ou para qualquer ser vivo, o Triângulo Turquesa é um **grande cicatrizante de células** danificadas e de tecidos alterados, gerando também um grande **rejuvenescimento** e uma regeneração celular. Ao mesmo tempo, pode ser um tratamento muito bom contra o envelhecimento precoce do ser humano (cujo diagnóstico na acupuntura seja Vazio do Jing dos Rins). Ele recupera os tecidos desgastados ou maltratados. Quando existem certos **traumas** importantes (acidentes, cirurgias), também pode ser usado, em combinação com esse filtro, o Triângulo Verde (que atua melhor depois de usado o Triângulo Turquesa).

Uma função muito interessante do Triângulo Turquesa no plano elétrico e no astral é o de cicatrizar as "dores da alma" e os traumas etéricos, uma vez que o arquétipo em si tem a propriedade de **fechar os orifícios da aura** e os **pontos de fuga energética** desse campo. É um filtro que pode ser usado como tratamento local, em qualquer parte do corpo, uma vez que as informações entrarão pelos pontos de acupuntura locais (em vez de entrar pelos grandes chakras) e chegarão ao destino correspondente.

Atua sobre as células mães e sobre a proteína do colágeno.

* TEM APLICAÇÕES NA MEDICINA DO AMBIENTE, ver Quarta Parte.

TRIÂNGULO AZUL

(Júpiter em Sagitário) — Potencial vibratório: 16,70

Este código atua sobre a glândula **hipófise** e sobre todo o **sistema endócrino**. O Triângulo Azul trabalha, por um lado, ordenando e equilibrando o funcionamento de todas as glândulas e a segregação correta dos hormônios correspondentes.

Por outro lado, do ponto de vista das áreas cerebrais e do comportamento intelectual da pessoa, o Triângulo Azul fortalece e estimula a capacidade de **memorização**, de **síntese**, de **reflexão** e de **concentração**. É muito interessante para tratar qualquer estado de dispersão, de baixo rendimento escolar, de retardamento ou hipofuncionamento cerebral. Pode ser experimentado durante os primeiros sintomas de demência senil e na doença de Alzheimer, como também em retardamentos e na síndrome de Down.

De um ponto de vista muito mais espiritual, o Triângulo Azul-índigo simboliza o Anjo da Guarda, uma força que proporciona clareza, enfoque e certeza sobre o caminho a seguir, dando uma grande lucidez para não se equivocar no processo de aprendizagem. Esta força de guia trabalha com o corpo mental superior e nos liga à clareza do nosso verdadeiro espírito. É um dos grandes filtros protetores da Geocromoterapia.

* TEM APLICAÇÕES NA MEDICINA DO AMBIENTE, ver Quarta Parte.

TRIÂNGULO VIOLETA

(Júpiter em Capricórnio) — Potencial vibratório: 15,30

Este arquétipo regula todo **sistema nervoso central**, cada um dos plexos nervosos e equilibra o desempenho dos neurotransmissores ou as células portadoras de informações do sistema nervoso. Em muitos casos será um bom **relaxante** e um grande **tranqüilizante**. Por outro lado, este filtro fortalece e favorece as funções da glândula timo, próxima do coração, cuja conhecida função é a de manter o crescimento celular e também a defesa do corpo, embora psicologicamente tenha muitas outras funções.

Na realidade, o Triângulo Violeta **equilibra o funcionamento do cérebro em relação à glândula timo**, ou seja, regula e coordena o campo mental relativo ao emocional. Uma das missões mais importantes do centro do timo (cujo chakra mais próximo é o quarto) é a de despertar e expandir o estado cognitivo do amor. Assim, este filtro Geocrom especial pode transformar os estados de indiferença ou desprezo em relação a nós mesmos ou aos demais. É um dos bons tratamentos para os casos de falta de amor-próprio e para fortalecer a **capacidade de amar** com serenidade.

QUADRADO LARANJA

(Urano em Gêmeos) — Potencial vibratório: 17,00

É o arquétipo que fomenta a **abundância de meios** e a riqueza de oportunidades **procedentes do exterior**, agilizando as situações de trabalho estagnadas; o Quadrado Laranja abre ou restaura as pontes de relacionamento satisfatório com os outros e ativa o **futuro** fluido. Também pode fechar as portas que não conduzam à expansão da pessoa que use este arquétipo ou que não facilitem a sua relação com a abundância e a facilidade. O filtro em si não trabalha tanto com as *memórias de escassez* (como o faz o Decágono Amarelo) ou de *não merecer* a prosperidade, mas antes mobiliza as oportunidades do exterior e trabalha com o tempo futuro. É uma semente com grande poder germinativo e de desenvolvimento.

* TEM APLICAÇÕES NA MEDICINA DO AMBIENTE, ver Quarta Parte.

QUADRADO ROSA

(Urano em Touro) — Potencial vibratório: 15,70

Este arquétipo quadrado está relacionado com o **passado** e com a **terra**. Permite-nos recordar facilmente, repassar as experiências, reviver, fazer deduções, **compreender o caminho seguido e recapitular**. Mas não só atua sobre as recordações da própria vida como também é muito adequado para realizar regressões a outras existências ou vivências. O propósito em todos os casos é o de esclarecer o sentido da nossa existência e integrar todo o aprendizado, seja ele antigo ou recente.

É muito interessante usar o Quadrado Rosa quando um ser humano esteja vivendo uma encarnação de síntese. Em um futuro não muito distante, este filtro será de grande ajuda e utilidade (isto foi escrito em outubro de 1994).

QUADRADO AZUL

(Urano em Sagitário) — Potencial vibratório: 17,04

Este filtro é um bom implante para superar uma fase excessivamente egóica e o envaidecimento da personalidade de um ser humano. Ele trabalha quase exclusivamente com a personalidade. É um arquétipo de ajuda para o processo de **desidentificação com o ego primário**, ou Eu biológico, também para não se identificar com o **ego intermediário**, ou Eu mental, tudo isso com o propósito de começar a se identificar com o **Eu superior** e transpessoal, ou com o nível superior de Consciência que toda pessoa possui.

É muito interessante aplicar este filtro na maioria das doenças mentais mais comuns em psiquiatria, ou simplesmente quando as pessoas estão passando por uma fase que poderíamos denominar "cheias de si mesmas". Em um problema psiquiátrico ou fase, é interessante combiná-lo com o filtro Heptágono Verde.

QUADRADO VIOLETA

(Urano em Capricórnio) — Potencial vibratório: 21,02

Este é um arquétipo especial que trabalha com códigos e padrões de **morte**, da mudança e do sofrimento. Pode ser muito útil para tratar tumores, tecidos malformados ou mortos; também para aplicar até mesmo localmente em miomas, gangrena, massas orgânicas em mau estado etc. O Quadrado Violeta neutraliza a carga excessiva que também pode haver na carne dos animais que usamos na alimentação, seja pelo próprio tecido sem vida e sem energia evolutiva, seja pelo sofrimento do animal ao ser abatido, código que permanece impregnado na sua carne. Também pode neutralizar os códigos de morte durante os **períodos de perda** e funerais.

* TEM APLICAÇÕES NA MEDICINA DO AMBIENTE, ver Quarta Parte.

PENTÁGONO AMARELO

(Mercúrio em Leão) — Potencial vibratório: 21,95

É o filtro da **clareza**, da **ordem** e da **eficiência**. A forma pentagonal juntamente com a vibração amarela gera um dos códigos ou filtros mais etiológicos que existem, porque incide e ilumina a "causa real ou original" de qualquer anomalia. Ao ocasionar uma grande **sabedoria**, este filtro facilita a localização do conflito psicossomático em qualquer doença; é especialmente útil em patologias profundas, como os processos cancerosos e as doenças degenerativas ou crônicas.

Psicologicamente, o Pentágono Amarelo proporciona uma grande **estimulação intelectual** e ao mesmo tempo **intuitiva**, dando muita lucidez em cada caso, muita **ordem** e eficiência mental, e também uma grande **diligência** no trabalho ou em qualquer atividade da nossa vida.

PENTÁGONO ROSA

(Mercúrio em Touro) — Potencial vibratório: 22,04

Este arquétipo é um dos grandes protetores energéticos do Sistema Geocrom. Ele trabalha, em especial, dando **calma**, **serenidade e paz interior**. Ao produzir essa energia de relaxamento e de tranqüilidade, o Pentágono Rosa fortalece de um modo importante o nosso **sistema imunológico**, sendo essa uma das principais funções terapêuticas do filtro.

Ao estimular o eixo central de energia ou alinhamento do ser humano, ao mesmo tempo que favorece o sistema imunológico, este filtro é muito interessante para ser usado em casos de doenças auto-imunes e de auto-agressão, como a AIDS e outras.

É muito útil como um remédio para combater os estados de ***stress*** e é especialmente indicado como **antichoque**, para antes ou depois de qualquer circunstância inesperada. Ele tem algumas funções semelhantes à do "Rescue Remedy" dos Florais de Bach. Este arquétipo rosa de cinco ângulos favores a lógica, a inteligência construtiva e a solidez dos planejamentos.

* TEM APLICAÇÕES NA MEDICINA DO AMBIENTE, ver Quarta Parte.

PENTÁGONO VERDE-AZULADO

(Mercúrio em Libra) — Potencial vibratório: 15,10

Este arquétipo leva o ser humano a uma grande valorização de si mesmo e a um reforço do sistema de **autocura**. É o filtro da **autovalorização** psíquica e biológica, despertando na pessoa uma grande **autoafirmação** e uma boa capacidade de autocura física e psicológica.

É um código para aprender a valorizar os próprios **dons, capacidades e faculdades inatas** em diversos campos. É um filtro muito útil para superar os complexos, especialmente o de inferioridade, mas com humildade e simplicidade, sem cair na vaidade. É um bom remédio para as pessoas que precisam ser continuamente valorizadas pelos outros. Este filtro é como a ante-sala do Anagrama de Poder, mas muito mais exeqüível para a maioria dos problemas de mau uso do próprio poder pessoal e espiritual. Em uma segunda fase pode ser usado o Anagrama.

PENTÁGONO AZUL

(Mercúrio em Sagitário) — Potencial vibratório: 18,95

Este é outro arquétipo para evoluir a personalidade do ser, uma vez que ele trabalha com o **excesso de identificação com os três veículos** inferiores ou envoltórios da personalidade. Neutraliza e decodifica as atitudes de narcisismo, de egocentrismo e de egoísmo que alguém possa sentir em alguma fase da vida.

O arquétipo atua de forma que você pode conhecer **o valor exato de cada corpo ou veículo** (mental, emocional e físico-etérico) e a sua verdadeira utilidade para a evolução espiritual, mas sem supervalorizar nenhum dos três veículos de manifestação do ser. É o arquétipo para **saber usar o ego** e a personalidade individual, mas ao mesmo tempo para aprender a pô-la a **serviço coletivo** ou usá-la para o bem comum. O Pentágono Azul-índigo é um grande filtro de **humildade e de entrega**, que nos leva à atitude de saber compartilhar.

PENTÁGONO VIOLETA

(Mercúrio em Capricórnio) — Potencial vibratório: 18,07

É o filtro de regulação **de todo o sistema endócrino**. Regula, equilibra e ordena as funções básicas das glândulas do hipotálamo e da hipófise, que em troca estimulam a secreção organizada das demais glândulas: tireóides, timo, supra-renais, pâncreas e gônadas. Ao mesmo tempo, este filtro coordena corretamente o sistema endócrino com o sistema nervoso, uma vez que os dois sistemas nunca atuam separados ou de modo independente.

No nível do comportamento psicológico e energético, o Pentágono Violeta atua basicamente sobre o corpo mental inferior. Ele dá muita **clareza de pensamento**; proporciona ordem e organização na vida diária e no trabalho, dando a energia necessária para concluir projetos e ser **constante e conseqüente**.

HEXÁGONO MORADO

(Vênus em Aquário) — Potencial vibratório: 22,80

Este é o arquétipo de máximo *desapego e liberação*. Pode ser considerado um filtro **transmutador de freqüências**. Aplicado localmente, o Hexágono Morado pode cortar laços, nós ou **diluir concentrações de energia**. É o filtro adequado para exorcizar **energias parasitas** e liberar forças de controle e de opressão. Pode ser considerado um "separador de freqüências" ou um **ordenador de linhas de energia**. Limpa a rede etérica do ser humano e libera os laços e os **liames do passado embutidos** na sua aura ou nos chakras.

Pode ser usado como um **veículo** para transportar forças e seres *para a luz*. Em uma limpeza ou liberação (ou exorcismo), o terapeuta usa o filtro Hexágono Morado como **recipiente para recolher a força embutida** ou entidade, transportá-la e acompanhá-la para a direita e para a luz (fazendo expressões como se arranhasse a aura), ou para o fogo ou a chama de uma vela, onde a deposita e libera a força parasita, o deva ou entidade.

Este arquétipo não se deve *necessariamente* implantar nos chakras habituais (embora muitas vezes isso será necessário), mas, sim, deve ser passado várias vezes por qualquer parte do campo áurico (sempre próximo de uma chama acesa que recolha a força), usando o arquétipo como terapia única, ou então antes de um tratamento completo de filtros, neste caso dando-se um intervalo de uns 12 a 15 minutos aproximadamente. Ele pode ser combinado com o decodificador geral (Heptágono Morado) mas é preferível para aplicar este hexágono imediatamente antes.

Para usar o Hexágono Morado, *este deve estar ativado previamente,* dando-se dois ou três lampejos de *flash* e, se for possível, usá-lo em um lugar muito iluminado com luz natural ou em um espaço externo. Se não for possível ter próximo ao paciente o elemento fogo, deve-se pelo menos ter o elemento água (e descartá-la em seguida) e incenso (ar); o terapeuta deverá estar muito conectado, limpo e expandido, e é preferível realizar este bom *tratamento de dissolução* entoando o mantra de liberação (OM TARE TU TARE TURE SO HA).

* TEM APLICAÇÕES MUITO ESPECIAIS PARA A MEDICINA DO AMBIENTE, ver Quarta Parte.

HEXÁGONO LARANJA

(Vênus em Gêmeos) — Potencial vibratório: 17,25

Um grande **harmonizador biológico**. Este padrão regula e equilibra entre si os sistemas linfático, endócrino e todas as **reações metabólicas** do corpo.

Em outros planos, a Hexágono Laranja proporciona uma **grande capacidade de associação de idéias e de conceitos**. A sua missão é estimular uma inteligência real, não tanto de dados e de capacidade de memória, mas de saber **inter-relacionar** essas informações. Favorece a mente associativa e horizontal, ao mesmo tempo que relaxa a mente linear ou vertical, proporcionando uma grande capacidade de **globalização**. É muito útil para a dislexia e outros problemas de coordenação.

Também facilita as associações profissionais, relacionamentos pessoais ou amorosos, coordena trabalhos, integra pontos de vista diferentes, convertendo o antagônico em complementar.

HEXÁGONO ROSA

(Vênus em Touro) — Potencial vibratório: 22,20

Fortalece e **expande o quarto chakra** e faz prevalecer o estado de **amor e compreensão**. Purifica e eleva a vibração do campo emocional superior. Gera o estado de compaixão e relaciona-se diretamente com a energia búdica de Chenreshi. Favorece o **assentamento** e o **equilíbrio**

das emoções, fortalecendo a glândula timo. O Hexágono Rosa ajuda a ficar **em paz consigo mesmo**, ao contrário do Triângulo Rosa, que nos leva a *ficar em paz com os outros.*

É muito conveniente usar o Hexágono Rosa quando prevalecem na pessoa a mente e as obsessões com idéias fixas (quinto e sexto chakras), ou quando ela se encontra em um estado muito visceral, instintivo ou primário (primeiro e segundo chakras). Estimula fortemente a glândula timo.

No nível das relações humanas, este arquétipo estimula o sentimento de **fidelidade** no amor entre dois seres e estimula suavemente a **sensualidade**.

HEXÁGONO TURQUESA

(Vênus em Escorpião) — Potencial vibratório: 14,03

É um grande filtro **analgésico** para o corpo, mas é especialmente adequado e eficaz para os processos inflamatórios dos **ossos**, **dos músculos e dos tecidos** em geral. É muito indicado para o tratamento da artrite. É associado ao reino mineral, à água e ao meridiano do pulmão, sendo um filtro que vai além do esqueleto puramente biológico.

É muito pertinente usar o Hexágono Turquesa para tratamento local, exatamente nas áreas de dor, embora isso não signifique que as informações também não deveriam entrar pelos chakras principais. Também trabalha com a **rigidez** e a limitação de movimentos. Em geral, pode ser considerado como um arquétipo para o equilíbrio e o **fortalecimento da estrutura óssea** (também como preventivo).

Psicologicamente, deve ser usado quando o ser se sente desestruturado ou com falta de firmeza; **coordena os gestos e os movimentos**, equilibra as patologias posturais e devolve à pessoa a sua sensualidade natural.

HEXÁGONO VERDE

(Vênus em Virgem) — Potencial vibratório: 14,30

É um código que atua de forma **antioxidante.** Trabalha especialmente com **o sistema digestivo**, em particular com os órgãos do fígado e dos rins. No corpo, purifica o **excesso de toxinas** corporais, mas o faz *tirando o padrão de morte* ou de envenenamento que se encontra no corpo etérico, durante qualquer intoxicação. Em um caso grave de envenenamento, é preciso usar o Hexágono Verde junto com o Círculo Vermelho, o Triângulo Verde, o Triângulo Violeta e o Decágono Turquesa.

HEXÁGONO VERDE-AZULADO

(Vênus em Libra) — Potencial vibratório: 17,26

Este filtro contém o potencial de **atração para a energia do amor, a harmonia, a eqüidade e a beleza**. A sua implantação no ser humano faz o efeito de um **ímã** para a harmonia e o equilíbrio nas relações sociais e sentimentais, e também o aproxima da energia da **justiça**; trabalha com qualquer situação vinculada ao equilíbrio perfeito de forças harmônicas, na balança entre o yin e o yang.

Tem um significado bem parecido com o símbolo do Tao, ou o Tai Chi; este símbolo está circunscrito energeticamente na interseção dos dois triângulos enlaçados que formam um hexágono e que, por sua vez, representam o céu e a terra, o positivo e o negativo, o ativo e o passivo. O momento atual é muito adequado para usar este implante e assentar as novas bases de **equilíbrio** na vida, tanto interior como exterior, força que contém em si mesma a harmonia, a beleza e a justiça.

Este é um arquétipo muito útil para usar quando a pessoa está vivendo uma situação muito injusta ou desarmoniosa na vida, na sociedade ou no trabalho, ou então quando está cercada de desonestidade e indiferença. Também é um filtro para **repolarizar** de um modo correto principalmente o corpo físico e etérico.

HEXÁGONO AZUL

(Vênus em Sagitário) — Potencial vibratório: 14,83

Aumenta a vibração quântica das células. Este padrão **aumenta o número de fótons** de cada átomo celular, em qualquer órgão, tecido ou sistema. É um grande **estimulador do potencial vibratório** celular.

Em outros planos, especialmente o kármico, este hexágono nos dá **sabedoria** e induz à experiência de **síntese** de todas as existências anteriores. É adequado para terminar ciclos e transcender o karma. É um bom tratamento para as **resistências kármicas**.

Este é um filtro muito útil para **integrar a matéria e o espírito**, ou seja, para integrar e associar cada célula com a essência-luz que a mobiliza. Dá uma consciência mais elevada às células do corpo. Outra das funções é relacionar, harmonizar e **coordenar adequadamente todos os chakras entre si**.

HEPTÁGONO VERDE

(Netuno em Virgem) — Potencial vibratório: 17,90

Este arquétipo verde de sete faces atua **reagrupando as divisões** ou **desintegrações** que às vezes se produzem nos átomos e nas moléculas de qualquer processo metabólico.

Em outros planos, é um filtro muito útil quando o indivíduo se encontra em um estado de **alta contradição**, seja de modo temporário, seja de modo duradouro. Psiquiatricamente, o Heptágono Verde trata alguns transtornos mentais de tipo **esquizóide e obsessivo**, assim como tudo o que está relacionado a um padrão de **duplicidade ou contradição** de atitudes. Atua de modo semelhante à flor *Scleranthus* do Sistema de Bach.

HEPTÁGONO MORADO

(Netuno em Aquário) — Potencial vibratório: 25,62

Este é um dos arquétipos mais característicos do Sistema Geocrom, uma vez que atua aparentemente de modo contrário a todos os outros filtros. É o arquétipo da **liberação** de qualquer programa. O Heptágono Morado **dissolve os limites**. A sua ação é de **decodificar e apagar códigos adquiridos** anteriormente. É um grande desprogramador de comportamentos patológicos, sejam eles psicoemocionais ou celulares, **desimpedindo o terreno** e preparando ou facilitando, desse modo, um possível replanejamento posterior. É um filtro que não pode nem é adequado para ser colocado como harmonizador pessoal sobre o timo.

O código transmitido pelo Heptágono Morado é o da **liberdade**, da **transmutação** e do **livre-arbítrio**. Este é um arquétipo que pode ser necessário usar antes de realizar muitas terapias e introduzir códigos novos. Quer dizer, é necessário aplicá-lo antes de projetar os outros filtros que reprogramam harmonicamente o comportamento da pessoa, porque o Heptágono Morado é muito útil para decodificar os padrões existentes e "liberá-los". Para que isso aconteça, no plano prático deve *transcorrer um certo tempo* entre a projeção deste decodificador e os novos filtros terapêuticos, embora às vezes uma aplicação de 10 ou 15 minutos será o bastante.

Em outras ocasiões, este decodificador deveria ser a "terapia única", e talvez uma ou duas semanas depois de implantar o Heptágono Morado poderá ser feita uma terapia geocromática completa com os outros filtros codificadores. Também pode ser usada a essência líquida de Heptágono Morado, uns 10 ou 15 minutos antes da terapia programadora.

* TEM APLICAÇÕES NA MEDICINA DO AMBIENTE, ver Quarta Parte.

OCTÓGONO BRANCO

(Saturno em Câncer) — Potencial vibratório: 23,30

Este filtro produz **bênção e consolo**, uma vez que carrega implícita a energia da Virgem. O Octógono Branco prateado representa a **purificação, a proteção** e o Loto Crístico. Este código proporciona uma grande paz e harmonia interior à pessoa que o recebe. Também estimula a **beleza pessoal**, tanto a beleza interior como a exterior e visível.

É um grande tratamento de apoio e de consolação, principalmente quando existe uma dor profunda, ou quando se passou por muitos conflitos e dores de um modo contínuo. Representa o conforto da mãe que restabelece todo o processo kármico doloroso e difícil. O Octógono Branco é muito eficaz para curar traumas de infância e confortar as pessoas frágeis e vulneráveis ou que ocasionalmente sintam-se fracas.

Trabalha com as dores de todos os tipos, com a energia da dor do ser, seja dor de dente ou dor da alma. Em processos infecciosos, é muito eficaz empregar o Círculo Verde dos padrões de infecção junto com o Octógono Branco da dor que estas podem produzir, dando consolo, calma e o padrão necessário para neutralizar a energia "invasiva" desta dor, ***ensinando*** *a não sofrer*. Respeita e protege o terreno da alma.

Este filtro, quando é apresentado como de segunda geração, com o fundo exterior preto (ver o final do capítulo), não tem partículas prateadas sobre o octógono branco de gelatina, por razões técnicas, algo que ainda está para ser pesquisado.

OCTÓGONO ROSA

(Saturno em Touro) — Potencial vibratório: 19,85

Este polígono rosado é o símbolo da **aceitação**, do **perdão** e da **tolerância**. O padrão em si mesmo induz à compreensão absoluta e incondicional dos atos dos outros, sem usar a densidade da crítica. Este filtro apresenta uma vibração bem parecida com a emitida pelo mantra do amor e da compaixão Om Mani Pe Me Hung.

O filtro octogonal rosa é muito útil para neutralizar a maioria dos casos de *rancor*, antigo ou recente, e também nos casos de *intolerância* contínua, em qualquer aspecto. Este arquétipo amoroso incorpora no ser humano o novo **código de mudança** para essas energias e o codifica para aprender a ser flexível.

OCTÓGONO RUBI, MAGENTA

(Saturno em Peixes) — Potencial vibratório: 22,30

É o arquétipo que impulsiona a "autenticidade". Induz a **reconhecer as próprias obscuridades** e enfrentar a si mesmo com clareza. Representa a **força de união do amor, a verdade e o serviço**. Põe em ação o verdadeiro sentido do mantra Eu Sou, a força da auto-estima, do **respeito profundo** pela própria alma e o respeito por todos os seres vivos.

Este é um dos filtros que nos impelem a **nos incorporar ao caminho espiritual** e nos levam ao Conhecimento de uma forma ativa. Também favorece a **devoção e a lealdade**. Por outro lado, o Octógono Rubi com partículas douradas (este e o branco prateado são os únicos filtros que incorporam elementos minerais...) é um arquétipo que nos permite abrir-nos ao **serviço** e à **entrega** à humanidade.

Este arquétipo de cor magenta intensa decodifica ou neutraliza os seguintes códigos: o egoísmo (por nos impulsionar ao *serviço*); o engano, o engano de si mesmo, os preconceitos, a superstição e a falsidade (por nos ligar à energia da *verdade universal*); o medo e a desconfiança (por nos levar à *vibração do amor*).

Este octógono da cor dos rubis, reforçado pelo raio dourado, é como uma "semente de vida", que nos impele a uma evolução espiritual consciente. Nem todos os seres humanos estão preparados para receber este código no momento, daí por que é especialmente recomendado testá-lo de forma correta, já que se trata de enfrentar as próprias obscuridades.

Este filtro, quando é apresentado como de segunda geração, com o fundo exterior preto (ver o final do capítulo), não tem partículas douradas sobre o octógono de gelatina da cor do rubi, por razões técnicas, algo que ainda está em vias de ser pesquisado.

OCTÓGONO VIOLETA

(Saturno em Capricórnio) — Potencial vibratório: 20,50

É um padrão que estimula a **procura da verdade** e o **buscar o essencial**. É útil para perder a superficialidade e a frivolidade, ajudando o ser humano a agir de um modo menos trivial.

Este arquétipo também é muito útil para o **medo da morte** e para as reações de angústia em face da possibilidade de *não-existência* (acidentes e doenças, tanto próprias quanto alheias), dando uma grande **abertura à mudança**, por meio do trabalho de aceitação.

DECÁGONO ROSA

(Plutão em Touro) — Potencial vibratório: 17,90

O arquétipo rosado de dez faces é útil para corrigir ou atenuar os estados de agressividade, violência (tanto contida quanto expressada), atraindo a grande força do relaxamento, a elasticidade e a flexibilidade. É usado em casos de pessoas de caráter socialmente conflituoso, em crianças hiperativas e em todos os casos de tensão *crônica,* de brigas e discussões contínuas. Em momentos *ocasionais* de aborrecimento e alteração será mais útil o Triângulo Rosa.

* TEM APLICAÇÕES NA MEDICINA DO AMBIENTE, ver Quarta Parte.

DECÁGONO LARANJA

(Plutão em Gêmeos) — Potencial vibratório: 14,01

É o arquétipo que nos ancora no presente. Será de utilidade quando se manifeste um grande sentimento de melancolia e nostalgia. O decágono reforçado pela cor laranja revitaliza e traz alegria aos momentos da vida, mas não é propriamente um antidepressivo do ponto de vista da psicologia. Trabalha especialmente com o sentimento de saudade de alguma pessoa desaparecida ou quando se tem nostalgia de vidas ou situações passadas. Também é adequado para alguém com responsabilidades em excesso, ou quando se tem nostalgia do Pai ou do lugar de origem da unidade e da paz.

* TEM APLICAÇÕES NA MEDICINA DO AMBIENTE, ver Quarta Parte.

DECÁGONO AMARELO

(Plutão em Leão) — Potencial vibratório: 20,05

Faz ligação com *o que é melhor* para os seres humanos. Concretamente, no tratamento individual, este arquétipo amarelo de dez arestas proporciona o código da **prosperidade** em todos os seus aspectos. Ele nos põe em contato com as **possibilidades e oportunidades de trabalho** e de diversas atividades, induzindo-nos a contatar as pessoas adequadas à nossa expansão. Ele nos abre à energia da **abundância**, da **riqueza** e principalmente com a energia da **facilidade**, dentro do nosso caminho, em todos os seus aspectos: intelectual, material, profissional, espiritual etc. Modula e neutraliza os códigos de insegurança, insuficiência, pobreza, escassez, ou de "não merecer", por mais inconscientes que sejam esses códigos.

Esse filtro tem outras conotações de ativação intelectual e de lucidez (como nós veremos em relação ao hábitat), mas as suas relações com a prosperidade vêm de que o Decágono Amarelo nos dá o poder de saber **usar da melhor maneira os nossos melhores recursos** intelectuais para que a nossa vida prospere.

* TEM APLICAÇÕES NA MEDICINA DO AMBIENTE, ver Quarta Parte.

DECÁGONO TURQUESA

(Plutão em Escorpião) — Potencial vibratório: 18,60

Um decágono de cor azul-turquesa pálido sempre está em relação direta com a **eletricidade** e tudo aquilo que ela representa na saúde do homem. Em um tratamento individual, o Decágono Turquesa equilibra basicamente o **corpo etérico** e neutraliza de modo notório o **excesso de carga eletromagnética adquirida**. Este polígono tem como missão principal equilibrar a eletricidade do ser humano, corrigindo os canais de acupuntura, os núcleos de concentração de energia ou chakras, a rede de nadis, o sistema nervoso etérico e o núcleo celular. Quando uma pessoa é sobrecarregada de campos eletromagnéticos artificiais, o filtro esvazia a saturação elétrica (em menor grau a força magnética) e equilibra todo o seu campo etérico profundo.

A principal função de percepção psicológica é que este arquétipo **ordena o fluxo do pensamento humano**, **relaxa-o e equilibra a mente**, o que o torna interessante para tratar os casos de hiper-reflexão, *stress*, obsessão e insônia. Torna positivos os códigos negativos, não só os de tipo elétrico mas também os de tipo mental, situados no campo etérico do ser humano. As emissões dos pensamentos humanos provêm do hemisfério esquerdo do cérebro, com uma força basicamente de tipo elétrico (não acontece a mesma coisa com a força do hemisfério direito, emocional, intuitivo e mais de tipo magnético).

O Decágono Turquesa também é um filtro que **limpa**, **purifica e transmuta os chakras** ou núcleos de recepção, de transformação e de emissão de energia.

* TEM APLICAÇÕES NA MEDICINA DO AMBIENTE, ver Quarta Parte.

USO DOMÉSTICO: O Decágono Turquesa é um arquétipo que atua de modo eficiente nos animais e principalmente em plantas, em especial suavizando os efeitos de toxicidade que alguns produtos de alimentação têm sobre o ser humano, limpando energeticamente certas cargas ou radiações acumuladas em legumes, verduras, frutas etc.

DECÁGONO VIOLETA

(Plutão em Capricórnio) — Potencial vibratório: 21,20

É um grande arquétipo **purificador** e um **solvente geral de energia densa** e pesada. Está em relação direta com a sétima esfera da consciência ou raio violeta, proporcionando uma rápida limpeza e transmutação das energias de baixa qualidade, eliminando todas as cores que naquele momento estejam sobrando no campo aural dos seres. É muito eficaz para dissolver o excesso de informações negativas que uma pessoa tenha coletado do exterior ou **quando adquiriu códigos completamente alheios** a ela. Assim mesmo, o Decágono Violeta funciona de forma bastante eficaz com os **ossos** do ser humano e os regenera.

Psicologicamente, modula ou opõe-se às **influências emocionais**, limpando a aura da carga astral e das tensões psicoambientais a que se deu acolhida ou qualquer **parasitismo energético**. É muito apropriado para terapeutas e profissionais que lidam com o público, ou que estejam em contato permanente com lugares astralmente carregados. É um filtro especialmente projetado para a mudança de vibração. Como filtro potencializador, o Decágono Violeta dá a força do propósito, a realização de objetivos e o prestígio pessoal.

* TEM APLICAÇÕES NA MEDICINA DO AMBIENTE, ver Quarta Parte.

USO DOMÉSTICO: O Decágono Violeta é muito útil para tratar a **água**, uma vez que a purifica e a descarrega de memórias, ao mesmo tempo que fortalece as suas qualidades energéticas. Em segundo lugar, este filtro descarrega, limpa e neutraliza energeticamente os **cristais** de todo tipo e os **metais** da natureza, sendo ainda muito útil para tratar algumas jóias (feitas de metais e cristais), incluindo as **jóias usadas**, herdadas ou carregadas com os códigos dos diversos estados de espírito dos seus usuários, sejam de antepassados, sejam os próprios códigos de certos estados de espírito do passado com que a pessoa se saturou, ou seja, objetos gravados com imagens de energia densa, tanto própria quanto alheia.

DECÁGONO VERDE

(Plutão em Virgem) — Potencial vibratório: 17,06

Este é um filtro **analgésico**, especialmente para a **cabeça e os pulmões** (a sua parte superior). É um bom padrão neutralizador de **resfriados** e de **atrofia dos cinco sentidos**. É energeticamente muito satisfatório para a dor de cabeça, a sinusite, os pulmões carregados, os olhos etc. É eficaz em congestões cranianas e enxaquecas, sejam elas frontais, occipitais, parietais ou de vértice, embora não seja interessante usar nenhum filtro de modo sintomático; há enxaquecas cujo caminho de cura é mais sutil e aparentemente indireto.

O Decágono Verde, por ser analgésico e neutralizar principalmente os códigos de dores agudas ou penetrantes, pode ser usado como tratamento local e ser projetado nas *áreas exatas de dor,* mas dando apenas um lampejo de *flash* e não repetindo a terapia antes de 30 minutos; no máximo duas vezes. Para dores de tipo ósseo é melhor usar o Decágono Turquesa.

Psicologicamente, é um bom arquétipo para facilitar a **adaptação ao ambiente** e integrar a causa das doenças.

* TEM APLICAÇÕES NA MEDICINA DO AMBIENTE, ver Quarta Parte.

DECÁGONO AZUL

(Plutão em Sagitário) — Potencial vibratório: 18,08

Este filtro trabalha de um modo semelhante ao Decágono Azul-turquesa, mas incide mais sobre a membrana celular, esvaziando o seu conteúdo de radicais livres, parasitas elétricos, aderências e toda carga elétrica estática que o ser humano recolhe do exterior, especialmente quando viaja em veículos de rodas de borracha isolantes, quando lida com fotocopiadoras, secadores de cabelos e outros aparelhos que geram um grande campo de eletricidade estática ao seu redor. O filtro pode ser colocado nos próprios aparelhos ou veículos ou sobre o timo da pessoa afetada. Do ponto de vista psicológico, o Decágono Azul-índigo estimula a capacidade de resposta, os reflexos, a serenidade, a lucidez, a clareza e a vontade, ao mesmo tempo que tem uma boa função protetora.

* TEM APLICAÇÕES NA MEDICINA DO AMBIENTE, ver Quarta Parte.

DODECÁGONO ROSA

(Quíron em Touro) — Potencial vibratório: 22,09

Atua principalmente no plano divino da pessoa tratada. Este polígono rosa de doze faces é um filtro de **meditação e de contato espiritual**, sintoniza corretamente os veículos inferiores com o ser superior ou espiritual de cada pessoa. Os seus códigos estão em relação direta com o Anjo Solar e o terceiro chakra.

Psicologicamente, é muito eficaz para **encontrar o sentido da sua existência** particular; é muito útil projetá-lo para **tomar decisões corretas** e conhecer ou **encontrar a vocação**, o caminho exato a seguir, a missão ou a que se dedicar na vida, a curto ou a longo prazo.

DODECÁGONO VIOLETA

(Quíron em Capricórnio) — Potencial vibratório: 19,40

É o arquétipo que estabelece **uma ponte de comunicação** espiritual. Por um lado, este dodecágono possibilita a **ligação com o próprio ser interior e com os guias**. O filtro em si é um bom auxiliar para *abrir o canal da percepção,* sensibilizando e facilitando a recepção de todo tipo de informações no ar e estimulando, assim, a telepatia. Por outro lado, este polígono geométrico também **facilita a comunicação contínua com as pessoas** e ajuda a relacioná-las entre si positivamente.

Isso significa que o Dodecágono Violeta equilibra os três veículos inferiores, a personalidade ou ego, permitindo usar a própria sabedoria inata na comunicação e expressar desse modo o carisma verdadeiro da Presença ou do Espírito da pessoa. É um filtro que ajuda a **comunicar-se detalhadamente**, pormenorizando cada pergunta, de tal maneira que estabelece um bom contato e uma clara compreensão mútua, facilitando a união entre a pessoa que fala e a que escuta. Da mesma forma que torna a comunicação mais fluente, também facilita, em certa medida, a circulação dos fluidos orgânicos, o sangue, a linfa etc. É também um bom tratamento para os problemas logopédicos.

DODECÁGONO AZUL

(Quíron em Sagitário) — Potencial vibratório: 19,65

É um dos arquétipos mais adequados para estimular a **autodisciplina**, a **força de vontade**, a concentração e para concretizar ou atingir os objetivos propostos. Tem a propriedade de **materializar os propósitos** (desde que tenham sido definidos individualmente), de **desprender-se dos hábitos** e de costumes indesejáveis, de abrir novos meios de se relacionar e maneiras diferentes de se expressar, além de, definitivamente, dar os passos adequados para desprender-se das aderências, para sutilizar a matéria e estimular a sua transformação, o seu desenvolvimento natural. É muito indicado para tratar a bulimia, o tabagismo, o alcoolismo, a ludomania e outras classes de vícios em drogas, facilitando o enfoque, a direção, a disciplina e o próprio processo de superação do vício.

DODECÁGONO TURQUESA

(Quíron em Escorpião) — Potencial vibratório: 23,15

Este arquétipo tem a função de **aguçar a visão** em todos os seus aspectos. É indicado para conhecer e discernir entre a luz e a sombra, para ter uma visão de águia, uma intuição clara, **percepção**, para saber ver além das aparências e do conjunto. Aperfeiçoa e restaura o órgão da visão física e etérica; estimula a **capacidade de estratégia evolutiva**. Pode ser aplicado diretamente sobre os olhos fechados (um único *flash* no momento), mas acima de tudo é também muito útil por meio de água programada e colocada no próprio lacrimal. É interessante para ser usado junto com o Pentágono Rosa e o Oval Branco na mesma sessão, ou como apoio a filtros pessoais.

CÍRCULO BRANCO

(Sol em Câncer) — Potencial vibratório: 39,90

É o arquétipo do **agente de cura saudável**. É o raio crístico invocado e veiculado. É a **força curadora e restauradora do Amor**; representa a mais elevada força de Perfeição, Equilíbrio e Completude. Usar este filtro é invocar o Mestre e **transmitir um raio de cura a partir** da sua elevada presença. É necessário para muitas pessoas doentes e para as pessoas em um intenso processo de evolução; no entanto, é muito conveniente usá-lo também imediatamente antes de realizar um tratamento em outro ser humano, portanto é muito adequado para terapeutas, agentes de cura e médicos, como filtro pessoal e/ou projetado no quarto e sexto chakras e na palma de cada mão, esperando uns dois minutos em completo silêncio e meditação, antes de realizar o teste e a sessão com os outros filtros. Este arquétipo **estimula o chakra do coração**, mostra a capacidade de amar inerente a si mesmo e aumenta o calor no centro do tórax; é conveniente que os terapeutas se permitam sentir essa sensação antes de iniciar a sessão.

CÍRCULO AMARELO

(Sol em Leão) — Potencial vibratório: 24,40

Este é um filtro de uso muito restrito uma vez que tem uma terapêutica muito seletiva que se mostra evolutiva apenas em alguns casos, motivo pelo qual deve ser bem verificado. A sua função básica é **deter o crescimento celular indevido**. O padrão com o qual está ligado este filtro amarelo é o **da vida no seu apogeu máximo**, mas ao mesmo tempo representa a morte, a mudança, a transmutação e a expansão, motivo pelo qual pode ser útil em diversos casos.

Este código pode ser usado em casos de **malformações**, **tumores** ou **cistos**, e também para todo tipo de crescimento embrionário. Só deve ser usado como *tratamento local*, colocando-se o filtro sobre o lugar do tumor ou crescimento de uma *energia estranha* à pessoa. O Círculo Amarelo não deve ser usado em caso de uma gravidez desejada, uma vez que poderia chegar a deter ou interromper o crescimento do feto.

Psicologicamente, o Círculo Amarelo estimula a **certeza**, a **impecabilidade** e a segurança, sendo adequado em casos de **hesitação** excessiva e **dúvidas** paralisantes. Dá segurança e serenidade ao ser humano, **redireciona o seu campo energético** e ativa a **vitalidade**, a **força** e a

fé. Nesses casos pode ser projetado em vários chakras, especialmente no terceiro e no quarto. É um *yantra com um forte poder* que deve ser testado com precisão especial.

* TEM APLICAÇÕES NA MEDICINA DO AMBIENTE, ver Quarta Parte.

CÍRCULO LARANJA

(Sol em Gêmeos) — Potencial vibratório: 20,70

É um código que proporciona **rapidez** e **eficiência** nas ações, em qualquer atividade e também nos pensamentos ou processos argumentativos. Estimula suavemente o **espírito juvenil** e é útil nos casos de perda do entusiasmo e da alegria interior.

É o melhor filtro Geocrom para estimular a **busca do Conhecimento espiritual** e também facilita em grande medida o autoconhecimento do próprio ego, motivo pelo qual pode ser útil em casos de **auto-engano**. Está em relação direta com os olhos, a visão, com o sexto chakra e a glândula pineal.

CÍRCULO VERMELHO

(Sol em Áries) — Potencial vibratório: 16,22

Este é o grande arquétipo da **revitalização** e da **expansão da energia**. É necessário para fortalecer o **sistema imunológico**, uma vez que o seu padrão é o de ativar o complexo mecanismo de defesas do ser humano, física, etérica e emocionalmente. É muito útil em casos de **anemia**, **fadiga profunda**, **tristeza e apatia**. Estimula o meridiano de Baço-Estômago. Pode ser muito apropriado usá-lo depois de tomar por algum tempo antibióticos e medicamentos que reduzem a capacidade imunológica natural.

Psicologicamente, o Círculo Vermelho é um instrumento eficaz contra as preocupações, uma vez que proporciona ou facilita a energia do **otimismo**, a **alegria**, o **bom humor** e a **felicidade**, fomentando também o espírito juvenil, embora de um modo menos espiritual e mais visceral.

CÍRCULO ROSA

(Sol em Touro) — Potencial vibratório: 21,20

Este polígono sutil é **o grande regulador emocional** de todo o Sistema Geocrom. Tem o código da **imparcialidade**, da **neutralidade**, da **equanimidade** e do **silêncio**. É uma aplicação muito necessária para o presente e o futuro, porque liga-se ao silêncio interior de cada pessoa e a ajuda a saber ser neutra e imparcial a todo instante, o que é muito conveniente para **realizar trabalhos em grupo**, uma vez que codifica o ser humano para atuar acima da opinião pessoal, do julgamento precipitado e de todos os códigos culturais. Aproxima-nos da eterna energia harmoniosa da **sabedoria universal**. O Círculo Rosa pode ser muito útil a todo terapeuta ou profissional no seu trabalho para saber realizar os exames ou avaliações de maneira adequada, além de controlar as suas próprias emoções, sabendo ou não se elas estão alteradas.

* TEM APLICAÇÕES NA MEDICINA DO AMBIENTE, ver Quarta Parte.

CÍRCULO VERDE

(Sol em Virgem) — Potencial vibratório: 16,95

Este yantra simples é um grande filtro de cura (ou cura do corpo e da alma) que invoca de um modo permanente as forças das **entidades de cura do Cosmos**. Este arquétipo circular possui uma função dupla: por um lado, é muito **relaxante e tranqüilizador**, motivo pelo qual mostra-se muito útil em casos de insônia, *stress* etc.

Por outro lado, o Círculo Verde é **antiinfeccioso**, mas isso deve ser entendido em profundidade: o arquétipo em si trata as infecções produzidas por vírus, bactérias, bacilos e parasitas, mas **de acordo com o padrão energético e dévico** dessas infecções, motivo pelo qual pode ser conveniente usá-lo opcionalmente *em combinação com medicamentos* ocasionais que tratem essas infecções pela matéria química. O Círculo Verde trata o padrão energético, ou o deva criador dessas invasões do corpo humano. Também pode ser útil para tratar doenças auto-imunes e/ou degenerativas.

* TEM APLICAÇÕES NA MEDICINA DO AMBIENTE, ver Quarta Parte.

CÍRCULO VERDE-AZULADO

(Sol em Libra) — Potencial vibratório: 31,52

É a mandala da **sabedoria, da lucidez e da atemporalidade**. Ele nos faz ressoar com a nossa energia búdica e com a força da Mente Lúcida. Fomenta o **propósito** claro, a **focalização** em cada processo, o **discernimento** e a concretização. A mandala circular da força de Buda nos leva ao sentimento da impermanência das coisas, a enfocar os nossos pensamentos e os nossos atos no essencial, o profundo, o mais harmônico, e no que é permanente no nosso espírito divino.

Estimula o sentimento compassivo de "faço meu o que é seu" (Tonglen) e nos leva a ver claramente a **perfeição dentro da imperfeição**. É importante empregar este arquétipo nos processos intensos de harmonização do ser, no *autoconhecimento sustentado.*

CÍRCULO AZUL

(Sol em Sagitário) — Potencial vibratório: 15,80

O Círculo Azul nos proporciona a **ligação com a energia da mãe Terra** e ativa a absorção da sua energia necessária. Pode estimular um certo idealismo, mas faz isso mantendo a pessoa com os pés na terra, facilitando um realismo espiritual viável e com raízes concretas. Uma das grandes utilidades deste filtro é a de **eliminar o karma pendente**, ensinando a neutralizá-lo e induzindo a saber *como criar um karma positivo.* Eleva a vibração dos três chakras primários, primeiro, segundo e terceiro núcleos de energia. É um filtro muito necessário para as pessoas muito apegadas e muito viscerais.

Este arquétipo relaciona-se diretamente com a energia do Mestre Morya, encarregado de elevar o nível vibratório da humanidade pelas novas medicinas e outros métodos de desenvolvimento; para isso, esse instrutor espiritual deve purificar alguns traços kármicos, elevando os centros primários do homem, ensinando-o, assim, a trabalhar com o coração e com a razão ao mesmo tempo ("Pensar com o coração..."), acima da personalidade *no processo* de cada pessoa, sem que intervenha o seu ancestral instinto de conservação.

Em outros níveis, o Círculo Azul é também muito eficaz para despertar a energia **Kundalini** e elevá-la, sempre que seja necessário e em certas pessoas; no entanto, esse deve ser um tratamento apoiado e muito bem orientado: para estimular a Kundalini, durante um ano o filtro é aplicado uma vez por mês, inicialmente no primeiro chakra, no mês seguinte no segundo chakra, no terceiro mês aplicado no terceiro chakra, e então tornar a aplicar a mesma seqüência, até quatro vezes, e cumprir o ano inteiro de tratamento. Por enquanto, para elevar conscientemente a Kundalini não se deve aplicar este filtro nos chakras mais altos. Em um futuro próximo, o Círculo Azul será de grande ajuda e utilidade.

* TEM APLICAÇÕES NA MEDICINA DO AMBIENTE, ver Quarta Parte.

CÍRCULO VIOLETA

(Sol em Capricórnio) — Potencial vibratório: 17,50

A diretriz com que este filtro nos impregna através dos chakras é a da **dignidade espiritual**. O Círculo Violeta eleva a vibração do ser humano em outras oitavas mais elevadas. Este código espiritualiza o ser humano.

Este yantra leva a uma profunda **integração** entre a personalidade da pessoa (o seu invólucro emocional e mental) e a sua verdadeira Essência ou espírito. Este é outro arquétipo que atua como código de chamada a Entidades superiores, guias e mestres, que nos espiritualiza e nos conecta com o Cosmos. O que esse círculo potencia e ativa é a **sábia utilização do livre-arbítrio** de cada Ser. O Círculo Violeta dignifica a pessoa como entidade espiritual pura que é.

* TEM APLICAÇÕES NA MEDICINA DO AMBIENTE, ver Quarta Parte.

CÍRCULO TURQUESA

(Sol em Escorpião) — Potencial vibratório: 17,85

Este yantra trabalha com o plano etérico terrestre e com o plano vital de primeira ordem no ser vivo; ativa as forças criadoras da atividade ou função de cada célula. Reconecta o homem com o céu e a terra na proporção adequada, alinhando o eixo central etérico entre o primeiro núcleo de energia (no períneo) e o sétimo (o da coronária), sendo especialmente importante a conexão com as forças primitivas do espírito da Terra. Trabalha principalmente corrigindo os padrões mórficos que geram as células, especialmente quando tenha sido mudada a sua função original.

* TEM APLICAÇÕES NA MEDICINA DO AMBIENTE, ver Quarta Parte.

OVAL BRANCO

(Lua em Câncer) — Potencial vibratório: 22,95

É um código de **clareza**, **transparência**, **capacidade de absorção** e energia de pureza para a **aura**, em especial para a camada etérica e a primeira camada emocional. É um arquétipo que trata a aura, em qualquer um dos seus conflitos (limpando, dissolvendo ou esvaziando), para que a informação possa penetrar fluidamente. Pode ser necessário usá-lo no início de algumas terapias. No ser humano, o Oval Branco **aumenta a freqüência e a qualidade** do corpo emocional para os sentimentos claros e fundos que ligam à Fonte de Amor Universal.

É um filtro que trabalha basicamente com a transparência do Ser e elimina códigos emocionais escuros da antiguidade (armazenados na aura e na memória celular e etérica). Do ponto de vista da energia da matéria, o Oval Branco ativa e estimula os glóbulos brancos do sangue e **fortalece a imunidade** do organismo. Relaciona-se com os aspectos da lua em cada ser, especialmente quando esta aparece em quarto minguante, embora terapeuticamente possa ser usado sempre.

OVAL TURQUESA

(Lua em Escorpião) — Potencial vibratório: 22,00

Este arquétipo geométrico estimula e favorece a **intuição**, a **perseverança** e a **sensualidade**. Ajuda a estabilizar as relações amorosas e a desobstruir as situações de conflito no casal; a pessoa que recebe essa aplicação pode agir direta e intuitivamente *sobre as causas* que desestabilizam as emoções e as relações de compartilhamento.

Desse modo, o Oval Turquesa, dentro de um matrimônio ou comunhão de almas, ajuda a entender quando é necessária a *fidelidade* e quando é chegado o momento de *mudança* ou ruptura. Na realidade, é um filtro **esclarecedor de situações afetivas**.

OVAL VERMELHO

(Lua em Áries) — Potencial vibratório: 18,82

Este arquétipo especial é um grande **ativador de fluidos e líquidos**. Trabalha com a entidade do sangue e da água. Estimula e especialmente regula o sistema circulatório, mas também estimula outros fluidos do corpo (linfa, líquido intersticial etc.) e todo o sistema energético.

Desobstrui as **estagnações de energia** nos meridianos e na aura, porque em outros planos (na aura), também existem fluidos.

É útil para desobstruir e limpar os vasos sangüíneos, reduzir os padrões das placas de ateroma, o colesterol etc. e pode ser usado em certos casos de lipotimia. No entanto, não é muito eficaz no tratamento de varizes (é melhor usar o Filtro Yin e outros). É contra-indicado em uma parada cardíaca aplicado diretamente sobre o coração, mas pode ser necessário pô-lo sobre a omoplata, no quarto chakra, na altura da sétima vértebra dorsal. Ao fazer o teste, deve-se considerar se a pessoa tem problemas cardíacos crônicos; neste caso, evitar este filtro.

OS 10 FILTROS DAS IMAGENS COMPLEXAS

ARQUÉTIPO DA UNIDADE — Potencial vibratório: 34,70

Ao seu tempo, os trigramas foram concebidos para representar os germes do futuro; são as causas dos efeitos, as freqüências em estado puro. De acordo como os trigramas são ordenados, essas freqüências manifestam as forças primordiais do cosmos ainda sem oscilação, nem produzir mudanças. A sucessão de trigramas deste novo filtro está disposta em uma ordem que corresponde às forças básicas da criação antes de mudar, antes de gerar o seu ciclo gerador, antes da vida, antes de experimentar o movimento e de gerar a polaridade das forças. Este arquétipo ancestral, **símbolo da Origem ou da Unidade**, representa o equilíbrio do cosmos. As suas oito forças, representadas pelos oito trigramas, não se perturbam mutuamente a não ser para manter-se mutuamente em perfeito equilíbrio, sem nenhum movimento progressivo nem regressivo no tempo. O símbolo composto, apoiado pela cor rosa rubi, **remete o ser humano à sua fonte energética de origem** por ser o arquétipo da *seqüência premundana* (chamada na medicina chinesa: a força do "céu anterior"); este arquétipo *o devolve ao seu centro,* à **recuperação da sua dignidade espiritual** e à sua própria divindade.

Graficamente, a sua imagem é a de um octógono e uma seqüência de trigramas muito diferente da que é usada no Feng Shui, ou seja, o arquétipo usado é muito diferente do octógono clássico do baguá, o qual representa a seqüência intramundana (ou do céu posterior), adaptada à vida dual, à polaridade e aos lugares para viver a experiência terrestre humana.

A diferença entre a seqüência premundana e a intramundana, assim como o Grande Tratado do *I Ching*, é exatamente a *situação* de cada trigrama dentro do octógono unificador. Na seqüência premundana usada no Arquétipo da Unidade, os trigramas principais do *Céu* e da *Terra* (Chien/Kun) estão respectivamente ao Norte e ao Sul, de modo diferente que no baguá do Feng Shui. Igualmente, o *fogo* e a *água* (Li/Kan) aqui se encontram no Leste e no Oeste. O *vento* e o *trovão* (Sun/Chen) estão agora no nordeste e no sudoeste. Os trigramas do *lago* e da *montanha* (Tui/Ken) encontram-se no noroeste e no sudeste.

Este símbolo octogonal, próximo à seqüência premundana das forças do universo, para efeitos terapêuticos foi completado e fortalecido com as freqüências de certos polígonos (apenas triângulo, quadrado, pentágono e círculo) para **ativar no corpo do ser humano a memória da sua composição geométrica básica de origem**, antes de que o seu ser tivesse a vivência nos planos da dualidade.

O Arquétipo da Unidade estimula o poder da energia ancestral antes de ser polarizada e remete o ser humano à **perfeição da sua procedência**. Ativa nele a **sabedoria**, o encontro da sua **missão peculiar** no seu plano atual de experimentação e ajuda-o **a não se identificar demasiado com as circunstâncias terrestres**; ajuda-o a **transcender a dualidade** das coisas e a sentir a unidade que sustenta a própria vida. É muito útil para **sentir-se centrado**, nas práticas de meditação, na oração, nos estados expandidos de consciência e será muito eficaz quando se está em contato com a natureza e com o sol.

Nas pessoas de intensa evolução anímica é o arquétipo apropriado nas **etapas de grandes mudanças vibratórias** nas quais o ser humano precise ser potencializado; pode ser necessário para **recuperar a sua integridade**, a sua dignidade como ser de luz, a força da sua *essência primordial,* ou para **estimular a confiança** nas suas origens cósmicas naturais, impulsionando a **fé na inteligência do processo** vital, devolvendo-lhe assim a sua **unidade** e a coerência de todo o seu Ser.

Nas primeiras experiências é sensato plasmar este arquétipo apenas no sexto e sétimo chakras, ocasionalmente no quarto chakra. De acordo com o teste, pode surgir fora do corpo, no oitavo chakra ou outras zonas do campo áurico. Como filtro pessoal é adequado colocá-lo igualmente sobre o timo ou sobre o sexto chakra, não mais do que por quatro horas diárias em média. Na medicina do ambiente o Arquétipo da Unidade pode ser muito útil e protetor colocado nas entradas principais das residências e na cabeceira da cama de algumas pessoas.

* TEM APLICAÇÕES NA MEDICINA DO AMBIENTE, ver Quarta Parte.

FILTRO SRI YANTRA — Potencial vibratório: 28,20

Em astrologia, de acordo com a pesquisa em curso, este filtro de linhas finas de cor verde pode simbolizar os **quatro signos mutáveis**: Gêmeos, Virgem, Sagitário e Peixes.

Este arquétipo antiqüíssimo tem o poder de **integrar, unificar e coordenar os dois hemisférios cerebrais** do ser humano: o hemisfério masculino-conceitual, com o hemisfério feminino-intuitivo. Agora, pode-se usar o Sri Yantra para preparar e **aperfeiçoar os circuitos energéticos** do ser humano, com a finalidade de poder entrar adequadamente e sobreviver na dimensão seguinte. É um filtro de **grande poder equilibrador** para o ser humano, mas apenas é adequado para ser projetado sobre o quarto e no sexto chakras.

Este complexo arquétipo, composto de nove triângulos, cinco para cima e quatro para baixo entrelaçados, especialmente quando acompanhado da cor verde, **desperta novas faculdades de percepção**. Se for a etapa adequada, pode-se efetuar em um ser humano uma terapia com este filtro uma vez por semana, com o propósito de ativar as faculdades clarividentes. Em alguns casos, será necessário projetá-lo apenas a cada 28 dias, mas sempre (tanto se for uma vez por semana como uma vez por mês) terá de ser aplicado no quarto e sexto chakras, apenas com dois *flashes* em cada núcleo. Também pode ser feito um tratamento com a luz solar, colocando o filtro em cada chakra, durante cinco minutos (no total, dez minutos de ativação em pleno sol).

* TEM APLICAÇÕES NA MEDICINA DO AMBIENTE, ver Quarta Parte.

FILTRO YIN — Potencial vibratório: 22,05

A sua cor verde-azulada corresponde ao signo de Libra. Na *Polaridade Astral* poderia representar os seis signos astrológicos yin.

Quando uma pessoa está exageradamente **descompensada e predomina nela o seu aspecto yang**, ela precisa de um equilíbrio imediato com a polaridade oposta, para poder começar uma cura ou correção posterior mais precisa.

A imagem e a cor do filtro yin equilibram as alterações de tipo yang. Esta diretriz yin neutraliza os excessos de calor, transbordamento de energia, febres, exteriorizações imediatas de qualquer anomalia, inflamações, irritações e iras, todas as doenças agudas etc. O filtro yin induz o paciente a uma atitude de repouso, de esfriamento, de pacificação, intuição e receptividade.

FILTRO YANG — Potencial vibratório: 21,30

A sua cor vermelha corresponde ao signo de Áries. Na *Polaridade Astral* poderia representar os seis signos astrológicos yang.

Esta imagem, filtrada com a onda cromática vermelha, produz o efeito contrário do filtro anterior. O filtro yang corrige, em uma primeira fase e de modo geral, **todas as anomalias de tipo yin**. O filtro yang é necessário quando na pessoa predomina o frio, a fraqueza, a imobilidade ou a paralisia, o vazio de energia, a estagnação de uma patologia, a interiorização ou cronicidade de uma doença, a degeneração etc.

O efeito do filtro yang é a ativação dos processos de um ser humano ou dos seus ciclos vitais, a força, o exteriorização de qualquer patologia estagnada, a alegria, a atividade e o valor.

FILTRO DE CRIATIVIDADE -- Potencial vibratório: 23,01

Também se relaciona com o éter e o prana, o maná existencial. Ativa a visão primária da energia prânica que nos rodeia.

A cor amarela corresponde ao signo de Leão. Astrologicamente, pode representar os quatro **signos cardeais**: Áries, Câncer, Libra e Capricórnio.

A imagem expansiva em conjunto com a vibração da cor amarela é um padrão que impulsiona o ser humano à **criação**. Aumenta a capacidade **inventiva**, a **imaginação** e a criatividade em qualquer terreno, proporcionando e ativando qualquer **iniciativa** e **intuição** em relação a qualquer assunto.

Este filtro não só é útil para os artistas e inventores (artistas plásticos, músicos etc.) mas também para cientistas, organizadores, comerciantes ou para qualquer pessoa que precise ativar essas faculdades ou neutralizar a apatia. Em geral, o Filtro da Criatividade é um **grande antidepressivo** e um bom estimulante da mente.

FILTRO do elemento FOGO — Potencial vibratório: 14,20

O filtro com a característica do elemento fogo só deve ser usado quando exista na pessoa um **excesso do elemento água**. É adequado para todos os sintomas de frio no corpo ou de frieza psicoemocional, frigidez sexual, apatia, indiferença, indecisão, falta de imaginação ou de criatividade, e também para a dispersão, falta de concentração e de memória.

O Filtro do Fogo é uma boa reprogramação celular inicial para as seguintes patologias: obesidade, colesterol, intoxicações, reumatismo, cistos, tumores, hipotiroidismo, hipotensão, para aumentar as defesas do corpo e reforçar o sistema imunológico e o sistema nervoso parassimpático. O Filtro do Fogo tem algumas contra-indicações. Não deve ser usado em caso de febre. É preciso evitar projetá-lo no quarto chakra do coração. Também é *contra-indicado para o câncer* (embora não para a AIDS) e para o diagnóstico de acupuntura de *fogo de fígado*.

FILTRO do elemento TERRA — Potencial vibratório: 13,80

O elemento Terra deve ser usado **quando houver predominância do elemento ar** na pessoa. Este elemento favorece e potencializa todo o processo de materialização, construção e reconstrução. Estimula o realismo e a capacidade de materializar, reduzindo o idealismo e as utopias. Este tratamento é contra-indicado para pessoas muito materialistas e/ou pragmáticas.

Este código da Terra nos transmite uma reprogramação muito útil nos casos de anemia, fraqueza, desmineralização e anorexia. O Filtro da Terra é eficaz para a coesão de ossos e de tecidos duros, tendões e cartilagens. Corrige as anomalias nos seguintes casos: fraturas, osteoporose, dentes, unhas, cansaço físico e processos pós-operatórios; também é excelente para vários problemas digestivos (pode ser combinado com o elemento Água) e em especial para o Baço e o Estômago.

FILTRO do elemento ÁGUA — Potencial vibratório: 13,50

O filtro do elemento Água deve ser usado quando na pessoa **predomine o elemento fogo**. A água imprime o código do sentido de coesão, de relacionamento e de flexibilidade. Favorece o relaxamento e o repouso; pode ser muito antitérmico, motivo pelo qual é bom para a febre ou o excesso de yang. Trata também do *stress*, do envelhecimento, o "vazio de Jing dos Rins" e pode ser muito útil para alguns problemas de pele, como o herpes, a pele seca e a descamação; pode ser experimentado com certas anomalias dos cabelos e das unhas.

O Filtro da Água é um bom regulador do sistema nervoso, das glândulas supra-renais, do hipertiroidismo, do fluxo sangüíneo, das varizes, da digestão, da inflamação do nervo ciático e da dislexia. É por excelência um tratamento para os Rins e a Bexiga. É contra-indicado em caso de hipotiroidismo.

FILTRO do elemento AR — Potencial vibratório: 12,90

Com o código gráfico do Ar neutraliza-se o **predomínio do elemento Terra**. O filtro azul do Ar dissolve as obstruções e ativa a liberação dos apegos materiais. Enriquece e aumenta a respiração (quando essa é insuficiente para oxigenar o corpo ou quando há obstrução) e estimula as faculdades mentais. É um tratamento para a fadiga psíquica, ao mesmo tempo que favorece os ideais elevados e a espiritualização do Ser.

É um filtro excelente em geral para todas as doenças pulmonares, sejam por insuficiência temporária, seja por deficiência genética. Muito interessante para a asma, tanto do ponto de vista físico como psíquico. É aconselhável para a maioria dos problemas de coração. Outras patologias tratadas pelo filtro de ar são a arteriosclerose, a hipertensão, a regulagem dos intestinos, tanto em caso de diarréia como de constipação ou flatulência, calosidades da pele, e costuma ser um regulador geral do metabolismo e em especial do funcionamento dos ovários. A sua contra-indicação física é a hipotensão arterial; e a psíquica seria um caso de hiperidealismo de tipo fantasioso, uma vez que o ar o favoreceria.

ANAGRAMA de PODER — Potencial vibratório: 29,70

Astrologicamente pode representar **os quatro signos fixos**: Touro, Leão, Escorpião e Aquário. As suas três imagens interligadas são possivelmente Júpiter em Câncer + Sol em Sagitário + Estrela Solar.

Este filtro é **um forte concentrador de energia**. O anagrama chamado *de poder* é a **síntese da Geocromoterapia** ou a representação deste novo sistema de cura e evolução. No seu desenho pode-se ver uma *estrela amarela de dez pontas,* que representa o Sol Central, um *triângulo branco,* que se refere à Era de Aquário ou à quarta dimensão (ver explicação sobre o filtro do Triângulo Branco) e uma esfera azul que simboliza o Mestre Morya, o instrutor do novo sistema. É um arquétipo de **grande proteção e auto-afirmação** espiritual para um ser humano.

Este arquétipo complexo pode ser usado, quando necessário, **para fixar as informações em uma terapia e para manter** por muito tempo as informações recebidas procedentes da fórmula de códigos ou conjunto dos outros filtros projetados em uma sessão de Geocromoterapia. O Anagrama de Poder é como uma assinatura, uma fixação de uma imagem; projetá-lo ao final de um tratamento vem a ser **como selar a terapia.**

Em nem todos os casos será necessário fixar as informações recebidas, porque há implantes que devem ser apenas temporais, uma vez que eles são *pontes* para determinado processo evolutivo, que não devem permanecer por muito tempo no Ser que os recebe; mas pode chegar um momento em que os novos códigos recebidos devem poder manter-se para ser assimilados profundamente; neste caso, é aplicado o Anagrama.

* TEM APLICAÇÕES NA MEDICINA DO AMBIENTE, ver Quarta Parte.

15. MAIS INFORMAÇÕES E ESCLARECIMENTOS SOBRE O SISTEMA GEOCROM

1) Texto recebido em janeiro de 2000

Tudo o que foi explicado até aqui sobre as funções de cada filtro são unicamente aproximações exequíveis para o seu caminho na Terra.

Todo conceito referente às oposições bem-mal, doença-saúde, alteração-neutralização, código-antídoto... refere-se unicamente a uma concepção dual do mundo e dos comportamentos humanos.

Na realidade, o código de equilíbrio que nos é transmitido por cada um desses padrões geométricos coloridos já existe no nosso interior, ou no nosso campo de energia.

A Geocromoterapia apenas suspende os véus sobrepostos, recupera e ativa os códigos de harmonia, perfeição e unidade que cada Ser possui de um modo inerente.

2) O que são os filtros de segunda geração

Do ponto de vista terapêutico, os arquétipos chamados de segunda geração são os mesmos que os filtros de "primeira geração" (1ª G) expostos até agora, mas com duas grandes diferenças: o fundo de cada arquétipo de 2ª G é de cor preta e bastante opaco, em vez de ser transparente, portanto as arestas e os ângulos geométricos são muito mais perfilados e a queda de elétrons no seu interior é superior.

Eles são também menores que os de 1ª G, embora mantenham a proporção matemática áurea, só que com um múltiplo inferior, e por isso penetram mais sutilmente nos chakras e podem ser usados com ótimos resultados em crianças e em pessoas cuja vibração já seja muito elaborada ou que têm chakras mais delicados e sutis.

Os resultados terapêuticos com esta versão de filtros são excelentes e talvez superiores aos de 1ª G embora, por serem mais potentes, nem todos os pacientes precisam ser tratados com os de 2ª G, pelo menos durante os primeiras sessões de cura com esses arquétipos da Geometria Sagrada; também vimos que é preciso um menor número de *flashes*, em geral um a dois lampejos por chakra. Com o tempo, os filtros de 2ª G serão mais necessários e mais úteis que os grandes filtros de 1ª G com o fundo transparente. Nos seminários de formação profissional esses conceitos são detalhados com clareza.

3) Proteção e distribuição dos elementos do sistema

O INSTITUTO GEOCROM de Barcelona fornece todos os Filtros Geocrom e elementos terapêuticos evolutivos ao terapeuta depois que este passou pelos cursos de formação profissional. Ver as informações no final do livro.

A Geocromoterapia e o Sistema Geocrom estão protegidos, registrados e reconhecidos pela Oficina Española de Patentes y Marcas do

Ministério de Indústria e Energia, e também pelo Registro de la Propriedad Intelectual da Generalitat de Catalunya.

O sistema da Geocromoterapia é endossado ideológica e terapeuticamente pela plataforma de pesquisas independentes AUFaC (Asociación Universal para la Investigación de las Formas Aplicadas y el Color). Ver as informações na Quinta Parte do livro.

4) Alternativa de verificação interessante

Uma forma muito neutra e imparcial de testar os filtros com a pulsação arterial ou radiestesia é basear-se em uma relação organizada de uma forma ascendente do *potencial vibratório* de todos os filtros. Por ser uma relação numérica, mais abstrata e difícil de memorizar, a verificação é necessariamente menos influenciada pelos condicionamentos culturais ou pelos sintomas do paciente; essa é então uma posição muito anímica e nada habitual entre as práticas de saúde; não obstante, os resultados são excelentes; essa é a razão pela qual o Instituto proporciona a seguinte lista nova, especialmente para os terapeutas avançados. Basta fotocopiar a página seguinte, por exemplo, e em seguida dobrar a folha de papel de modo que não se possa ver o "nome do filtro" mas apenas o seu potencial vibratório, com o propósito de realizar o teste apenas com a relação numérica da sua vibração; uma vez feito o teste, e só então, são conferidos os nomes dos filtros, eles são obtidos de acordo e aplicados.

16. OS FILTROS DO SISTEMA GEOCROM CLASSIFICADOS PELO SEU POTENCIAL VIBRATÓRIO

12,90 Elemento Ar
13,50 Elemento Água
13,80 Elemento Terra
14,01 Decágono Laranja
14,03 Hexágono Turquesa
14,20 Elemento Fogo
14,30 Hexágono Verde
14,80 Triângulo Laranja
14,83 Hexágono Azul
15,10 Pentágono Verde-azulado
15,30 Triângulo Violeta
15,70 Quadrado Rosa
15,80 Círculo Azul
16,22 Círculo Vermelho
16,25 Triângulo Vermelho
16,45 Triângulo Verde
16,70 Triângulo Azul
16,95 Círculo Verde
17,00 Quadrado Laranja
17,04 Quadrado Azul
17,06 Decágono Verde
17,25 Hexágono Laranja
17,26 Hexágono Verde-azulado
17,50 Círculo Violeta
17,85 Círculo Turquesa
17,89 Triângulo Turquesa
17,90 Heptágono Verde
17,90 Decágono Rosa
18,07 Pentágono Violeta
18,08 Decágono Azul
18,25 Triângulo Amarelo
18,60 Decágono Turquesa
18,82 Oval Vermelho
18,95 Pentágono Azul
19,40 Dodecágono Violeta
19,65 Dodecágono Azul
19,85 Octógono Rosa
20,03 Triângulo Rosa
20,05 Decágono Amarelo
20,50 Octógono Violeta
20,70 Círculo Laranja
21,02 Quadrado Violeta
21,20 Decágono Violeta
21,20 Círculo Rosa
21,30 Filtro Yang
21,95 Pentágono Amarelo
22,00 Oval Turquesa
22,04 Pentágono Rosa
22,05 Filtro Yin
22,09 Dodecágono Rosa
22,20 Hexágono Rosa
22,30 Octógono Rubi
22,80 Hexágono Morado
22,95 Oval Branco
23,01 Filtro de Criatividade
23,15 Dodecágono Turquesa
23,30 Octógono Branco
24,40 Círculo Amarelo
25,62 Heptágono Morado
25,70 Triângulo Branco
28,20 Filtro Sri Yantra
29,70 Filtro Anagrama de Poder
34,70 Filtro Arquétipo de Unidade
39,90 Círculo Branco

Terceira Parte

COMO TRABALHAR COM OS FILTROS

17. O PROJETO MASH E O TRABALHO COM OS SÍMBOLOS

Nestes parágrafos, vou tentar explicar alguns dos *valores da Geocromoterapia* e dar um significado, não apenas ao sistema propriamente dito, mas também aos filtros ou substratos que são utilizados na sua dinâmica terapêutica. Algumas das definições e esclarecimentos que darei foram induzidos e explicados pelos mestres que guiam o Sistema Geocrom e acredito que todos eles são em geral de grande ajuda para dar uma ampla compreensão do que *temos nas mãos;* talvez também possam ser úteis para dar diferentes tipos de explicações a outras pessoas, sejam pacientes ou colegas, e facilitar assim a compreensão dos conceitos subentendidos neste novo sistema de prevenção, cura e evolução espiritual.

Para começar direi que, dentre as definições que explicarei, muitas se incluem no que os mestres definem como o **Projeto MASH**, ou a nova *Medicina Armónica del Ser Humano*, um plano ou propósito que vou tentar resumir com o pouco que sei a respeito. Em diferentes textos canalizados, alguns pessoais e outros referentes ao Sistema Geocrom, é mencionado um grande projeto cósmico, vinculado à mudança vibracional que a humanidade está vivendo atualmente, o qual é associado à necessária *mudança de concepção da Medicina.*

Ao que parece, esse projeto começou a tomar forma em 1980-82 aproximadamente (segundo os textos de 2001, "*...há pouco menos de* *vinte anos"*). Segundo as especificações a respeito, o Projeto MASH é uma nova visão do conceito *saúde*, da etiologia de todo conflito somatopsíquico, do seu sistema de diagnóstico, do modo de tratamento integral e de seu modo de prevenção. O projeto em si *já foi criado etericamente* e, portanto, está se materializando em fases, uma vez que a vibração da humanidade e do planeta já está se elevando e sutilizando.

Conforme vão se desenvolvendo novos métodos e visões, chegará um momento em que todas as peças se encaixarão e se unirão em um só Corpo de Conhecimento sobre a nova medicina. Por ora, e ainda durante muitos anos, o ser humano terá de aprender a se conectar com as suas verdadeiras necessidades espirituais, psíquicas, biofísicas e bioquímicas, e desenvolver, segundo os seus meios e mentalidades, novas metodologias de trabalho além das conhecidas até o momento.

Para o ser humano, este trabalho será de união de novas idéias, conceitos e teorias, desenvolvidas por diferentes pensadores sensíveis do planeta, juntamente com a execução e a experimentação prática e sensitiva de novas formas terapêuticas harmônicas e evolutivas, as quais darão os resultados empíricos sobre as concepções teóricas.

Existem numerosos seres que vêm desenvolvendo o Projeto MASH em todas as suas vertentes e cujo trabalho é, única e exclusivamente, proporcionar esse serviço. Houve vários precursores que, já há cerca de cem anos, plantaram a semente para que o começo dessa nova era pudesse fazer essa mudança vibracional no campo da medicina integral e elevar, assim, a qualidade de vida e a evolução do ser humano.

Esses seres sensíveis no mundo ocidental foram o dr. Hahnemann, o dr. Bach, B. J. Palmer, Edgar Cayce, R. Steiner, entre outros, e muito mais tarde apareceram os pensadores C. G. Jung, D. Bohm, F. Capra, K. Wilber, R. Sheldrake. D. Chopra, B. A. Brennan, M. Chia, D. V. Tansley, entre muitas outras pessoas de grande qualidade humana vinculadas a essa mudança vibracional. Atualmente, existem centenas de aplicações práticas das idéias desenvolvidas por esses seres sensíveis, assim como milhares de pessoas que praticam novas formas terapêuticas integrais e evolutivas que, de alguma forma, direta ou indiretamente, estão todas elas vinculadas ao Projeto MASH, estejam ou não conscientes disto.

A Geocromoterapia é apenas uma das formas do novo conceito médico curativo-preventivo, mas é um dos métodos mais práticos para conseguir modificar e prevenir as causas reais das doenças e o comportamento incoerente das células ou do próprio psiquismo e em geral da desarmonia do ser. O seu raio de ação e as leis que a regem pertencem ao campo da biofísica e ao novo modelo da medicina quântica, embora as suas finalidades sobre a verdadeira cura e a qualidade da evolução humana pertençam ao campo da metafísica e da consciência.

O significado e o âmbito de atuação psicossocial do Sistema Geocrom foi também um material recebido em diferentes explicações como as seguintes.

1) O Sistema Geocrom como modelo conceitual e sobretudo a Geocromoterapia como método de aplicação terapêutica podem ser definidos como *um meio de evolução consciente.*
2) É também um novo *sistema pedagógico* do universo e da hierarquia espiritual.
3) Este meio didático e terapêutico por sua vez é dirigido: a) à massa, à grande maioria de pessoas *ainda que não iniciadas* no caminho espiritual consciente, precisamente para agilizar e facilitar a troca de códigos *no início do processo de expansão de sua consciência* como seres espirituais; b) também é *dirigido aos seres já iniciados* na seara espiritual, com a finalidade de dar *exatidão* à sua evolução, ou proporcionar fluidez e lucidez no seu processo de transformação.
4) A Geocromoterapia é um *sistema pré-iniciático* que deve possibilitar a perfeição e a harmonia do ser humano e que contribuirá para abrir as portas do Projeto MASH e para estabelecer os fundamentos da nova medicina.
5) Também é um *sistema de vinculação com o cosmos* e os seus padrões fundamentais, uma vinculação que se estabelece graças à Lei de Ressonância entre os padrões da Criação e a dos arquétipos ou substratos gráficos utilizados na Geocromoterapia. O homem, por meio desses filtros, vincula-se de uma forma mais estreita ao cosmos ou com a energia criadora de origem.
6) O Sistema Geocrom em si mesmo é um *patrimônio para o futuro* da humanidade e atualmente encontra-se apenas no processo da "primeira semeadura" sobre as grandes possibilidades de utilização terapêutica dos princípios ativos da luz, da cor e da geometria, que no futuro serão um elemento da maior importância na medicina.
7) A Geocromoterapia é temporalmente necessária para que o Ser Humano aprenda no futuro a utilizar cem por cento do seu cérebro e o

seu máximo potencial cognitivo, uma vez que vai mais além das suas faculdades racionais ou lógicas até agora empregadas.

Com relação ao significado do uso dos filtros propriamente ditos, chegarão diferentes explicações em distintos campos de compreensão. Já estão aparecendo várias definições mais ou menos científicas sobre a natureza e a ação dos filtros Geocrom, mas esses substratos geométricos coloridos também podem ser contemplados de outros pontos de vista. Eis aqui alguns significados, palavras-chaves ou definições muito úteis para o trabalho terapêutico.

1) Um filtro geométrico colorido é um *modulador de freqüências.*
2) É também um *catalisador* que possibilita certas reações e estimula diversos processos no ser humano.
3) Os filtros Geocrom são *códigos* universais que geram novos comportamentos celulares e psíquicos, em consonância com a ordem universal.
4) São *padrões* equilibrados, de ordem, medida e organização de forças.
5) São *esquemas* das formas originais das forças criadoras, das vibrações luminosas universais e esquemas conceituais da natureza e da ordem inteligente do cosmos.
6) Os filtros da Geocromoterapia são *sementes* ou recipientes que contêm um potencial harmônico latente.
7) São *arquétipos* e modelos universais.
8) Cada filtro é um *deva*, um espírito criador, construtor de formas, inteligente e organizador de vida.
9) São *mensageiros*, mediadores, que trazem novas reproduções de troca e evolução.
10) A distinta combinação geométrico-cromática gera no ser vivo *princípios ativos* de alta resolução para a sua vida e a sua saúde.

Pessoalmente, acredito que começar a experimentar os princípios ativos da geometria, da cor e da luz abre-nos um vasto campo de pesquisa de magnitudes desconhecidas mas promissoras para o equilíbrio harmônico e a qualidade evolutiva do ser humano. Uma das finalidades deste capítulo é convidar as pessoas para que entrem em sintonia com essas noções, para se unir ao trabalho de pesquisa e de ampliação dos conhecimentos sobre as propriedades das cores e da luz, mas, sobretudo, da ainda pouco conhecida Geometria.

18. OS ARQUÉTIPOS COMO USO PESSOAL

Ao longo do capítulo sobre o *raio de ação da Geocromoterapia,* comentamos que são utilizados certos filtros para o uso *pessoal* e de forma sustentada. Na realidade, trata-se de uma ampla seleção feita sobre a totalidade dos filtros existentes e experimentados até agora; mas os filtros desta seleção têm funções específicas e são ideais para *serem usados diariamente*; são os chamados *Harmonizadores Pessoais*, arquétipos que têm a função de "medicamentos" ou de "complementos" terapêuticos, embora a diferença é que esses filtros não são remédios para tomar, mas, sim, para *se aplicados* ou para *ser usados.*

Quando dizemos que são elementos para se aplicar em uma pessoa, significa que a gelatina de policarbonato em questão (fotossensível), com a sua particular geometria e cor específica, deve ficar **em contato com a pele** da pessoa a ser tratada, e **durante certo tempo**. O Instituto Geocrom elaborou esses filtros de forma cuidadosa e artesanal; são de tamanho e proporções muito menores que as dos filtros de tratamento na maca, e a gelatina geométrica de cor exata é colocada entre dois suportes de metacrilato transparente.

O filtro em si mesmo é sustentado no interior dos metacrilatos em forma de sanduíche, mas sem nenhum tipo de cola nem adesivos (que interfeririam energeticamente no arquétipo); o padrão geométrico é mantido por simples estática, pela qual a delicada gelatina permanece flutuando entre os dois metacrilatos. Por sua vez, essas peças rígidas, quer dizer, os dois pequenos quadrados transparentes com um filtro modulador entre eles, tem um pequeno orifício em um ângulo do metacrilato, pelo qual se coloca um anel de prata para que o filtro possa ser pendurado no pescoço com uma corrente ou um fio.

O conjunto é criado desse modo para que o filtro arquetípico possa ser colocado sobre o peito *à altura da glândula timo* (o ponto de acupuntura número 18 do meridiano Ren Mai), próximo do quarto chakra, lugar certo de penetração do arquétipo em questão e para que cumpra idealmente as suas funções terapêuticas.

Nem todos os filtros do Sistema Geocrom foram amplamente testados e aprovados para ser utilizados como harmonizadores pessoais sobre o peito durante muito tempo; apenas 45 deles foram preparados para uso pessoal e mostraram-se eficazes em muitos casos tratados; são arquétipos fáceis de ser utilizados e absorvidos pelo usuário comum e podem ser usados por várias horas e dias seguidos. No entanto, todos os filtros existentes no sistema podem ser preparados também para uso pessoal, ou como medicamentos, em especial por profissionais, cientistas ou pesquisadores, embora o Instituto só tenha comercializado quarenta deles. Se alguém se interessar por algum filtro pessoal que não esteja na lista a seguir, deverá entrar em contato com o Instituto Geocrom.

Ao receitar ou aplicar esses pequenos filtros personalizados sobre o timo, é necessário encontrar a dose exata e adequada para cada pessoa, motivo pelo qual o terapeuta deve ser muito preciso no seu diagnóstico, para não alterar o equilíbrio geometrodinâmico do paciente. Alguns filtros são mais potentes que outros e precisam ser usados por menos horas ou dias. Por exemplo, o complexo filtro do Anagrama de Poder, ninguém até o momento suporta usá-lo todos os dias sobre o timo; seu efeito é tão forte que deve ser usado ocasionalmente e em doses mínimas (por exemplo, 2 ou 3 horas por dia, durante muito poucos dias, seguidos ou alternados). No entanto, o Pentágono Rosa, usado como filtro harmonizador pessoal, é muito suave e tolerável, podendo ser usado durante todo o dia e até mesmo por meses inteiros (para conhecer a potência da cada arquétipo recomendo reler com atenção as suas Funções Terapêuticas).

O interessante é entender que todos esses filtros Geocrom atuam como medicamentos e, portanto, provocam mudanças de conduta, funcionamento celular e bioelétrico, assim como profundas mudanças anímicas. Como todo medicamento, podem ser excessivos... ou insuficientes. Por isso é tão importante ser prudente no uso dos filtros *Harmonizadores Pessoais* e, se possível, que sejam diagnosticados por um bom geocromoterapeuta formado pelo próprio Instituto Geocrom. Assim mesmo existem algumas instruções precisas para a sua utilização, as quais devem ser lidas e compreendidas antes de usar esses singulares filtros geométricos tão específicos. É preciso lembrar que o padrão cósmico ativo, um arquétipo da geometria sagrada, é colocado "durante vários dias em um ponto muito importante do corpo" e isso requer toda a seriedade devida.

Atualmente, os resultados obtidos com os filtros *Harmonizadores Pessoais* têm um grande peso específico dentro dos fundamentos básicos da nova Geocromoterapia e essa é a razão pela qual ofereço também um resumo das suas funções principais (as palavras-chaves que nos indicam a função básica do arquétipo), assim como as *instruções específicas* e necessárias para a sua dinâmica de uso, como tratamento de apoio.

19. INSTRUÇÕES ESPECÍFICAS PARA OS FILTROS HARMONIZADORES PESSOAIS

É importante lembrar que esta forma de trabalhar com os arquétipos foi escolhida para exercer uma *função contínua* ou uma inteligente *terapia de apoio*, mas que em nenhum caso substitui um tratamento completo com filtros (uma fórmula de vários arquétipos combinados) realizado em todos os pontos do corpo por um terapeuta experiente.

Até o momento observamos que cada filtro de gelatina é um substrato gráfico e uma *fórmula arquetípica* (uma combinação de geometria e cor), que *só é eficaz e terapêutica quando ativada com a luz natural ou de flash.* Os padrões geométricos euclidianos implícitos de cada filtro são construídos sobre um suporte fotográfico de policarbonato fotossensível, com um determinado cromatismo e são ativados com uma luz branca que não modifica a cor.

Por outro lado, lembrar que cada figura geométrica arquetípica é projetada segundo a proporção áurica e recortada com precisão matemática. Cada arquétipo contém uma informação ou reprodução específica e emite certas freqüências harmônicas que são aproveitáveis pelo ser humano. A vibração das ondas de forma e cor entra no campo de radiação do ser humano pelo timo, dando um padrão inteligente de ordem e harmonia; por um lado, essas freqüências se acoplam e transportam ao ser humano novos códigos de comportamento ordenado; por outro lado, neutralizam e modulam certas condutas irregulares, sejam de tipo psicológico, orgânico ou anímico.

Todas as figuras ou filtros terapêuticos são protegidos e elaborados manualmente entre dois suportes de metacrilato unidos e apresentados com um anel de prata e um fio sintético (substituível) para que possam ser usados de imediato. Dez intensos anos de experiência e pesquisas indicam que os filtros do Sistema Geocrom transmitem uma grande lucidez e a força adequada para a mudança de atitude ou para a recuperação do equilíbrio. Esta seleção de filtros pessoais deve ser considerada como uma forma de medicação (não como uma jóia ou um objeto decorativo) *derivada da física* (não da química) e que deve ser usada conscientemente, segundo as suas propriedades e nas doses adequadas.

DIAGNÓSTICO: Como regra geral, cada filtro deve ser diagnosticado, dosificado e testado por um terapeuta especializado; no entanto, a sensibilidade ou intuição de qualquer pessoa e as características dos seus problemas pessoais podem ser suficientes para escolher e usar um desses filtros (selecionados com esse propósito entre os 64 filtros do Sistema Geocrom), sempre de acordo com as instruções a seguir.

LUGAR: O filtro Geocrom tem de ser colocado **sempre em cima da pele**, sobre o peito, na altura do **timo**, a uns 3 dedos (6 centímetros) acima da linha central do peito, sobre o *quarto chakra.* Não deve ser colocado sobre a roupa do usuário, para que a onda cromática do filtro não mude e as cores da roupa se misturem com as do filtro, nem tampouco deve ser usado junto com cristais ou jóias, porque também se misturariam com os códigos destes, criando uma desordem geométrica, cromática e energética.

TEMPO: Considerando que cada filtro atua como um medicamento, como regra geral um filtro **não deve permanecer por mais de 4 horas diárias** sobre o timo, nem deve ultrapassar os **10 dias de uso contínuo**. Devem ser evitadas as superdoses de geometria e de cor se a pessoa não tiver experiência em medicina quântica. No entanto, se o filtro pessoal for testado por um terapeuta experimentado, será ele mesmo quem irá indicar exatamente a dose para cada usuário e para cada caso a ser tratado, o que anula o que foi dito no início do parágrafo.

ATIVAÇÃO: Sem luz, o filtro não atua corretamente; a luz natural deve incidir sobre o filtro por pelo menos durante **duas horas**, ou ele deve ser ativado com um *flash* fotográfico qualquer. Uma vez ativado, o filtro fotossensível tem uma vida terapêutica de **35 horas** aproximadamente. O habitual é que quando NÃO se vai utilizar o filtro de imediato (por exemplo, pela tarde), ele deve ser colocado próximo a uma janela bem iluminada (não é preciso sol direto), sobre uma superfície branca, ou dar-lhe **dois lampejos** de *flash* antes de voltar a utilizar. A luz elétrica não estimula adequadamente os filtros Geocrom ao emitir uma vibração de 3.200° Kelvin, muito inferior à da luz solar ou de *flash* (as duas de 5.600°K).

PRECAUÇÕES: a) Os filtros **não devem ser molhados** com água, *sprays*, colônias, suor etc., uma vez que o filtro de gelatina e o metacrilato que o envolve podem se estragar ou deformar a perfeição geométrica do filtro, o qual perde a sua proporção, transparência e nitidez. Se isso ocorrer com um filtro, é preciso substituí-lo por outro, ou então se pode tentar secá-lo com um secador de cabelos; b) Os filtros **não devem ser usados ao dormir**, uma vez que só é conveniente utilizar as informações de cada arquétipo no estado de vigília, não no estado alfa; c) **Nunca devem ser utilizados vários filtros por vez**; o campo aural só admite e processa adequadamente um código concreto; as misturas geométricas e cromáticas levam à desordem, à dispersão, e à "impossibilidade de cura" pela existência de vários filtros; d) Cada filtro é absolutamente **pessoal e intransferível**, uma vez que se vincula à energia particular e específica de cada pessoa e recolhe a sua impressão; portanto, não é nem um pouco conveniente usar o filtro de outra pessoa, mesmo que seja muito amiga, pois criam-se interferências energéticas involutivas e nada terapêuticas; e) Cada filtro Geocrom tem uma **condutividade energética** e portanto pode chegar a se saturar com as vibrações psicoemocionais trabalhadas e filtradas em cada etapa. Dependendo dos dias de terapia ou da cronicidade da anomalia, o filtro pode chegar a **se saturar**, ou a ficar excessivamente carregado energeticamente, aos quatro ou cinco meses de uso.

CONSELHOS IMPORTANTES: 1) O fio de algodão pode ser substituído por uma corrente de material nobre — ouro, prata ou aço — e de medida adequada para que o filtro fique sobre o timo. Não é aconselhável o couro animal nem as fibras sintéticas tóxicas ou com tinturas; 2) Os filtros Geocrom no princípio são compatíveis com a maior parte dos cristais, gemas ou metais puros; no entanto, não é aconselhável sobrepô-los, pelos motivos mencionados anteriormente e porque, ao juntar-se a mesma corrente, o filtro pode deixar de emitir livremente as ondas de sua forma geométrica e também porque os códigos que contêm as jóias podem ser incompatíveis com as informações do filtro.

20. SÍNTESE DA AÇÃO DE ALGUNS FILTROS PESSOAIS

TRIÂNGULO VERDE: Informação harmônica da memória celular, dos órgãos e sistemas, DNA, herança familiar patológica.

TRIÂNGULO VIOLETA: Relaxante, regula o sistema nervoso, neurotransmissores, fortalece o timo, coordena os pensamentos com os sentimentos.

TRIÂNGULO ROSA: Regula as emoções, dá sossego, paz, doçura. Suaviza os aborrecimentos, o rancor, a ira; equilibra a vesícula biliar e o pâncreas.

TRIÂNGULO TURQUESA: Rejuvenescimento, cicatrização, reparação dos tecidos, coordenação entre planos, aceitação de si mesmo. Fugas energéticas.

TRIÂNGULO AZUL: Coordena o sistema endócrino. Dá proteção, orientação, clareza, flexibilidade, ordem, memória, concentração, desenvolvimento do intelecto.

TRIÂNGULO LARANJA: Antidepressivo que dá alegria, ação, otimismo e motivação vital. Neutraliza a tristeza, a apatia e a depressão endógena.

TRIÂNGULO VERMELHO: Capacita para o valor, a confiança, a força, a coragem, a decisão, a realização, a segurança. Neutraliza o medo, o temor, a insegurança, o terror.

TRIÂNGULO AMARELO: Fomenta o desapego, desfazendo vínculos, ativa a liberdade e a generosidade. Indicado para processos de morte, de mudanças ou desenraizamento.

TRIÂNGULO BRANCO: Proteção dos mestres espirituais, fomenta o amor, o avanço e a mudança pacífica. Integração à nova era.

QUADRADO ROSA: Capacita a recapitular, recordar, compreender os fatos, os motivos, regressões, entender o caminho atual, situar os conflitos.

QUADRADO AZUL: Equilibra o ego e ajuda na desidentificação em relação a ele e na identificação com a alma ou consciência transpessoal. Nivela as doenças mentais.

QUADRADO LARANJA: Prosperidade, expansão e agilidade de meios e oportunidades. Estimula o futuro sem problemas. Mobiliza as oportunidades do exterior.

PENTÁGONO AMARELO: Arquétipo etiológico que dá sabedoria para localizar a causa dos conflitos, capacita e estimula o intelecto, dá uma grande eficiência.

PENTÁGONO ROSA: Proporciona serenidade, flexibilidade, defesas para o corpo, atua contra o choque e o *stress*, estimula a calma; um bom protetor emocional de resgate.

PENTÁGONO VERDE-AZULADO: Estimula a auto-afirmação, a valorização pessoal, a autocura, e capacita a descobrir os dons e faculdades pessoais. Atua contra os complexos.

PENTÁGONO AZUL: Fomenta a humildade e a entrega. Suaviza o narcisismo e a individualidade, no excesso de identificação consigo mesmo e com os outros.

PENTÁGONO VIOLETA: Coordena os sistemas endócrino e nervoso, a hipófise e o hipotálamo. Fomenta a clareza, a serenidade, a organização, a constância.

HEXÁGONO TURQUESA: Trabalha com estruturas, ossos, músculos, tendões, dores, inflamações e artrites. Fortalece a estrutura óssea e coordena os movimentos.

HEXÁGONO VERDE: Purifica o excesso de toxinas e o padrão etérico de envenenamento. Favorece as funções do sistema digestivo, o fígado e os rins.

HEXÁGONO ROSA: Facilita a expansão do quarto chakra do coração, o assentamento das emoções, a paz consigo mesmo. Neutraliza as obsessões e os instintos primários.

HEXÁGONO VERDE-AZULADO: Atração das energias do amor, da beleza, da harmonia e das situações justas; equilibra o *yin* e *yang* do ser. Harmoniza a libido, a desonestidade, a injustiça.

HEXÁGONO LARANJA: Regulador de todas as reações e sistemas metabólicos. Capacita à associação de idéias e à inter-relação de conceitos.

HEXÁGONO AZUL: É um estimulador da vibração celular e fotônica. Neutraliza as resistências kármicas, coordena os chakras e espiritualiza a matéria.

HEPTÁGONO VERDE: Regula os estados de contradição, de esquizofrenia, de ambivalência e expectativas. Coordena os hemisférios cerebrais e as emoções.

HEPTÁGONO MORADO: Um arquétipo seletivo, apagador de códigos, esvaziador dos excessos de informações, que desprograma memórias, reproduções obsoletas.

OCTÓGONO BRANCO: Neutraliza traumas, dores da alma, cicatrizes do coração, o karma. Reconforta, consola, dá paz, proteção, harmonia, beleza e amor virginal.

OCTÓGONO ROSA: Capacita ao perdão, à compreensão e à aceitação de qualquer circunstância. Neutraliza a capacidade de crítica, de rancor e de intolerância.

OCTÓGONO RUBI: Estimula a energia da Verdade, a transparência, o serviço, a entrega, a auto-estima e a confiança. Limpa a mentira, o auto-engano e o medo.

DECÁGONO VIOLETA: Um grande solvente etérico, purificador e limpador de energias densas. Modula as influências emocionais e a carga adquirida do exterior.

DECÁGONO TURQUESA: Modula a eletricidade. Regula os chakras, os meridianos, os pensamentos e as obsessões. Campo eletromagnético de eletrodomésticos, TV...

DECÁGONO AZUL: Modula a carga estática da membrana celular e aumenta os reflexos. Neutraliza a eletricidade estática em carros, secadores etc. Protetor.

DECÁGONO AMARELO: Ativa a facilidade de meios, a prosperidade, as iniciativas, capacita a usar os recursos internos, abre novas perspectivas de progresso.

DODECÁGONO ROSA: Fomenta o encontro da vocação, o caminho, orienta até a decisão correta, o contato com os guias internos, ajuda na meditação.

DODECÁGONO VIOLETA: Capacita a comunicação fluente, a abertura nas relações humanas, faz a ponte com os guias, trabalha bem na logopedia.

DODECÁGONO TURQUESA: Aguça a visão física e etérica, discerne entre a luz e a sombra. Aperfeiçoa o órgão da visão e a capacidade de estratégia.

DODECÁGONO AZUL: Materializa propósitos e desprende dos hábitos. Sutiliza e transforma a matéria. Neutraliza as dependências das drogas, estimula a vontade.

CÍRCULO VERDE: Arquétipo de cura profunda, grande relaxante, modula as dores, traumas, infecções reincidentes e doenças degenerativas.

CÍRCULO ROSA: Capacita à força da imparcialidade, da equanimidade, do silêncio mental, da sabedoria; um grande regulador emocional, útil para as tarefas em grupo.

CÍRCULO VERMELHO: Reativa a vitalidade integral, as defesas, a expansão; é antidepressivo, fomenta a concreção, a diligência, o humor e a motivação.

CÍRCULO LARANJA: Estimula a capacidade da alegria, o espírito juvenil, a busca do conhecimento, a eficiência e as iniciativas. Útil em auto-enganos do ego.

CÍRCULO VIOLETA: Espiritualiza o ser, o dignifica, eleva a sua freqüência vibratória, o integra e fomenta a utilização sensata do livre-arbítrio.

CÍRCULO BRANCO: União com a energia crística; invoca a grande força de cura do Amor Universal; tempera o quarto chakra e facilita o trabalho de cura.

OVAL BRANCO: Ativa a transparência do ser, a capacidade de absorção da aura, aumenta as defesas e o número de glóbulos brancos. Bom limpador etérico e emocional.

OVAL TURQUESA: Capacita à intuição, à constância, à fidelidade; e regula a sensualidade. Esclarecedor de situações amorosas em épocas de mudança.

OVAL VERMELHO: Ativador de fluidos e líquidos, sangue, meridianos, regulando sistemas e modulando o fluxo da menstruação.

SRI YANTRA: Equilibra os dois hemisférios cerebrais, integra o raciocínio e a intuição, clarifica a visão e prepara para a etapa evolutiva seguinte.

ANAGRAMA DE PODER: Concentrador da energia que devolve o potencial anímico e espiritual do ser, dando uma grande força e segurança em seus dons.

ARQUÉTIPO DE UNIDADE: Ao ser humano polarizado, capacita a se unir à força da Unidade, à sua dignidade, e a não se identificar com as circunstâncias.

21. O TRATAMENTO ADEQUADO

A experiência clínica com os filtros, ao longo de numerosos diagnósticos e tratamentos experimentados, assim como os surpreendentes e reiterados comentários de quase todas as pessoas que foram tratadas e cuidadas com a Geocromoterapia, fazem com que agora se possa *resumir em apenas duas palavras* o resultado geral ou efeito dos filtros Geocrom: dão **lucidez** nos processos e **clareza** dos conflitos.

Essa foi a resposta de 80 por cento dos pacientes, a maioria dos quais nem sequer foi perguntada, nem ninguém sugeriu esses dois conceitos. Em uma sessão ou outra, ou ao receber alta, cada ser humano tratado com os filtros sempre disse mais ou menos o seguinte, em algum momento: *...parece que depois que comecei a fazer essa curiosa terapia fiquei com mais capacidade de decidir, mais clareza e mais força para saber o que devo fazer para me sentir bem ou para viver minha vida com fluidez; tenho até mais lucidez para saber o que não é, ou não será, bom para mim; mas, acima de tudo, os filtros geométricos me ajudaram a me conhe-*

cer muito mais a mim mesmo e a ser conseqüente, o que também repercutiu na minha vida social e, ainda não sei como, também as circunstâncias externas mudaram, foram dinamizadas e esclarecidas depois que comecei este tratamento.

Temos recebido muitos comentários desse tipo; mas, como se nota, são mais observações psicológicas ou de tipo anímico e claramente pouco orgânicas, uma vez que, com o tempo, constatamos que os filtros Geocrom trabalham modificando basicamente certos padrões de comportamento psicológico e reordenando o campo mórfico celular, etérico e anímico. Devo dizer, até mesmo, que muitas pessoas vêm ao consultório sem estar doentes (em especial os terapeutas e gente mais ou menos sensibilizada neste campo) e simplesmente dizem que *querem mais luz*, mais evolução, querem tratamento preventivo e instrumentos eficazes para o seu caminho espiritual. Outra coisa que temos verificado é que muitos filtros atuam diretamente, modificando ou reprogramando o DNA de cada pessoa, com todas as conotações comportamentais que isso pressupõe.

Na realidade, acredito que as explicações sobre os filtros que recebi em 1994, as instruções e propriedades de cada arquétipo, são apenas um guia fácil e compreensível da ação mais importante de cada um dos filtros; possivelmente, cada filtro deve ter muito mais aplicações e características diferenciadas e úteis, mesmo que ainda as desconheçamos, ou não cheguemos à sua compreensão simplesmente por falta de informações no vasto mundo das energias.

Uma das mensagens pessoais recebidas constantemente durante sete anos foi sempre a de que... devemos pesquisar exaustivamente, relacionar, associar, estudar, observar e sobretudo experimentar os efeitos da matemática, da geometria e da cor combinados entre si. E, além do mais, insistem em que devemos realizar este trabalho *desde já*, do nosso plano terreno, com as nossas capacidades, com as nossas limitações, a nossa vontade, a nossa capacidade intuitiva, a nossa ciência e a nossa tecnologia.

Todos os filtros, mesmo sendo diferentes, ao que parece trabalham dando-nos lucidez, clareza, capacidade de avanço e de evolução, limpeza, ordem e, em definitivo, realizam uma espécie de *reprogramação* dos códigos obsoletos que armazenamos na nossa memória celular; mudam o nosso mapa. No entanto, cada um dos arquétipos tem uma função diferente, específica e singular, explicada no capítulo correspondente tal como recebi. Não obstante, ao estudar as suas funções e trabalhar com eles, vimos que existem vários filtros que têm certas semelhanças e, às vezes, nos encontramos sem saber muito bem onde está a diferença exata entre eles do ponto de vista terapêutico.

Essa é a razão pela qual fiz uma lista, dirigida em especial aos terapeutas já formados ou aos que têm pouco tempo de trabalho na Geocromoterapia. A seguinte síntese de patologias e de filtros associados é muito útil para *conhecer a fundo a natureza essencial de cada um deles,* e devo dizer também que foi uma das associações que quis realizar, intuitiva e pessoalmente, em um dos trabalhos de pesquisa. Embora no princípio não soubesse para onde me conduziria, com o tempo esse trabalho comparativo e associativo foi uma das melhores ajudas, tanto do ponto de vista prático como do ponto de vista teórico e conceitual.

Digo que a lista a seguir serve também para *conhecer a fundo a natureza de cada filtro* porque ela nos permite fazer uma análise comparativa que se converte em uma chave de trabalho. Por exemplo, no caso de uma pessoa que esteja em *depressão,* se pensássemos que tipo de filtros seriam adequados para ela, deveríamos sondar a sutileza dos diversos aspectos da sua sintomatologia, uma vez que não há uma depressão igual a outra, como não existe uma pessoa igual a outra. O Triângulo Laranja pode funcionar em caso de depressão, mas atuaria proporcionando à pessoa a energia da atividade, impulsionando a sua mobilidade e tirando-a da apatia paralisante.

No entanto, o Círculo Laranja trabalharia com a sua tristeza, dando-lhe alegria, capacidade de expansão e sociabilidade, enquanto o Círculo Vermelho proporcionaria rapidez, força e ativaria os seus ciclos orgânicos e bioquímicos. O Triângulo Vermelho neutralizaria os medos e as inseguranças que a conduzem ao estado depressivo, embora fosse possível que, neste caso, talvez fosse mais indicado utilizar o Pentágono Verde-azulado para estimular-lhe a desconfiança em relação a si mesma e facilitar-lhe a força da auto-afirmação e da sua própria capacidade de autocura. Também o Filtro de Criatividade poderia lhe dar iniciativas e possíveis caminhos a seguir, ou então o Círculo Amarelo facilitaria a certeza de que ela necessita nas suas indecisões ou a ajudaria a expandir-se e sair do ostracismo; ou talvez o que o paciente realmente necessite seja do Decágono Amarelo, para saber usar os seus dons e abrir-se para a prosperidade no trabalho, o qual poderia transformar a sua depressão; ou então poderia ser apropriado o Anagrama de Poder, com o objetivo de conseguir se conectar com a sua verdadeira Essência e aprender a utilizar o seu sábio poder e, conseqüentemente, com o seu estado depressivo, desapareceria ao viver a sua vida a partir do seu verdadeiro espírito.

Enfim, esse é apenas um dos exemplos entre todos os casos e patologias que vou relacionar em seguida, tendo em conta que pode haver muitos mais casos ainda. Recomendo fazer esse exercício de observação e ver, para cada patologia ou necessidade, quais são os filtros associados, que diferença existe entre cada um deles e ver em que planos atuam um por um; para isso é necessário voltar a ler detalhadamente a função de cada um dos 58 filtros do Sistema Geocrom e estabelecer as comparações pertinentes.

DIFERENTES FILTROS PARA CADA CASO

AIDS: Filtro Fogo, Círculo Verde, Triângulo Verde, Pentágono Amarelo, Pentágono Rosa, Oval Branco...

AMOR: Círculo Branco, Triângulo Rosa, Hexágono Rosa, Oval Turquesa, Hexágono Verde-azulado, Círculo Rosa, Octógono Rubi-Ouro, Triângulo Violeta, Arquétipo de Unidade...

ANALGÉSICO: Hexágono Turquesa, Decágono Verde, Octógono Branco...

APEGO: Triângulo Amarelo, Hexágono Verde-azulado, Heptágono Morado, Círculo Azul, Hexágono Morado, Dodecágono Azul...

AURA: Triângulo Turquesa, Oval Branco, Círculo Branco...

CÂNCER: Quadrado Violeta, Pentágono Amarelo, Pentágono Rosa, Triângulo Verde, Círculo Amarelo, Círculo Verde, Hexágono Morado...

DEPRESSÃO: Triângulo Laranja, Triângulo Vermelho, Círculo Vermelho, Círculo Laranja, Pentágono Verde-azulado, Filtro de Criatividade, Círculo Amarelo, Decágono Amarelo, Anagrama...

DISLEXIA: Hexágono Laranja, Heptágono Verde, Sri Yantra, Filtro Água...

EGO-PERSONALIDADE: Pentágono Violeta, Pentágono Azul, Oval Turquesa...

ELETRICIDADE: Decágono Turquesa, Decágono Azul, Decágono Violeta, Círculo Amarelo...

EMOÇÕES, filtros relaxantes ou expansivos: Triângulo Rosa, Pentágono Rosa, Hexágono Rosa, Círculo Rosa, Círculo Laranja, Círculo Amarelo, Círculo Verde, Filtro Água, Octógono Branco, Pentágono Verde-azulado, Hexágono Laranja, Círculo Branco...

EQUILIBRAR: Círculo Verde, Filtro Yin, Filtro Yang, Hexágono Verde-azulado, Decágono Turquesa, Decágono Violeta, Heptágono Morado, Triângulo Verde, Pentágono Violeta, Heptágono Verde, Hexágono Rosa, Sri Yantra, Arquétipo de Unidade...

ESPIRITUALIZAR: Anagrama, Círculo Violeta, Octógono Rubi, Octógono Violeta, Hexágono Azul, Filtro Ar, Círculo Rosa, Dodecágono Rosa, Dodecágono Violeta, Arquétipo de Unidade...

ESTUDAR: Triângulo Azul, Pentágono Amarelo, Círculo Rosa, Pentágono Verde-azulado, Triângulo Vermelho, Triângulo Violeta, Pentágono Violeta...

FORÇA, FÉ, SEGURANÇA: Anagrama, Pentágono Verde-azulado, Triângulo Branco, Triângulo Vermelho, Triângulo Laranja, Octógono Violeta, Círculo Vermelho, Círculo Amarelo, Círculo Laranja, Triângulo Azul, Círculo Branco...

INTOXICAÇÃO: Hexágono Verde, Triângulo Verde, Triângulo Violeta, Círculo Vermelho, Decágono Turquesa...

INTUIÇÃO: Octógono Violeta, Oval Turquesa, Sri Yantra, Filtro de Criatividade, Dodecágono Turquesa...

KARMA: Quadrado Rosa, Círculo Azul, Triângulo Verde...

LIMPEZA: Heptágono Morado, Decágono Turquesa, Decágono Violeta, Hexágono Verde, Círculo Verde, Círculo Azul, Oval Branco, Triângulo Verde...

LIVRE-ARBÍTRIO: Heptágono Morado, Triângulo Amarelo, Anagrama...

MEDO: Triângulo Vermelho, Círculo Vermelho, Octógono Rubi, Triângulo Branco, Filtro Yang, Círculo Branco, Anagrama, Arquétipo de Unidade...

MEMÓRIA: Triângulo Azul, Hexágono Laranja, Filtro Fogo, Sri Yantra, Pentágono Amarelo, Triângulo Verde...

MORTE, mudança: Círculo Branco, Quadrado Violeta, Octógono Violeta, Triângulo Verde, Triângulo Amarelo...

OSSOS: Hexágono Turquesa, Triângulo Verde, Filtro Terra, Filtro Fogo...

PONTES DE LIGAÇÃO: Triângulo Turquesa, Dodecágono Violeta, Triângulo Branco, Hexágono Azul, Círculo Azul, Filtro Terra, Quadrado Rosa, Círculo Azul, Círculo Violeta, Círculo Branco, Anagrama...

PÓS-OPERATÓRIO: Triângulo Turquesa, Pentágono Rosa, Triângulo Verde, Pentágono Verde-azulado, Círculo Vermelho, Oval Branco, Filtro Yang, Círculo Verde, Decágono Violeta...

PRÉ-OPERATÓRIO: Círculo Branco, Pentágono Rosa, Círculo Rosa, Quadrado Violeta, Triângulo Vermelho, Triângulo Verde, Decágono Violeta, Anagrama...

PROSPERIDADE: Decágono Amarelo, Quadrado Laranja, Pentágono Violeta, Pentágono Verde-azulado, Anagrama, Arquétipo de Unidade...

PROTEÇÃO: Círculo Branco, Anagrama, Triângulo Branco, Pentágono Rosa, Triângulo Azul, Octógono Branco, Círculo Azul, Círculo Verde, Círculo Rosa, Oval Branco, Decágono Azul (ambiente), Arquétipo de Unidade...

PSIQUIATRIA: Heptágono Verde, Heptágono Morado, Círculo Rosa, Sri Yantra, Triângulo Verde, Círculo Laranja, Filtro Terra, Oval Branco...

RADIOATIVIDADE: Decágono Turquesa, Decágono Verde, Círculo Azul, Círculo Violeta...

REJUVENESCER: Octógono Branco, Triângulo Turquesa, Oval Branco, Círculo Laranja, Triângulo Verde, Círculo Amarelo, Arquétipo de Unidade...

REVITALIZAR: Círculo Vermelho, Círculo Laranja, Pentágono Rosa, Triângulo Verde, Filtro Fogo, Oval Branco...

SABEDORIA: Anagrama, Arquétipo de Unidade, Pentágono Amarelo, Pentágono Violeta, Círculo Rosa, Círculo Violeta, Triângulo Verde, Hexágono Azul, Octógono Violeta, Círculo Amarelo, Círculo Branco...

SISTEMA CIRCULATÓRIO: Oval Vermelho, Círculo Vermelho, Filtro Ar, Filtro Água...

SISTEMA DIGESTIVO: Hexágono Verde, Círculo Verde, Triângulo Verde, Decágono Violeta, Filtro Terra, Filtro Fogo, Pentágono Violeta, Hexágono Laranja, Triângulo Rosa...

SISTEMA ENDÓCRINO: Pentágono Violeta, Triângulo Azul, Triângulo Violeta, Triângulo Verde, Hexágono Laranja, Filtro Fogo, Filtro Terra...

SISTEMA IMUNOLÓGICO: Pentágono Rosa, Círculo Vermelho, Pentágono Verde-azulado, Triângulo Verde, Oval Branco, Círculo Verde...

SISTEMA NERVOSO: Triângulo Violeta, Hexágono Laranja, Triângulo Verde, Sri Yantra, Filtro Água, Octógono Branco...

SISTEMA ÓPTICO: Pentágono Rosa, Dodecágono Turquesa...

SISTEMA ÓSSEO: Hexágono Turquesa, Filtro Yang, Filtro Terra, Filtro Fogo, Triângulo Turquesa, Círculo Vermelho, Filtro Yang...

STRESS: Pentágono Rosa, Círculo Rosa, Círculo Verde, Filtro Água, Filtro Yin, Octógono Branco, Círculo Branco...

22. SEMELHANÇAS, PARALELISMOS E SINTOMAS COMUNS

Lembro aos leitores e alunos que a Geocromoterapia nasceu com 38 filtros, curiosamente o mesmo número de medicamentos do sistema de Essências Florais que nos deixou o dr. Edward Bach (fato que eu ainda desconhecia na ocasião). Isso pode ter sido uma pura casualidade, uma vez que, mais tarde, foi se ampliando, em especial nos três anos posteriores ao seu nascimento. Durante essa ampliação, foram surgindo outros filtros novos, recebidos em diferentes sessões induzidas, conforme o próprio Sistema Geocrom ia se materializando e afirmando e iam aparecendo as necessidades terapêuticas, até chegar aos 64 filtros existentes (este texto foi escrito em 2004).

No primeiro ano, no entanto, cada vez que eu lia as instruções de cada filtro, notava a existência de um certo paralelismo com algum dos Florais de Bach, o que me fez pensar que, se já existia um remédio para neutralizar ou trabalhar com certas emoções conflituosas (uma terapia eficiente que eu mesma começava a utilizar em consultas e ainda utilizo, uma vez que são muito compatíveis), não tinha por que inventar outro sistema novo, considerando também a superoferta existente de métodos novos.

Entretanto, a coisa não é assim tão simples. Com o tempo a pesquisa, e sobretudo a experimentação com diversos pacientes, deu-nos sempre o mesmo resultado: os Florais de Bach e os Filtros Geocrom trabalham em diferentes planos e são freqüências que atuam de maneira diferente, embora sejam muito complementares. Por um lado, as essências vegetais trabalham num *plano emocional inferior*, atuando sobre as causas mais densas que originam certos estados de ânimo e certos conflitos do ego. Por outro lado, os arquétipos trabalham especialmente sobre planos mais elevados e causais do Ser, os seus corpos átmicos e búdicos, as matrizes dos seus campos mórficos, podendo até mesmo atuar sobre os planos akáshicos do ser e sobre o karma pessoal de cada um. Os níveis de atuação são distintos, mas sem dúvida totalmente complementares; quer dizer, na mesma sessão terapêutica, a pessoa pode necessitar da essência de um Floral de Bach e, ao mesmo tempo, de um arquétipo colorido.

Este é um amplo campo de pesquisa metafísico-médica, no qual espero algum dia colaborar, quando se criar uma equipe de especialistas adequada para desenvolver com seriedade e coerência esse trabalho. Trata-se de chegar a estabelecer claramente quais são os planos energéticos onde incidem os arquétipos geométricos e cromáticos e ver como, a partir dessa incidência ou acoplamento, produzem-se as mudanças bioquímicas, biofísicas e comportamentais do ser humano.

Por enquanto, poderíamos fazer uma associação entre essas essências florais e os arquétipos, do ponto de vista das utilidades, e encontraríamos claros paralelismos, embora a banda de freqüências com que trabalham as ondas emitidas pela geometria e a cor supostamente seja uma banda freqüencial de outra ordem e corrijam as anomalias a partir de um plano ou ponto de origem diferente (e até mesmo as corrigem de maneira diferente). Em seguida, darei apenas alguns exemplos de tais paralelismos, embora ainda sejam estudadas a fundo as indicações dadas pelo próprio criador das essências florais, o dr. Bach, juntamente com as indicações dos filtros Geocrom parecidos com elas, e veremos que existem entre os dois remédios profundas diferenças.

Por exemplo, a flor **Scleranthus** tem indicações terapêuticas muito parecidas com as do Heptágono Verde. A flor **Star-of-Bethlehem** tem um efeito em parte parecido com o do Octógono Branco e também do Pentágono Rosa; **Honey Suckle** pode fazer desempenhar as funções do Quadrado Rosa, ao passo que os efeitos de **Willow** são parecidos com os do Octógono Rosa e **Crab Apple** exerce uma função parecida com a do Decágono Violeta, do Hexágono Verde ou do Decágono Turquesa.

O mesmo ocorre entre **Clematis** e o Círculo Azul, entre **Beech** e o Círculo Rosa, entre **Wild Oat** e o Dodecágono Rosa, entre **Centaury** e o Pentágono Verde-azulado, entre **Walnut** e o Oval Turquesa, ou entre as funções de **Holly** e a que faz o Hexágono Rosa ou o Círculo Branco sobre uma pessoa, ou os benefícios de **Elm** e do arquétipo Pentágono Rosa.

O estudo comparativo é infinito, até mesmo em outros campos de trabalho médico e psicológico, incluindo os outros sistemas de essências florais, essências de animais ou de minerais desenvolvidos em outras partes do mundo. Tão amplo é este campo de pesquisa que inclusive encontraríamos semelhanças de atuação ou paralelismos entre as suas funções dentro de várias outras disciplinas aparentemente muito diferentes, como por exemplo a **Homeopatia**; cada remédio da Matéria Médica Homeopática emite uma freqüência determinada e, conforme a diluição ou potência energética, pode exercer um efeito parecido, embora eu acredite que a qualidade da freqüência seria sempre claramente diferenciada (nem melhor nem pior, mas diferente) da que é produzida pela onda de um arquétipo geométrico, matemático, cromático e, em definitivo, da freqüência de fórmula quântica emitida pelos filtros Geocrom.

Outra disciplina diferente em que pude observar recentemente efeitos similares aos produzidos pela Geocromoterapia é a ciência Quiroprática; na sua dinâmica de trabalho são usados pontos de correção das subluxações vertebrais, que estão em relação direta com os plexos nervosos e, conseqüentemente, com os pontos-chaves do sistema hormonal. Lembrar que uma das instruções básicas para o trabalho com os filtros da Geocromoterapia é a utilização de certos pontos de acupuntura e de certos chakras para *a entrada correta das informações dos arquétipos*, considerando a íntima relação do sistema de chakras com o sistema endócrino e o nervoso (ver capítulo 10).

O quiroprático, em especial quando emprega a subtécnica Network, realiza definitivamente uma reestruturação e uma reprogramação do sistema nervoso, através do próprio canal de energia criadora do paciente. Proporciona ao ser humano uma *ordem equilibrada* e coerente para a restauração do fluido nervoso (e, portanto, endócrino, visceral e orgânico), além de corrigir a má posição física das vértebras ósseas, que impedem essa fluidez. Essa entrada de *informações*, essa recodificação, o quiroprático realiza com a sua mente e também com um sistema de mudras preestabelecidos pelo criador da ciência quiroprática, o dr. Palmer, gestos, códigos e emissões de informação muito experimentados e ampliados por outra ciência derivada da Quiroprática, como é a Cinesiologia.

Também o que realmente proporciona um filtro Geocrom é precisamente *uma informação coerente e harmônica*; cada filtro é um modelo ou arquétipo de perfeição associado a realidades cósmicas evolutivas e expansivas para o ser vivo. Uma *combinação geométrico-cromática* sintetiza, em um substrato ou suporte, uma série de códigos que reprogramam o funcionamento nervoso, endócrino e incidem naturalmente na codificação dos cromossomos do DNA, com todas as conseqüências comportamentais derivadas.

Devem existir numerosas associações e comparações possíveis em muitos outros campos da medicina e da psicologia, como por exemplo a Energética Hologrâmica que também utiliza gelatinas como sistema de diagnóstico e de tratamento (embora ainda não se possa obter informações suficientes, nem verbais nem escritas, sobre este interessante método), ou a Biocibernética Hologrâmica Quântica, que parece utilizar os códigos dos trigramas do *I Ching* para emitir as freqüências de correção de disfunções. Existem até mesmo paralelismos entre o Sistema Geocrom e outros métodos atuais que também empregam conscientemente o poder de cura da geometria e as proporções harmônicas, ou as freqüências das cores, ou então os sutis e profundos princípios ativos do som etc.

A última finalidade principal deste capítulo não é tanto a prática ou dinâmica de trabalho com a Geocromoterapia, mas as conotações teóricas inerentes ao novo conceito médico e os seus paralelismos em relação a outros sistemas afins, pelo menos com visões medicinais que também contemplam o conceito de *informação*, ou de *código*, utilizado conscientemente como *um princípio ativo* de uso curativo e evolutivo para o ser humano.

O Sistema Geocrom serve, definitivamente, para *impulsionar o ser humano* rumo à evolução do seu espírito, cada polígono proporcionando um mapa coerente de harmonia para cada anomalia, o que o torna, portanto, combinável a outros métodos paralelos, muito embora a pessoa sempre possa decidir usá-los em sessões distintas se não tiver certeza da sua compatibilidade.

Esta pequena introdução a um provável e *futuro estudo comparativo* talvez não sirva precisamente para dividir e separar, mas para unificar, uniformizar, pesquisar e ampliar todos os caminhos a serem explorados no projeto MASH, a Medicina Armónica del Ser Humano, um projeto em que muitos dos leitores *que chegaram até aqui* provavelmente estejam de alguma forma envolvidos.

23. PROGRAMAÇÃO DA ÁGUA, DOS CRISTAIS E DE OUTRAS SUBSTÂNCIAS

A água, os cristais naturais, os metais, o óleo e em princípio toda substância (quanto mais pura, natural e simples, melhor) são receptores e conservadores de informações. Todos esses substratos são programáveis. A água tem memória, como mostram os últimos estudos científicos publicados. Os cristais de quartzo são como bibliotecas que armazenam as reproduções do ambiente e da história do tempo. Tudo o que os cristais ou minerais vivenciam e tocam, todos os ambientes onde eles tenham ficado, a energia de qualquer pessoa que os tenha descoberto, extraído, transportado, vendido ou comprado, admirado ou rejeitado, tudo isso fica impregnado nos cristais como um vestígio, um novo código, que neles fica gravado como uma energia específica. As moléculas do cristal, assim como as moléculas da água, guardam e registram os códigos que recebem, sejam eles intencionais ou não.

No entanto, todos esses vestígios e energias que emitimos impregnam os cristais. Até mesmo uma simples peça de roupa usada contém certos códigos do seu usuário, sejam eles positivos ou não. Os móveis, e sobretudo as antiguidades, estão repletos de histórias, personagens, sentimentos, intenções e uma infinidade de registros dos seus proprietários ou usuários; eles poderiam ter sido felizes, espiritualizados e com bons propósitos; ou ter sido agressivos, psicóticos, tristes, manipuladores ou com más intenções. Tudo fica registrado nos objetos que conviveram com eles. Uma simples e preciosa jóia herdada da avó, por exemplo, se ela mesma ao longo da vida sofreu muito, física ou psiquicamente, é melhor que não a usemos sobre nossa pele sem antes *tratá-la*, de modo a decodificar essas reproduções e vivências estranhas.

Não se trata de acusar ninguém nem de pensar em fantasmas cinematográficos, mas simplesmente de compreender bem um *princípio ativo* das poderosas energias psíquicas; e nesse sentido vou contar um caso pessoal. Eu tinha uns brincos que usei por pelo menos uns seis anos na minha juventude, precisamente a época mais obscura, triste e depressiva que jamais vivi; então guardei-os por mais ou menos uma década e, quando quis voltar a usá-los, mesmo gostando deles e ignorando todas essas questões energéticas, não consegui. Não pude usar e desfrutar daquelas pequenas jóias de jeito nenhum. Cada dia que os usava era um dia raro, complicado, especial, e todo o meu ser acabava sem força e sem energia. Até que desisti, mesmo sem compreender; desisti por pura intuição, e tudo seguiu o seu curso normal até que um dia comecei a me informar e a relacionar os fatos. Eu me dei conta de que os brincos possuíam os *meus próprios vestígios, o meu próprio sofrimento do passado*, e essa era uma energia que não favorecia nada o meu posterior estado energético e evolutivo mas que me obrigava a me sintonizar, mesmo sem saber, com a minha antiga ignorância e o meu dificultoso estado depressivo daquela época passada. Embora essa história em si seja uma tolice, serve para entender que nem sempre se trata de códigos estranhos negativos, mas com freqüência dos nossos próprios códigos involutivos.

Em todos os capítulos desenvolvidos até agora temos dito que os filtros Geocrom são objetos arquetípicos ou substratos codificadores.

Cada filtro em si mesmo é um determinado padrão de ordem. Cada arquétipo geométrico colorido emite uma freqüência específica (a soma ou fórmula de várias freqüências) que chega até o mais profundo do Ser onde é projetado o filtro. Portanto, com os filtros da Geocromoterapia e um *flash* (ou com a ajuda da luz solar), podem ser tratadas também outras pessoas, objetos criados, a água, os cristais, as jóias, antiguidades, óleos, essências, cremes, alimentos etc. Trata-se de reprogramar esses elementos, quando realmente for preciso, mas isso deve ser feito conscientemente e da forma mais equânime possível.

No fundo, esta parte do livro é a mais delicada, porque pode ser interpretada muito superficialmente e talvez possa induzir a que o leitor ou aluno comecem a trabalhar frivolamente sobre tais objetos com qualquer material geométrico de cor sem ter ainda educado o nível de consciência necessário para trabalhar com os potentes arquétipos. Lembremos que os conhecimentos sobre o poder da geometria e de outros elementos vibratórios de alta resolução durante séculos foi um *conhecimento hermético*... precisamente para preservá-lo da má utilização e das suas conseqüências. Agora, o nível de consciência da humanidade é outro e há uma grande abertura para esse tipo de informações, embora isso não signifique que não se deva ter uma grande prudência e a humildade necessária para reconhecer que *ainda não sabemos nada* a respeito desse grande potencial.

Essa é a razão pela qual é tão necessário que a prática de reprogramação da água, dos cristais e de outros elementos seja feita segundo a orientação de cursos especializados e dirigidos, uma vez que para tal prática são requeridos vários ingredientes, tanto materiais como psíquicos e espirituais, para que a programação realizada seja eficaz, limpa e realmente evolutiva.

Há uma infinidade de detalhes a ser considerados, como a distância entre o filtro e o objeto, a preparação energética do terapeuta ou pessoa que realiza a programação, o número de lampejos de *flash* adequados para cada caso, o tipo de recipiente (forma e cor) a usar na programação da água ou das essências, o diagnóstico prévio, o dia certo para fazer esse trabalho energético etc. É um processo tão sutil como a extração das essências florais ou a obtenção dos *medicamentos espagíricos* e outras substâncias que requerem um número elevado de requisitos para conseguir a qualidade energética e a real eficácia do elemento para que esse seja realmente medicinal.

Essa vertente tão ampla e por vezes tão simples da Geocromoterapia, a programação de substâncias, é mais bem vivenciada em uma escola especializada onde é possível esclarecer detalhe por detalhe todos os passos para realizar a nova codificação de qualquer substância, de forma profissional, com a máxima impecabilidade energética, dinâmica e anímica. A única coisa que posso dizer aqui, em um contexto apenas escrito, é que, por exemplo, um cristal, uma jóia, um móvel antigo, ou simplesmente uma substância corrente, seja água, óleo ou creme, antes de codificá-la de forma personalizada para alguém, *em primeiro lugar tem de descodificá-la,* limpá-la de imagens energéticas de qualquer natureza, esvaziá-la de códigos e impregnações anteriores, deixando-a purificada ou neutra, apenas com as suas propriedades originais. Para isso existe o conjunto de três descodificadores, para que, de forma independente a todo o sistema, alguém possa usá-lo para uma infinidade de casos.

Caso se trate de um cristal de ametista, este deve ser *unicamente* uma ametista pura, tal como nasceu na terra, sem vestígios de ninguém, nem de nada que tenha alterado suas propriedades únicas. A ametista, depois de ter sido esvaziada e purificada com três filtros Geocrom adequados para isso, com o cristal ainda conservando as suas propriedades naturais, pode então ser programada com quatro, cinco ou seis filtros, que tenham sido previamente verificados entre os 64 filtros da Geocromoterapia. Uma vez limpa ou esvaziada, e mais tarde *programada* com uma fórmula de filtros personalizada, só então pode ser utilizada beneficamente pela pessoa que realizou o teste (o teste da "sua" ametista). Insisto em que esses casos são muito melhor verificados na prática empírica que na teoria.

Sem dúvida, uma ametista, ou qualquer outro cristal, bem poderia ser uma grande drusa que se queira colocar em ambiente familiar ou de trabalho, no centro de uma mesa de jantar ou de uma sala grande ou escritório. Neste caso, se deveria fazer o exame *do grupo de pessoas que convivem no lugar*, e não apenas de uma pessoa; deve-se fazer uma média energética das diferentes psicologias e graus de evolução dos membros da família ou grupo de convivência.

Também nos cursos e seminários é apresentado o tratamento a distância sobre fotografias, radiografias, desenhos, incluindo o tratamento, a codificação e a cura de cidades e países inteiros sobre os respectivos mapas. Na realidade, o raio de ação do Sistema Geocrom é amplo e pode ser ainda muito mais amplo no futuro, à medida que vai se aprofundando nas propriedades de cura e evolutivas da geometria e das cores em vários âmbitos da nossa vida, não só no contexto de cura como também no âmbito artístico, construtivo, pedagógico, comunicativo, preventivo e muitos outros aspectos concretos da realidade vivencial do ser humano e da mulher, desde a infância até a velhice.

24. EXPERIÊNCIAS, CASOS E TRATAMENTOS COM OS FILTROS GEOCROM

Neste capítulo, o leitor deverá partir de algumas considerações: por um lado, que a linguagem vai ser mais simples, sintética e de conotações mais episódicas que no resto do livro; por outro lado, que, em todos os casos escolhidos, o cliente, paciente ou receptor dos filtros, não tinha nem sequer uma ligeira idéia dos princípios ativos do Sistema Geocrom nem estava condicionado por nenhuma informação a respeito, uma vez que não tinha feito nenhum curso, nem sequer existiam os meus livros.

Além disso, os casos escolhidos para a elaboração deste capítulo nada mais são que apenas *alguns* dos muitos existentes, tanto derivados das minhas práticas como das de outros terapeutas. Expor todos eles seria impossível neste contexto, além do que muitos terapeutas que comentaram comigo casos insólitos ou especialmente interessantes, talvez por excesso de trabalho, não conseguiram jamais me enviar os seus casos por escrito (coisa que pedi em várias ocasiões tanto para a pesquisa da AUFac como para documentá-los neste livro), razão pela qual não quis me arriscar a publicá-los incompletos, seja por esquecer as suas partes, seja por não ter todos os detalhes, coisa que poderia falsear o caso em questão. Os poucos tratamentos que exponho não são talvez os mais espetaculares, mas têm um *valor didático* que considerei de interesse prioritário para a compreensão do Sistema Geocrom.

O objetivo principal deste capítulo *não é documentar* todos os tratamentos feitos com resultados ideais, mas a minha única intenção no caso é a de ampliar a visão da Geocromoterapia, para que se possa *ver de que maneira funcionam os filtros geométricos*, conhecer os sutis resultados obtidos e demonstrar que, muito além de uma visão convencional, eles se encaixam em uma dimensão holística do ser humano.

Como primeiro caso mencionarei um que eu mesma vivenciei nas primeiras semanas após receber a transmissão do método terapêutico. Ocorreu dois dias antes das festas de Reis de 1994. Meu marido acordou com uma grande dor de cabeça. Ainda não sei por que razão... decidimos usar os novos filtros, em lugar de tomar qualquer medicamento analgésico (com certeza, a decisão foi mais minha que dele...)

Naquele dia, eu tinha de me ausentar por várias horas, para comprar os presentes da festa de Reis para toda a família. Assim, de maneira puramente fria e racional, peguei o Decágono Verde (o filtro indicado para a cefaléia) e tratei o sexto e o sétimo chakras da cabeça do meu antigo companheiro, dando-lhe três lampejos de *flash* sobre cada filtro; tudo correto, segundo as minhas instruções e a minha lógica. Logo depois fui às compras, deixando o meu esposo descansando na cama. Mas ocorreu que também deixei aquele filtro verde e o *flash* sobre sua mesinha de cabeceira, uma vez que naquela época ainda não tinha todos os filtros prontos (*materializados...* como diz um texto canalizado), nem estava ainda organizada, nem existia uma caixa ou um estojo onde ordená-los, uma vez que acabava de recebê-los.

Quando voltei para casa, encontrei o meu marido meio morto de dor, sem nem sequer poder abrir os olhos e queixando-se de muito mais mal-estar na cabeça. Ele me explicou, literalmente: "Essa coisa que disse que *recebeu,* decididamente não funciona; me deixou muito pior; e isso porque a cada *vinte minutos* coloquei esse filtro verde na cabeça e lhe dei muitos *flashes* e... agora estou pior que antes; além disso, há meia hora tomei um *gelocatil* e... nada!"

Em silêncio, me horrorizei com o que o meu marido havia feito inconscientemente: ele havia feito em si mesmo *seis tratamentos em duas horas,* durante o tempo em que estive fora, e além do mais, com os impactos de *flash* que ele anarquicamente quisera. As instruções recebidas a respeito eram muito precisas e diziam que não se podia fazer mais de dois tratamentos por semana! É claro que àquela altura a cabeça dele estalava. Jamais ele tivera uma dor de cabeça daquela magnitude, com fotofobia, nevralgia e todos os sintomas possíveis e imagináveis. Eu me senti devidamente culpada por aquela piora e também responsável por um sistema do qual ainda não conhecia as precauções e as conseqüências.

Meu marido, angustiado, pediu que o levasse ao hospital, ao pronto-socorro, mas eu lhe disse que esperasse um pouco, para ver o que era possível fazer. Eu me recolhi e comecei a fazer uma meditação, que se revelou muito difícil por causa do meu estado de ânimo, do meu sentimento de culpa e do nefasto resultado dos filtros, ainda que tenha sido um só, sobre a pessoa que eu mais amava na ocasião. Ao fim de uns quinze minutos eu me tranqüilizei, fazendo respirações, mantras e orações, até que no fim alcancei o silêncio necessário da minha alma. Perguntei o que deveria fazer naquele caso e ainda obtive algumas informações gerais sobre o sistema adequado de diagnóstico e outras questões interessantes que ampliavam o método; o resultado final da minha consulta ao "Céu" foi que o meu marido não devia ser tratado com o filtro da cefaléia (Decágono Verde) mas decididamente com o Triângulo Vermelho (que neutraliza os medos, as inseguranças e os temores), com o Hexágono Verde (de limpeza do fígado e do sistema digestivo) e também com o Decágono Turquesa (de equilíbrio mental, dos chakras, meridianos e forças mais de tipo eletromagnético).

Expliquei isso a ele e me propus a fazer esse novo tratamento específico, com os três arquétipos mencionados, mesmo que aparentemente não tivessem nada a ver com a sua dor de cabeça. Ele concordou, com uma expressão resignada, e lhe fiz o tratamento com o número de lampejos de *flash* indicados e nos chakras adequados que, com certeza, não só eram da cabeça mas de outras partes do corpo, o que naquele momento me causou certa estranheza; mas fiz como me foi indicado. Pois bem, tenho de dizer que depois de quinze ou vinte minutos ele já não sentia dor de cabeça, o que não deixou de nos surpreender.

O que aprendi com aquele primeiro fracasso (aparente) foi que *o modo de diagnosticar* era muito mais importante do que eu supunha na minha ignorância de médium iniciante. E tive de aprender a fazê-lo... o que acabou sendo completamente orientada também *a posteriori*. Em segundo lugar, aprendi algo muito interessante: o verdadeiro caminho de cura quase nunca é direto (por isso, muitas vezes fracassam os tratamentos alopáticos e de outras visões médicas muito racionais e dedutivas), mas que o caminho de cura se realiza como uma *curva* suave, para finalmente recair sobre a verdadeira causa. É como se descascássemos uma cebola e tivéssemos de tirar várias camadas para finalmente encontrar o seu âmago. Na maioria dos casos, não se pode atuar diretamente e de maneira frontal; isso seria mais uma agressão terapêutica (como pudemos constatar) e além do mais nada eficaz.

No caso do meu marido, a dor de cabeça dele devia ser tratada etiologicamente da maneira mais insuspeitada possível: atuando sobre o seu fígado, os seus chakras, neutralizando as cargas eletromagnéticas excessivas e incidindo sobre os seus medos, a sua incapacidade de enfrentá-los e os seus eternos ou crônicos padrões de insegurança. Dessa maneira, a dor de cabeça curou-se em poucos minutos. Esse caminho "indireto" de cura, sem levar demasiado em conta os sintomas externos e sobretudo sem considerar apenas os sintomas físicos, mas também os psicológicos e anímicos, parece ser o modo mais inteligente e eficaz para positivar os códigos que negativizam o estado de saúde de um paciente e, sobretudo, a melhor maneira para reequilibrar as suas freqüências. Mas para isso é preciso saber examinar ou diagnosticar a partir de um outro plano, não lógico, mas muito mais sábio.

Outro caso que me recordo ter ocorrido no primeiro ano foi o de uma médica que havia apenas um mês trabalhava com os filtros da Geocromoterapia e que me chamou um pouco assustada para me dizer que uma paciente jovem, da qual vinha tratando fazia mais de um ano porque não menstruava, ao término de meia hora de uso do Oval Vermelho, ainda se encontrava no consultório conversando com ela quando foi ao toalete e começou a menstruar, a sangrar normalmente como em outros períodos. Depois de uns meses, ela comentou que a sua paciente continuava normal e que havia feito apenas mais duas sessões de filtros, obtendo no teste seis ou sete filtros de diversos tipos, alguns muito psicológicos, outros mais de tipo orgânico relacionados com o sistema endócrino, embora nas três sessões o teste tivesse indicado o uso do Oval Vermelho, um grande ativador do sangue e dos ciclos orgânicos.

Um casal de irmãos da cidade de Teruel, um menino de 5 anos e uma menina de 20 meses, passaram a metade da vida com vermes. O menino já contava três anos de tratamentos com antibióticos e similares, sem nenhum resultado e, ao ver que a menina seguia pelo mesmo caminho e nunca cessavam as suas diarréias, os pais decidiram tentar a homeopatia por alguns meses e mais tarde a acupuntura; com essas três práticas médicas, a princípio eles pareceram melhorar, mas depois de pouco tempo de tratamento retornavam os vermes e as suas conseqüências. Finalmente, ao tratar as duas crianças com os filtros da Geocromoterapia, os vermes desapareceram por completo, no menino depois da segunda sessão de filtros e na menina depois da primeira. Antes, ao concluir os tratamentos anteriores, foram feitas as análises pertinentes e o resultado deu sempre positivo, ou seja, os parasitas continuavam se proliferando; também depois do tratamento com os filtros geométricos, como era o costume do terapeuta, as crianças realizaram um exame individual (ao ver que já não apresentavam sintomas) e os resultados foram negativos. Os parasitas haviam desaparecido.

Se continuássemos expondo casos em que os exames corroboram a cura, poderíamos indicar o de uma senhora de 45 anos, com uma anemia hipoférrica crônica, que se medicara durante muitos anos com ferro, sem superar jamais a anemia, até que se cansou e abandonou a medicação. Com as poucas sessões de Geocromoterapia que recebeu pouco depois, a sua falta de ferro no sangue desapareceu por completo. De qualquer maneira, o interessante nesses casos é a explicação da fitoterapeuta dos irmãos de Teruel, sobre a interessante mudança de atitude psicoemocional e social que mostraram estes três casos mencionados, o das crianças e o da mulher adulta.

Um terapeuta da minha cidade tratou uma mulher com uma infecção urinária aguda, cujos sintomas eram ardência local, urina presa com vestígios de sangue, 38 graus de temperatura, estado psicológico irritável e um grande nervosismo. O teste e o tratamento com os filtros indicaram o seguinte: apenas o Hexágono Laranja no baço e no quarto, quinto, sexto e sétimo chakras. Além disso, era necessário tomar a *essência do Círculo Vermelho* durante duas semanas (16 gotas por dia) e usar como filtro pessoal o Pentágono Rosa, seis horas por dia, durante seis semanas. Sendo este o único tratamento que recebeu, a paciente se recuperou totalmente da infecção e, segundo o terapeuta, em menos tempo que o esperado pela gravidade do caso.

Com relação ao Pentágono Rosa, lembro-me de uma mulher de 50 anos com um *stress* considerável em razão do seu tipo de trabalho e de problemas familiares graves, que além disso encontrava-se em pleno período de menopausa e muito pessimista, além de sentir-se cansada permanentemente. Depois do tratamento completo na maca como um diagnóstico de sete filtros diferentes que incidiam em diversos planos, especialmente nos seus aspectos psicológicos e anímicos, também lhe receitei, isto é, lhe indiquei, conforme o seu teste energético, que teria de usar o Pentágono Rosa como filtro pessoal, pendurado ao pescoço à altura do timo, durante seis meses, algo pouco habitual uma vez que normalmente esses arquétipos de apoio são usados no máximo por seis semanas, segundo estamos constatando estatisticamente.

Depois de dois meses, ela retornou para uma revisão e informou que se sentia muito melhor e que notava que algo estava mudando psicologicamente em si mesma, embora não soubesse explicar. Fizemos o exame e dessa vez o resultado indicou apenas dois filtros prioritários, de conotações muito mais espirituais e evolutivas, e se confirmou que ela devia continuar usando o Pentágono Rosa como filtro pessoal por mais quatro meses. Até então, já não sentia falta de nenhum outro tratamento. Ao fim de oito ou nove semanas, eu a encontrei em uma loja e ela me contou sobre a grande mudança que havia acontecido na sua vida, em especial na sua atitude perante os demais, na sua própria auto-estima e num novo enfoque otimista, positivo e criativo, algo para ela desconhecido havia muitos anos. Sentia-se muito mais em paz e serena, tanto no seu trabalho agitado como em casa e, acima de tudo, me confessou, encantada:

— Já não me sinto mais cansada, acordo alegre e cheia de vitalidade e, além disso, quase já não tenho alergia a nada e as poucas reações que tenho supero sem grandes preocupações.

O Pentágono Rosa tem o grande poder de estimular o sistema imunológico e aumentar as nossas defesas, com as quais o corpo vence qualquer interferência; mas o interessante é que *as defesas aumentam quando a pessoa está em paz* e quando se sente tranqüila, de bom humor e contente (mesmo que trabalhe dezesseis horas por dia). Essas são as verdadeiras propriedades do Pentágono Rosa e a partir dessa serenidade amorosa, sem aborrecimentos nem alterações emocionais, surpresas, *stress* ou choques reiterados (presentes ou antigos), então o corpo se torna imune e se revitaliza de forma natural. As emoções dessa natureza parece que são as que mais prejudicam o nosso corpo. A mulher estava maravilhada com a suavidade da sua menopausa e sentia-se capaz de pensar no futuro e concentrar-se na sua atitude psicológica de uma forma equilibrada e evolutiva, como constatei meses depois.

Há tempos presenciei um caso muito surpreendente, vivido por um psicoterapeuta de Maiorca, que se revelou como um *dado importante* para o Sistema Geocrom. A dinâmica de trabalho habitual desse psicólogo era um tanto especial. Uma vez formado em Geocromoterapia, nunca quis modificar os seus horários nem os seus costumes de trabalho e, portanto, continuava fazendo as suas sete terapias por dia, dedicando igualmente 60 minutos exatos a cada paciente como é comum em 99 por cento dos psicólogos. Ao querer incorporar e integrar a Geocromoterapia, decidiu que dedicaria 50 minutos para conversas e 10 minutos para a projeção dos filtros Geocrom.

Como não dava tempo para fazer o diagnóstico de filtros *in situ*, chegou à conclusão de que deveria fazer o teste *fora* da sessão com o paciente; assim começou uma nova dinâmica que consistia em fazer o teste ou exame dos arquétipos durante a noite anterior. A cada dia, ao terminar o seu trabalho, às 8 horas da noite separava as sete fichas dos pacientes do dia seguinte e, focalizando a mente em cada um deles (e tendo realizado os cinco pontos da *fórmula de ligação com a Essência*), começava cada um dos testes e os deixava preparados para o dia seguinte. Isto é, fazia o diagnóstico umas quinze ou vinte horas antes do tratamento.

Pois bem, uma das pacientes telefonou para o terapeuta às 7 da noite para confirmar a sua visita na manhã seguinte. Naquele dia, como de costume, o terapeuta realizara todos os testes às 8 da noite. Quando começou a verificação dos filtros da paciente que acabara de ligar, surgiu um teste muito despropositado, um diagnóstico cheio de arquétipos para neutralizar a intoxicação, o envenenamento, filtros para a inflamação, a limpeza energética, o fígado, o sistema digestivo e uma purificação. O psicoterapeuta não entendeu nada, uma vez que fazia apenas uma hora havia falado com ela e ela se encontrava aparentemente em perfeitas condições.

Ele repassou e confirmou várias vezes o teste e sempre dava o mesmo: uma sobrecarga enorme de tóxicos e energias estranhas. Finalmente, ele se cansou e deixou o teste de lado, decidindo esperar pelo dia seguinte, pensando que estava demasiado cansado e portanto estava fazendo mal o teste. Quando a mulher chegou às 11 horas da manhã, explicou que não havia conseguido dormir, que havia vomitado várias vezes e que se sentia muito mal, porque no jantar da noite anterior em um restaurante (depois de ter falado com ele), seu marido e ela haviam se intoxicado; imaginavam ser por causa de um marisco mal conservado.

Ou seja: o diagnóstico deu como resultado uma grande intoxicação **antes que essa ocorresse**. O terapeuta ficou perplexo e me ligou de imediato, porque aquilo já ultrapassava os seus limites de compreensão. A conclusão a que chegamos foi que o tempo não existe realmente, é apenas uma convenção nossa, e as coisas não ocorrem tão cronologicamente como nos parecem, mas que já existem etericamente, já estão no ar; qualquer circunstância, antes de se materializar, já está projetada ou programada. O terapeuta, ao entrar em contato com a essência da paciente e ao fazer o teste por antecipação, *sabendo que o tratamento seria em poucas horas*, pôde recolher as informações de que necessitaria no dia seguinte, não naquele momento. Muito interessante e revelador, embora digno de reflexão e de pesquisa.

Com relação ao conceito "tempo", tivemos também ocasião de pesquisá-lo em outro caso bastante insólito ocorrido com uma terapeuta que possuía a faculdade de clariaudiência. Na realidade, fazia muitos anos que ela ouvia claramente a voz de um guia que dava muitas instruções médicas e receitas muito concretas para cada um dos pacientes dela. Uma das instruções que recebeu do seu guia foi a de entrar em contato comigo e se formar em Geocromoterapia porque seria de grande ajuda no seu trabalho terapêutico.

Quando já estava meses trabalhando com os filtros, o guia lhe disse que a sua filha de 15 anos necessitava de uma terapia com os filtros Geocrom. Ela estranhou, porque a filha não apresentava nenhuma doença, portanto voltou a perguntar e o guia insistiu em que a filha devia ser tratada ainda naquela mesma semana. A terapeuta fez o teste de filtros para a filha e se surpreendeu ao constatar *o tipo de filtros* indicados. Segundo me disse, o diagnóstico indicara vários arquétipos, mas todos eles relacionados com processos difíceis, incluindo talvez de câncer, degeneração celular ou de morte (como são o Quadrado Violeta, o Pentágono Amarelo, o Triângulo Verde, o Círculo Verde, o Triângulo Amarelo...).

A menina não apresentava nem um único dos sintomas relacionados com os filtros daquele estranho diagnóstico. A mãe, desconfiando do diagnóstico (precisamente por ser *a mãe* da paciente), pediu ao guia que esclarecesse a verificação, porque estava convencida de que tinha sido malfeita. O guia apenas lhe disse que projetasse aqueles filtros. A terapeuta continuou desconfiada, porque realmente aqueles arquétipos não tinham nada a ver com o estado de saúde da filha; então não fez o tratamento.

Depois de dois dias a voz do seu guia, anjo ou instrutor, insistiu em que a filha deveria ser tratada com os filtros Geocrom naquela semana. Cansada já de tanta insistência e de tão poucos esclarecimentos, a mãe negou-se a aplicar os filtros tão fortes indicados na filha e disse que, mesmo que a ajudassem, ela não os colocaria se não entendesse a *razão* para isso; ou seja, declarou a sua *resistência* abertamente e utilizou o seu livre-arbítrio. Então, só então, o guia-médico lhe deu a seguinte explicação: *Tua filha deve incorporar no corpo os códigos desses arquétipos geométricos agora, porque quando tiver 25 anos vai precisar deles. Agora é o momento certo para que essas informações entrem no seu ser e possam ser processadas no futuro.*

Com isso, a mãe tratou a filha com todos os filtros indicados e essa não teve nenhuma reação estranha; tudo seguiu igual e seu processo de adolescência continuou normalmente. A terapeuta comentou comigo que esse caso representou para ela um tremendo ato de fé, uma vez que se tratava de um ente querido. Ao mesmo tempo, o caso nos serviu, tanto para ela como para mim, para compreender as conotações profundas do Sistema Geocrom, para considerar o nosso grande desconhecimento em relação ao *tempo linear*, ao espaço e ao conceito hologrâmico, à eternidade dos códigos geométricos, à medicina preventiva e uma infinidade de outros aspectos.

Todos esses casos talvez pareçam um pouco extensos, assim comentarei um muito curto mas contundente. Havia um rapaz de 38 anos que fazia um importante tratamento com uma psicóloga; o seu problema era de impotência, ou *disfunção erétil secundária*, já havia vários meses. Quando ela lhe aplicou, no primeiro chakra, o Pentágono Amarelo e o Hexágono Verde-azulado, com dois *flashes* para cada arquétipo, o paciente teve uma ereção instantânea de vários minutos. Por sorte, estava coberto na maca; ele demorou muito tempo para se levantar, o que pareceu estranho à psicóloga. Na semana seguinte, o paciente comentou o que havia ocorrido.

A mesma psicóloga visitou um senhor com uma crise de ansiedade, que já apresentava havia dias algumas somatizações (pré-síncope, taquicardias, enjôos, opressão torácica, tremores e muita tensão nervosa). O exame realizado não indicava nenhuma anomalia. A ansiedade prosseguiu durante dois meses, o que gerou no paciente muito medo e insegurança, especialmente quando se tratava de praticar atividades de risco como, por exemplo, dirigir o próprio automóvel. O primeiro diagnóstico de filtros Geocrom indicou o Decágono Turquesa e o Triângulo Laranja em todos os chakras, três *flashes* em cada chakra, e assim ela o tratou. O segundo tratamento, ao final de um mês, foi com o filtro Yang e com o Triângulo Laranja, em todos os chakras, dois *flashes*. Sem ter feito nenhum outro tratamento, a não ser o pequeno apoio psicológico dessas sessões, todos os sintomas desapareceram.

Em uma senhora, apareceram umas bolhinhas no cotovelo, acompanhadas de forte ardência, que foram se prolongando por todo o braço. Ela passou por vários métodos mas não encontrou nenhum medicamento que aliviasse aquela tremenda ardência; o seu homeopata e naturopata habitual tampouco lhe pôde dar alguma solução, depois de testar várias substâncias. As bolhinhas se estenderam e apareceram também no braço direito, no joelho direito e até mesmo no pé esquerdo e no cóccix.

Ao processo se acrescentou um grande eczema de natureza diferente, situado no tornozelo esquerdo, exatamente no lugar onde ela tivera um grande furúnculo quando menina, que demorara vários anos para ser curado. A infecção era semelhante à que aparecera no seu gato, que aparentemente a havia contagiado; na época, tampouco nenhum médico fora capaz de curar o furúnculo de nenhuma forma, até que por fim seu pai encontrara o remédio e simplesmente com enxofre e óleo curara a filha e o gato.

Quando a paciente fora se tratar com a Geocromoterapia, não contara ao terapeuta sobre esse episódio de infância, uma vez que jamais havia relacionado aquela infecção no pé esquerdo com o atual eczema generalizado que começara no cotovelo. A geocromoterapeuta fez normalmente o primeiro teste; este só indicou a aplicação do Círculo Amarelo como tratamento local, concretamente no tornozelo do pé esquerdo, e também a utilização do Círculo Verde como filtro pessoal, usado sobre o timo, durante várias semanas. Totalmente surpresa, a terapeuta explicou à paciente o estranho resultado do diagnóstico e lhe explicou que o Círculo Amarelo é associado a retenção celular, morte de energias estranhas ou involutivas de uma pessoa e que esse era um filtro que quase nunca aparecia nos testes, uma vez que era muito potente e seletivo.

Então, a cliente lhe contou sobre aquele episódio de infância, sobre a prolongada infecção do seu tornozelo e, de alguma forma, elas o relacionaram ao seu eczema atual, pelo menos do ponto de vista psicossomático. No dia seguinte à aplicação local do Círculo Amarelo com vários *flashes*, a paciente telefonou para a terapeuta para dizer que notava já uma grande melhora; ao fim de poucos dias, as bolhinhas do seu pé haviam desaparecido por completo e, de uma forma um pouco mais lenta, também o eczema foi desaparecendo.

Uma médica do Brasil tratou uma mulher de 78 anos de idade, que apareceu no seu consultório muito mal de saúde e sem nenhuma energia; o seu aspecto, segundo a médica, era o de um moribundo. Havia pouco sofrera uma cirurgia no braço onde, ao que parecia, o cirurgião lesara um nervo do seu ombro; com o tempo, ela quase perdera a sua massa muscular e tinha fortes dores e problemas de motricidade. Entretanto, ao longo de sua história clínica, ela havia tido problemas do coração, câncer de mama, pedras na vesícula biliar e outros problemas de saúde, embora fosse uma mulher de constituição forte e com vontade de viver. O curioso, comentou a terapeuta, é que depois de nove meses de trabalho com os filtros Geocrom, toda a sua energia mudou e ela estava muito mais forte e rejuvenescida; quando tinha alguns sintomas, reagia com facilidade e estes mudavam rapidamente. O único problema que tinha agora é que, segundo dizia, incomodava-a muito o marido já não ter mais desejo sexual por ela.

Uma psicóloga visitava uma mulher que estava muitos anos sob tratamento antidepressivo e ansiolítico do tipo farmacológico. Durante anos, os seus sintomas eram sempre os mesmos: cefaléias, enjôos, fadiga, choros constantes e inesperados, tensão nervosa, pensamentos recorrentes incontrolados, sentimentos de inferioridade e impotência, entre outros. Quando tinha algum desgosto, faltava-lhe a menstruação ou apresentava grandes atrasos; na primavera, todos os sintomas depressivos aumentavam. Fisicamente, ela sempre sentia dor nas articulações e em outros ossos do corpo.

Depois de realizar centenas de exames e provas psicométricas com essa psicóloga e outros especialistas, o resultado do diagnóstico sempre dava "transtorno depressivo moderado e personalidade obsessiva". Depois de anos de tratamento com medicamentos farmacológicos, ela decidiu deixar essa orientação médica e centralizar-se na medicina vibracional. Tratou-se durante alguns meses com essa especialista, utilizando apenas a Geocromoterapia e os Florais de Bach. Na primeira sessão, o teste indicava aplicar só o Círculo Violeta (que eleva a vibração do ser humano, o integra e o dignifica), o Filtro de Criatividade (que estimula as iniciativas, a intuição e a capacidade de criação) e o Sri Yantra (integração e coordenação dos dois hemisférios cerebrais). Apesar de uma grande mudança na sua vida familiar, ela se tornou mais intuitiva, tendo maior iniciativa e desenvoltura na organização cotidiana; até mesmo, conseguiu enfrentar sem dificuldade uma mudança de domicílio e a doença crônica da mãe, de quem decidiu cuidar pessoalmente.

Os testes das sessões subseqüentes, realizados mensalmente, indicaram o seguinte (recomendo consultar as funções dos filtros para este e outros casos): na segunda terapia, aplicar o Filtro de Criatividade, o Elemento Fogo e o Sri Yantra; na terceira sessão, o filtro Terra, o Sri Yantra e o Anagrama; na quarta terapia, o Sri Yantra e o Anagrama; na quinta, o Octógono Branco, o Círculo Rosa e o Elemento Terra; e, no sexto tratamento, o Pentágono Verde-azulado, o Decágono Violeta e o Círculo Rosa. Atualmente, a senhora sente-se muito tranqüila, forte e estável no nível emocional, tendo desaparecido todos os sintomas de depressão, dor de cabeça e cansaço.

Um médico formado em Geocromoterapia visitou uma mulher de 36 anos com uma grave cervicalgia, que além do mais se agravava com o tipo de trabalho que realizava. Durante uns meses havia sido tratada pela osteopatia mas, ao deixá-la, voltaram a aparecer as fortes dores. A estas moléstias de tipo cervical somaram-se outros problemas psicoemocionais. Depois de descartar qualquer lesão orgânica e ter feito vários exames e testes (raios-X, ressonância magnética etc.), o médico começou a tratá-la com a Geocromoterapia e a paciente apresentou uma melhora evidente no estado de ânimo e uma grande melhora das dores cervicais. Depois de sete meses de trabalho com os filtros, a mulher teve uma grande mudança na sua evolução pessoal e até mesmo esteve em condições de deixar o seu trabalho e evoluir até para um tipo de vida e profissão que a satisfaziam muito mais, além de todos seus sintomas físicos terem desaparecido.

O mesmo médico tratou uma mulher de 50 anos com uma hipercolesterolemia de origem alimentar. Quando fez a primeira visita a esse médico, a sua taxa de colesterol era de 290 miligramas. Durante vários meses, foi tratada sete vezes com os arquétipos geométricos coloridos e o seu colesterol apresentou como resultado 217 miligramas, sem que a paciente tivesse variado a sua dieta. No relatório, o doutor destacou a grande mudança no estado de ânimo da paciente, uma vez que no primeiro dia ela aparecera com sintomas ansioso-depressivos, que melhoraram muito depois do tratamento com os filtros.

Nesses últimos casos, e em todos os demais, vimos que sempre há uma linha comum que se centra na *mudança do estado psicológico* das pessoas tratadas. Seria infindável relatar todos os casos tratados com êxito; os poucos que relatei são exemplares de alguns dados que interessava destacar a respeito deste novo sistema de medicina quântica ou vibracional. Embora ainda não existam estatísticas completas sobre a eficácia terapêutica da geometria e da cor, mas aproximadamente, e segundo a valoração atual, pode-se dizer que a Geocromoterapia é eficaz em aproximadamente 70-80 por cento dos casos tratados, o que é realmente muito em comparação com outros métodos até mesmo alternativos. Não obstante, o que é realmente interessante é que os princípios ativos da Geocromoterapia atuam *de cima para baixo,* dos planos mais sutis até os planos mais densos.

Os arquétipos ou padrões harmônicos incidem primeiro nos planos mais espirituais e anímicos do ser (quem adoece realmente é a alma, não o corpo...), o que veremos no último capítulo, precipitando essas mudanças nos corpos mentais e emocionais, até chegar aos planos orgânicos e materiais. A geometria modifica, ordena ou reorganiza a morfologia anímica do ser humano e essa nova forma ordenada e harmônica se transluz no seu aspecto exterior ou físico.

Para concluir, direi que na minha prática terapêutica habitual tenho a bendita ocasião de tratar de muitos terapeutas e de outras pessoas com um processo de evolução espiritual "consciente". São geralmente pessoas sãs, que muitas vezes me pedem tratamento para *evoluir* com mais fluidez, para *afinar-se* em seu caminho; recebem tratamento com a geometria e a cor para, como dizem muitos, *ter mais lucidez*, para ter a capacidade de tomar *decisões* com mais clareza, para *prevenir* anomalias e para curar *etiologicamente* as memórias ou códigos que as detêm no seu processo evolutivo. Pareceu-me pedagogicamente importante recordar e especificar que *não faz diferença estar doente* para se tratar com esses filtros ou similares; podemos começar a pensar que existe a possibilidade também de realizar um tipo de medicina preventiva e que, no fundo, seria o enfoque mais inteligente tratar da nossa saúde e das verdadeiras necessidades de nossa alma.

Quarta Parte

O SISTEMA EM FUNÇÃO DO ESPAÇO

25. O ESPAÇO E A VISÃO DE PLATÃO

A humanidade entrou em uma época na qual o nosso entorno, o nosso espaço vital, é algo considerado e respeitado. O que consideramos como "externo" ao ser humano, tudo que o rodeia, contém um *alento vital* que convive com o alento vital ou energia de cada ser humano, mulher ou criança. Dito de outra maneira: a energia própria do lugar e o campo energético de cada ser vivo se retroalimentam. Quando dizemos que "tudo é energia", o espaço também se inclui nisto.

Hoje, cuidar do ambiente é cuidar da saúde. A ecologia é uma das grandes preocupações do ser humano, embora ele ainda não saiba bem como enfocá-la. O que é ou não é natural não só se converte em algo muito respeitável e legítimo, mas também abarca um amplo leque de aspectos evolutivos a serem reconsiderados. Por exemplo, os elementos decorativos que transmitem comodidade e conforto, a racionalização e o aproveitamento do espaço habitável, a beleza, o projeto e a depuração das linhas e formas existentes, o paisagismo, os jardins caseiros, a bricolagem, o artesanato e muitas outras atividades intimamente ligadas ao nosso entorno e ao nosso lugar de convívio adquiriram uma importância considerável, como nunca antes tiveram.

Ao dizer isso, alguém poderá pensar que antigamente eram elaboradas grandes obras de arte (em especial na arquitetura, escultura e pintura), obras que hoje em dia já não são mais criadas ou, ao menos, já não recebem aquele tratamento majestoso do passado. Mas se digo que atualmente qualquer aspecto referente ao ambiente vem adquirindo uma importância incomum, é basicamente porque o hábitat humano se socializou ou democratizou. Antes, a beleza do ambiente era um privilégio de minorias; hoje, é acessível à imensa maioria. Especialmente nos países chamados "civilizados", quase todo mundo se preocupa com a harmonia do lugar onde vive; desenvolve um gosto próprio e uma capacidade seletiva (além de ter muitas "possibilidades" de escolha) em relação a cada projeto, objeto, forma e cor, com os quais quer ou não quer conviver.

Não só o ser humano está mais sensível à naturalidade do ambiente, como também a arte se socializou e se desenvolveu uma grande rede comercial ligada a todos os elementos de um lugar, sobre a qual expandiram-se métodos orientais secretos para harmonizar o ambiente, como o Feng Shui, a antiga arte geométrica que tem mais de 3.000 anos de experimentação e existência que, ainda sem se saber exatamente como, chegou a quase todos os lugares do Ocidente em apenas dez anos. E não bastasse isso, também há algumas décadas o ser humano criou uma nova ciência, a Geobiologia, para poder pesquisar e corrigir as radiações procedentes do subsolo, do cosmos e da nossa própria tecnologia excessiva, radiações que em muitos casos comprovadamente alteram o nosso corpo e a nossa psicologia e, portanto, desestabilizam nosso espírito.

O ser humano atual está sintonizado com qualquer informação que *facilite e sutilize* a sua convivência e a expansão da sua vida, a sua prosperidade, a sua saúde e a sua adaptação harmônica ao meio, um ambiente que muitas vezes se apresenta hostil e nada saudável psíquica e organicamente. Talvez essa busca de saúde e harmonia *por meio do ambiente* seja um fenômeno passageiro, mas se algo é certo é que o ser humano coerente de hoje já não quer uma casa "bonita" para aparentar e exibir a sua riqueza aos amigos... antes, quer uma casa harmônica, confortável, lógica, prática, acolhedora, saudável, que facilite a sua vida e a da sua família; o homem, a mulher e a criança do terceiro milênio já querem um lugar saudável e equilibrado que facilite o seu processo de crescimento e aperfeiçoamento pessoal.

A harmonia é a força vital e o alento amoroso que todos buscamos, e hoje mais que nunca, por alguma razão evolutiva que ainda não podemos racionalizar; no entanto, essa busca é um fato. É uma realidade comercial, é uma realidade artística e formal, uma realidade psicológica, social e sanitária. Na verdade, é um fenômeno de *necessidade energética*, embora não saibamos as razões antropológicas e profundas da estimulação repentina dessa busca, desse movimento social e espiritual.

Muitos sábios na nossa História trataram do *ambiente vital*, do fenômeno do espaço e da sua harmonização em relação ao ser humano. Um deles, Platão, o filósofo nascido em Atenas no século IV antes de Cristo, definiu a Harmonia como uma das **sete artes liberais**, das sete disciplinas, dos *sete fundamentos do conhecimento*, pelos quais o ser humano evolui e expande o seu grau de consciência. Na sua visão, Platão agrupou as sete artes em dois blocos, os quais denominou de *Trívium e Quadrívium.*

As três primeiras artes liberais que formam o Trívium de Platão, a Gramática, a Dialética e a Retórica, são representadas e unidas pelo sentido da expressão, da comunicação e do intercâmbio de idéias. O segundo grupo de artes é composto de quatro disciplinas ou matérias de conhecimento, todas elas associadas de alguma maneira ao *espaço e ao tempo*: a Aritmética (que hoje chamamos de Matemática), a Geometria, a Astrologia e a Harmonia (que, por sua vez, se subdivide em Música e Arquitetura).

O sábio considerava que a *Aritmética* era a arte de conhecer os números, não como "quantidades" para calcular ou comerciar, mas como *qualidades.* Os números eram "entes" e forças energéticas, princípios ativos com personalidade própria e propriedades geradoras de conhecimento (por isso em outra época a Matemática dos Vedas foi considerada também como um *sistema de expansão da consciência,* não apenas como um sistema de cálculo como a conhecemos hoje de forma simplista). A *Geometria*, dizia Platão, é a arte de conhecer as formas *fora do tempo*; conhecer as formas em si mesmas, de modo abstrato, como forças que se manifestam e materializam a realidade das formas criadas, segundo os padrões universais geradores.

A *Astrologia* (e a Astronomia derivada dela) era considerada como o estudo dos ciclos celestes e o estudo da vida interna do ser humano em relação a esses ciclos. A *Harmonia*, segundo Platão, manifestava-se em duas realidades ou matérias de estudo: por um lado, a *Música*, considerada como o conhecimento dos sons e dos ritmos universais em relação à sensibilidade do ser humano, e por outro lado, a *Arquitetura*, disciplina que ele definia como "a arte que estuda as formas no espaço e *no tempo*". Diferente da arte da Geometria (considerada por Platão como o conhecimento das formas atemporais e eternas), a Arquitetura de fato é o mesmo conhecimento das formas, mas inserido e manifestado no tempo e no espaço, conforme são concebidos pelo ser humano.

Também é interessante observar que as duas disciplinas implícitas na Harmonia, a saber, a Música e a Arquitetura, têm como ponto em comum o tempo, ou dito de outro modo, o ritmo, as freqüências e a sincronicidade entre elas. Esse aspecto de sincronicidade e sintonia de freqüências nos levará a outra reflexão, mas antes conheçamos os argumentos do próprio Platão que complementavam a sua classificação das sete artes liberais.

O sábio explicava que qualquer uma das disciplinas do Trívium e do Quadrívium nos conduzia por sua vez a cada uma delas; quer dizer que estavam intimamente relacionadas entre si e que todas elas eram em si mesmas expansivas do espírito humano. A grandeza da visão do sábio baseia-se precisamente na idéia de que as *sete artes são disciplinas do espírito* e que, quando uma pessoa entra em qualquer uma destas disciplinas, acaba saindo por qualquer uma das outras sete artes.

Tanto o estudo e a prática da Matemática e da Aritmética, como da Harmonia (seja na música, seja na arquitetura), como da Retórica, da Gramática, da Astrologia, da Geometria ou da Dialética, isto é, de qualquer destas matérias de conhecimento, nos conduzirão por sua vez até cada uma delas, porque do ponto de vista espiritual não existe na realidade separação entre esses campos do conhecimento, porque entre essas disciplinas subentende-se a mesma raiz e razão da existência, muito embora na nossa curta perspectiva pareçam tão diferentes uma da outra.

Trata-se de uma rede de comunicação energética, uma trama que relaciona entre si múltiplos e diversos fatores; essa relação sináptica é precisamente a que expande a vida do ser humano, a que faz crescer a sua capacidade mental e a sua inteligência, a que o leva a evoluir e a relacionar-se cada vez mais com o resto dos seres vivos, com a natureza, com o seu planeta e todo o cosmos (ver *a sinapse entre os neurônios do cérebro*, capítulo 3 do livro *Mística del Color y la Geometría*).

Quando Platão dizia, há 2.500 anos, que as diferentes disciplinas nos levam de volta a cada uma delas e que na realidade *o Conhecimento é um*, isto é, que tudo está inter-relacionado, só posso sentir que as suas palavras preconizavam a atual Teoria Hologrâmica e insinuavam de alguma forma a revolucionária Teoria da Ressonância Formal, de Rupert Sheldrake, e a Teoria Geral de Sistemas, de Bertalanfty, ao mesmo tempo que revivem as antigas máximas herméticas, segundo as quais *o Todo está em cada Parte*, ou então, *Como é em cima é embaixo,* e as outras Sete Leis Universais de Hermes Trismegisto.

Por esse motivo, quando alguém quer compreender as razões profundas da harmonia implícita no esquema energético do Feng Shui, por exemplo, ou as razões da eficácia terapêutica dos filtros geométricos coloridos, ou a importância da música no equilíbrio do ser humano, ou do efeito medicinal da arquitetura, da arte e uma infinidade de disciplinas tão díspares, nos damos conta de que tudo no fundo é a mesma coisa; e de forma irreversível nos encontramos estudando ou associando todas as matérias ao mesmo tempo e descobrindo a cada dia os seus pontos de sinapse.

A admirável teoria platônica da sinapse ou comunicação existente entre as diferentes disciplinas sustenta o fenômeno da *Sincronicidade*, fenômeno energético pelo qual a arquitetura e os volumes no espaço se fundem com a natureza e se comunicam com a sua força; fenômeno pelo qual a matemática e a geometria se integram e se confundem com a harmonia, com o equilíbrio e a saúde do ser humano e, definitivamente, é pelo fenômeno da *sincronicidade energética* que o Macrocosmos se funde sabiamente em total sintonia com o Microcosmos. Não existe nada desconexo e que não incida sobre todos os componentes da Grande Fórmula. Nenhuma das nossas atividades deveria estar fora de sintonia em relação às leis universais (mesmo que ainda não as conheçamos todas) nem tampouco o nosso pensamento, palavras ou ação deveriam ser *um obstáculo* aos ritmos naturais. Toda sincronicidade energética honra e permite os ciclos de evolução e favorece a saúde e a harmonia do ser humano.

Os conceitos deste capítulo são válidos também dentro do contexto das três primeiras partes deste livro, embora eu acredite que nesta quarta parte sejam ainda mais certos como introdução, uma vez que, a partir de agora, vamos explicar *um sistema de harmonização para o nosso ambiente*, o espaço em que vivemos, um sistema derivado da Geocromoterapia, baseado na utilização dos padrões geométricos coloridos no nosso hábitat.

26. A GEOCROMOTERAPIA DO AMBIENTE

A sua casa é um corpo e você é o coração desse corpo. O seu espaço é um ser vivo que, a exemplo de todos os seres, depende do seu coração. Cada um de nós é o motor, o centro propulsor que cria o seu ambiente, o seu hábitat. Cada dia eu crio o meu espaço vital com o meu instinto, as minhas emoções, a minha intuição; eu o crio com as minhas idéias e propósitos, com o meu estado de saúde e com a minha personalidade peculiar. Isso engendra uma série de forças no meu lugar de convivência, que o tornam característico e o distinguem dos outros lugares, criados por outros seres. O seu espaço é singular, o meu também e a moradia do vizinho também.

No entanto, nenhum de nós, como pessoas em evolução, é ainda completo nem perfeito, portanto as nossas criações são menos perfeitas ainda. Cada um tem as suas carências específicas e todos temos defeitos (alguém disse que *os defeitos são as qualidades ainda não desenvolvidas*). Temos carências próprias, por falta de evolução, e temos carências afetivas em relação aos demais seres; todos os homens e mulheres têm certas expectativas em relação aos demais e muitas vezes esperamos erroneamente que de alguma forma os demais supram as nossas carências. Essa *incompletude*, essas carências, nos fazem depender do exterior, seja no caso de um trabalho, um parceiro, um terapeuta, um medicamento ou... um espaço.

Você é o coração e a sua casa é o corpo que esse coração aciona e vivifica; mas esse coração pode ter arritmias, por exemplo; não é perfeito. Não somos perfeitos. Às vezes, o coração se altera, acelerando ou alentecendo; às vezes, bombeia muito líquido em torno de si (o corpo, a casa) e isso o estimula ou aquece demasiadamente. Outras vezes, o ritmo do coração esfria o corpo. O coração, que é você, muito freqüentemente é influenciado pelos outros órgãos, pelo ambiente, pelos demais, pela decoração, pela saturação eletromagnética, pelo pensamento alheio, pelas cores e pela luz do ambiente, pelas formas predominantes naquele espaço, naquele ambiente, que é a sua casa, *o corpo no qual você mora.* Trata-se de uma influência natural e inevitável, do mesmo modo que o nosso órgão do coração depende da qualidade de oxigênio que o pulmão lhe envia, da limpeza que lhe proporciona o fígado ou do grau de *stress* a que se encontra submetido.

O fato de usar em uma casa certos arquétipos projetados segundo proporções geométricas matemáticas e freqüências harmônicas de uma cor faz que sejam geradas linhas de força no espaço. Os filtros Geocrom para o Ambiente concentram e redirecionam as forças existentes no lugar, suprindo as deficiências ou carências energéticas dos seres vivos e modificando as suas vibrações.

Cada arquétipo que colocamos na parede da nossa casa gera ao seu redor ondas cromáticas e ondas de forma, que se expandem com a luz ambiental (ou em sua ausência, com a luz de um *flash* sobre o filtro, administrada de forma dosificada), ondas e radiações que atuam sobre as freqüências coerentes e incoerentes do nosso próprio ser. Cada um de nós, a nossa forma energética particular ligada à do nosso ambiente, todas essas freqüências e forças singulares, encontram-se então sob a influência de uma geometria coerente e sob a influência da harmonia da própria luz e do seu cromatismo natural. É então que o nosso ser pode modificar os seus componentes energéticos. Os filtros Geocrom testados e adequados para as deficiências do nosso ambiente incidem e atuam sobre o nosso campo energético ou aural, portanto modificam a nossa fórmula de energia e o nosso estado de saúde.

Se você está sentado em uma cadeira no centro de uma sala e a parede da frente tiver um círculo rosa, e sobre o cristal da janela da esquerda se encontra pendurado um triângulo azul, outro amarelo e um decágono violeta talvez, e a parede de trás tem um círculo verde e outro azul, e além do mais a sala é adornada por uma planta formosa, dois quadros e uma escultura com as suas formas e cores específicas, então você, que está rodeado de tudo isso, influenciado pelos múltiplos componentes, encontra-se no meio de linhas de força, vive dentro de uma determinada *fórmula* energética composta por ondas de forma, ondas cromáticas, traços codificados e radiações diversas, alimentando-se das suas qualidades e propriedades.

Se algum dos componentes do seu ambiente desaparece, porque um quadro é substituído, por exemplo, ou você muda a cor das cortinas ou das paredes, ou porque são tirados alguns filtros Geocrom ou postos outros com padrão e cor diferentes etc., qualquer mudança que você faça *muda a fórmula morfocromática* e as linhas de força do seu espaço passam a ser de natureza diferente, portanto incidem sobre o seu campo aural e sobre os seus órgãos de maneira diferente.

É como um tratamento passivo; ter a casa corrigida com os filtros Geocrom do Ambiente significa estar sob os efeitos de uma medicação determinada, só que essa medicina é de tipo vibracional ou quântica, e não tanto do tipo químico ou molecular. Como os padrões geométricos e as cores são princípios ativos que incidem sobre o seu corpo, a sua psicologia e o seu plano espiritual, e porque realizam uma função correta desses, é muito importante saber a *dose exata* que você necessita para neutralizar as suas deficiências, anomalias ou carências energéticas. Uma vez mais, a exatidão do diagnóstico dos filtros a ser utilizados é um fator determinante que deve ser feito com a maior qualidade vibratória, impecabilidade e profissionalismo.

Para trabalhar com os arquétipos de um ambiente, para saber usar esses filtros Geocrom coerentemente, é necessário ler e recordar todas as instruções dadas nos capítulos deste livro que fazem referência aos chakras e a outras questões que no princípio poderiam parecer mais adequadas para o tratamento individual que para o tratamento de uma casa ou local de trabalho; no entanto, todos os dados das primeiras instruções são muito válidos também para uma boa correção energética do ambiente onde se vive por diversas razões, a mais importante das quais é que os filtros Geocrom do Ambiente incidem sempre sobre o ser humano, e não sobre a estrutura da casa, e também aqueles dados servirão para realizar certas analogias muito interessantes.

Por exemplo, embora os filtros do ambiente (que são de uma proporção maior que os de cura individual) sejam pendurados ou presos nas paredes, janelas ou portas, é preciso considerar que os seus efeitos incidem muito mais sobre os chakras dos usuários das casas. Também deve-se observar outros fatores como a higiene a adotar em relação aos filtros, a incidência da luz solar ou de *flash* sobre eles, ou não sobrepor os filtros entre si etc. Dentro do contexto do ambiente, devemos dar atenção especial às instruções A, B, C, G, I, L e M.

Antes de passar à dinâmica de trabalho com os 24 filtros para o ambiente, devo comentar que quando os recebi em 1994, quando tive aquela inesperada experiência indutiva pela qual foram ditadas as bases de todo o Sistema Geocrom, a primeira coisa que a minha mão escreveu, já no primeiro dia, foi: *As suas casas adoecem tanto ou mais que vocês mesmos. Os espaços são como seres vivos submetidos a diversas alterações de energia. Se vocês vão ao médico ou terapeuta muitas vezes e fazem vários tratamentos curativos, mas voltam para casa e o lugar está "doente", de nada adiantam as correções ou curas feitas sobre o corpo, uma vez que voltarão a ficar doentes. A sua casa deveria ser um lugar de cura e de equilíbrio, que favoreça o seu caminho, e não um lugar doente que roube as suas energias. Portanto, saibam que um Decágono Turquesa tem o poder de neutralizar o campo eletromagnético excessivo que muitas vezes se encontra em muitas casas e locais de trabalho...* E foram aparecendo todos os filtros adequados para o ambiente. Mais tarde, em segundo lugar, começavam a aparecer os filtros para o tratamento individual sobre os chakras.

Essa ordem prioritária que a voz do Espírito ou meus guias deram aos filtros a princípio me fez pensar muito sobre a verdadeira magnitude do trabalho com os arquétipos, as cores, a geometria, a simbologia etc., uma vez que me ajudou a pesquisar, a experimentar e a escrever sobre tudo o que se relacionava à energia inerente dos espaços onde vivemos, a importância terapêutica da arte, da arquitetura, do Feng Shui, do urbanismo, do paisagismo, da ecologia, da geobiologia e da simples decoração a que todos nos dedicamos.

Na realidade, todo esse campo de pesquisa terapêutica é um poço sem fundo e um conhecimento alquímico de tremendas possibilidades evolutivas e pedagógicas para o futuro da humanidade, que pode contribuir enormemente para a renovação do seu conceito medicinal. Os alquimistas e os grandes construtores de catedrais já sabiam disso há vários séculos; no fundo, tudo o que fazemos é... recordar.

27. AS FUNÇÕES TERAPÊUTICAS DOS FILTROS NA MEDICINA DO AMBIENTE

GRUPO DE FILTROS DE LIMPEZA E NEUTRALIZAÇÃO

HEPTÁGONO MORADO

(Netuno em Aquário) — Potencial vibratório: 25,62

Este arquétipo, utilizado no espaço habitável, cumpre as mesmas funções da descodificação e **esvaziamento dos excessos energéticos do espaço.** O Heptágono Morado **permite a "mudança" energética** e permite a entrada das novas informações que o lugar irá necessitar. **Desprograma e descodifica** as informações existentes em uma casa, sejam antigas ou recentes, dissolvendo as suas maiores limitações ao bem-estar e à harmonia. A suposta conflitividade do lugar emitida por diversos seres muitas vezes se deve à acumulação de impregnações, reproduções ou códigos, que impedem o desenvolvimento contínuo da vida e do trabalho dos atuais habitantes desse ambiente. Em uma correção energética do ambiente, pode ser necessário (embora nem sempre o seja) desprogramar as informações existentes com o Heptágono Morado e preparar o espaço para logo reprogramá-lo com os demais filtros codificadores.

É recomendável que o mencionado heptágono descodificador permaneça exposto durante alguns dias no lugar (conforme um teste anterior) **sem nenhum outro filtro** de nenhuma classe, para começar a limpar e esvaziar a saturação de informações existentes.

*Lembrar que o Heptágono Morado, no tratamento individual do ser humano, tem no fundo a mesma função: descodificar, esvaziar, esclarecer, apagar os códigos absolutos que a pessoa guarda em si mesma, uma programação que ocupa um espaço e não lhe permite deixar entrar informações novas e frescas; o paralelismo seria o de um disquete cheio, que já não possui capacidade de armazenar novos dados por saturação de códigos antigos ou não mais vigentes.

HEXÁGONO MORADO

(Vênus em Aquário) — Potencial vibratório: 22,80

Este é o arquétipo de máximo *desapego* e *liberação*. Pode ser considerado um filtro **transmutador de freqüências**. Basicamente, o Hexágono Morado **dilui as concentrações de energia**. É o filtro certo para liberar ou exorcizar as **energias parasitas** e as forças opressivas. Pode ser considerado também um "separador de freqüências" ou um grande **ordenador de linhas de energia**. Limpa a rede elétrica do lugar, dos seres humanos que ali habitam, liberando laços e **vínculos com o passado**.

Este filtro pode ser usado como um **veículo** para transportar forças *para a luz*. Em uma limpeza ou liberação de forças, o terapeuta utilizará o filtro Hexágono Morado como **recipiente para recolher a força requisitada** ou a entidade, para transportá-la e acompanhá-la até a direita e até a luz, tomando o filtro com uma das mãos (e na outra o *flash*) e fazendo gestos como se rasgasse as paredes, camas, móveis... ou filtrando e coando o ar como se fosse com um filtro de piscina (enquanto o *flash* emite alguns lampejos sobre o filtro), dirigindo essas forças embutidas até o fogo aceso, o sol ou chama de uma vela, onde tudo será despejado e serão liberadas as forças parasitas, os devas ou entes que houver (percebidos ou não). Às vezes será necessário passar o Hexágono Morado várias vezes por alguma parte da casa, mas sempre perto de um fogo que recolha as forças estranhas ao lugar e de preferência com as janelas abertas.

Este arquétipo combina-se com o filtro descodificador geral (Heptágono Morado), mas às vezes é preferível aplicar este hexágono logo antes do Heptágono. Fazendo uma comparação com a limpeza física, o que o Heptágono Morado faz é tirar os destroços do solo para poder reconstruir, varrer profundamente os detritos, fazer desaparecer o que realmente impede de viver ali etc., dando espaço para o novo. No entanto, o Hexágono Morado limpa com solventes e desengordurantes, desinfeta, cura o lugar, elimina o que não pertence de forma natural ao usuário e possibilita a vida saudável em liberdade. Na informática, este representaria o antivírus, enquanto o Heptágono representaria esvaziar e reordenar o escritório e as pastas de documentos.

O grande tratamento de dissolução com o Hexágono Morado deverá ser feito à parte de qualquer outro filtro, antes de qualquer correção e de preferência sem a presença de nenhum morador da casa. Este filtro não deve ser deixado no local; o terapeuta apenas *limpa uma vez o lugar* com o Hexágono Morado e, em seguida, talvez o deixe durante alguns dias, se isso for indicado no teste.

Este filtro não é entregue com o plástico adesivo porque não deve ficar exposto; a sua forma de utilização na Medicina do Ambiente é como a do filtro de cura de segunda geração, com uma moldura de cristal, que normalmente os terapeutas já têm. Nessas liberações de energias densas dentro dos espaços da casa (nem todos os terapeutas têm boa disposição para realizá-las), deve o elemento fogo ficar aceso durante uma hora pelo menos e, se possível, as janelas devem estar abertas.

DECÁGONO TURQUESA

(Plutão em Escorpião) — Potencial vibratório: 18,60

Este arquétipo é utilizado para o equilíbrio e a **correção elétrica da atmosfera**. Este padrão atua sobre os íons positivos que carregam o ambiente e o desequilibram, levando os seres humanos a gerar íons negativos. Em um ambiente, o Decágono Turquesa neutraliza os efeitos das radiações excessivas, sobretudo do tipo elétrico, emitidas por qualquer aparelho que contenha um transformador em seu interior e que esteja perto do ser humano (**monitores e televisores**, **eletrodomésticos**, **instalação deficiente da rede elétrica da casa** etc.), assim como também diminui os efeitos nocivos dos raios catódicos emitidos pelas telas dos televisores ou monitores de tubo interno (não é necessário usá-lo nas telas de cristal líquido que não possuem tubo de raios catódicos).

O Decágono Turquesa é um dos quatro filtros necessários para neutralizar a **radioatividade**, em especial a **radioatividade artificial** emitida por um objeto (cerâmicas, minerais, refratários, granitos etc., principalmente se forem fabricados com urânio, tório etc.), junto com o Decágono Verde, o Círculo Azul e o Decágono Violeta.

*Lembrar que o Decágono Turquesa, no tratamento individual do ser humano, tem no fundo a mesma função e isso é o que faz com os habitantes de um lugar, corrigindo o excesso de forças eletromagnéticas acumuladas sobre o próprio campo da pessoa, carga que pode alterar o funcionamento dos seus átomos e moléculas, uma vez que corrige o campo etérico e limpa os núcleos energéticos de entrada e saída de energia (chakras) e os canais por onde essa circula (meridianos).

DECÁGONO VIOLETA

(Plutão em Capricórnio) — Potencial vibratório: 21,20

Este filtro atua principalmente sobre o **campo magnético de um lugar**. Limpa e descarrega os minerais da terra ou do hábitat humano. O Decágono Violeta é um filtro que neutraliza, corrige e limpa as forças alteradoras de tipo emocional que se encontram em um ambiente. Trabalha com o que normalmente se chama "má vibração" de um lugar, embora se desconheça a procedência psicoemocional ou anímica que a gera. Este filtro transmuta os códigos indesejáveis armazenados em um ambiente, as **tensões psicoatmosféricas** e os **conflitos emocionais** vividos e impregnados em um determinado ambiente, no passado ou no presente. Em geral este tipo de decágono é o filtro mais adequado a ser usado como **transmutador da energia psíquica**, forças complexas ainda não suficientemente estudadas pelo ser humano que as gera.

*Lembrar que este arquétipo em forma de Decágono Violeta é usado na cura individual como um potente transmutador energético de tipo psíquico, purificando sobretudo a carga emocional adquirida em ambientes carregados.

DECÁGONO VERDE

(Plutão em Virgem) — Potencial vibratório: 17,06

Embora de fato seja um suave "potencializador" de um lugar, o filtro Decágono Verde é classificado como "neutralizador" porque pode se mesclar com os filtros de limpeza de conflitos do primeiro grupo e preparar o lugar para um fortalecimento superior. O seu uso nas casas é simplesmente como filtro **equilibrador**. O Decágono Verde é um **agente de cura geral** que restabelece e cura os espaços doentes, que há tempos contêm conflitos energéticos. É um bom eliminador de alterações primárias.

O seu efeito é amplo, equilibrador e generalizado, com propriedades suaves para **começar a equilibrar um ambiente** e as múltiplas forças que nele se acumulam; mas não se deve começar a sanear um lugar sem antes tê-lo limpo e descodificado com heptágonos morados e decágonos violeta, até mesmo com o efeito específico do decágono turquesa. Não devemos nos esquecer de que este filtro verde é mais um arquétipo "potencializador" de primeira ordem, embora seja suave e de amplo espectro, portanto, e como norma geral, antes de começar a potencializar um lugar, esse deve ser esvaziado e limpo das forças mais densas e patológicas.

Uma propriedade muito específica do Decágono Verde é a de dispersar, neutralizar e suavizar a **radioatividade natural** de uma zona em questão. Essas zonas radioativas da Terra devem ser tratadas (para a convivência do ser humano) com a seguinte **fórmula anti-radioativa** de filtros: Decágono Turquesa + Círculo Azul + Círculo Violeta + Decágono Verde.

*Sobre o corpo, este filtro atua descongestionando os cinco sentidos e esvaziando a cabeça, uma vez que elimina impurezas e neutraliza as dores agudas.

DECÁGONO ROSA

(Plutão em Touro) — Potencial vibratório: 17,90

Este é um filtro útil para **começar a harmonizar e relaxar um espaço**. O Decágono Rosa (assim como o Decágono Verde) é um filtro fortalecedor geral de amplo espectro, que dá os primeiros códigos de harmonia a um ambiente, sobretudo **se o lugar é do tipo conflituoso**, **estressante**, **agressivo**, **hiperativo** ou em geral desarmonioso. Este decágono harmoniza as forças e carrega as energias positivas, dando ao lugar uma **energia geral de amor e de paz** aos moradores, desde que sempre se tenha feito antes a limpeza com os filtros mencionados.

Os Decágonos Verde e Rosa são a ante-sala dos Círculos Verde e Rosa, tendo quase os mesmos efeitos que estes, mas muito mais suaves.

*No tratamento do ser humano, este filtro neutraliza a agressividade e a violência, fomentando o relaxamento, a flexibilidade e a tolerância.

CÍRCULO AMARELO

(Sol em Leão) — Potencial vibratório: 24,40

Este filtro é de grande utilidade para **proteger da radiação de um campo eletromagnético artificial proveniente do exterior** de uma casa (decorrente de fios elétricos, torres de alta tensão, antenas etc). Com a proteção da alta radiação nociva (isto é, interpondo o Círculo Amarelo entre a radiação e o ser humano, por exemplo, no vidro de uma janela), evita-se o excessivo crescimento celular degenerativo que muitas vezes afeta o ser humano, um crescimento patológico que é sempre estimulado com esse tipo de radiação eletromagnética de alto grau. É preciso considerar que, se o Círculo Amarelo estiver muito próximo do indivíduo, ativará também todas as propriedades psicológicas antes expostas, podendo chegar a gerar em determinados casos um certo orgulho, dependendo do tempo de utilização no ambiente.

*Lembrar que este filtro singular, quando utilizado sobre o ser humano, leva-o a ser impecável nos seus atos, a ter certeza, fé e segurança, neutralizando as suas dúvidas ou vacilações, para levar a sua vida e as suas células ao seu apogeu máximo.

CÍRCULO TURQUESA

(Sol em Escorpião) — Potencial vibratório: 17,85

Este filtro **atua sobre o plano etérico do lugar** e é muito útil para suavizar o campo magnético do subsolo terrestre ao emergir para o exterior. O Círculo Turquesa **harmoniza entre si os devas do lugar** e, quando é necessário, **muda os devas** das matérias que compõem um ambiente, quer dizer, transmuta as energias criadoras do espaço, conforme seja a atividade que se deva praticar ali. Muitas vezes ocorre que, em uma casa, escritório, loja ou escola, estejam ainda em funcionamento os devas criadores da antiga atividade que realizavam os antigos usuários. Este filtro Geocrom sintoniza adequadamente **as forças intraterrenas** com as forças positivas e criadoras de tipo cósmico em relação à vida humana. Recodifica as **redes Hartmann e outras linhas de força magnética**, para que essas forças intraterrenas mais densas não afetem a atual vibração do ser humano e estejam mais bem coordenadas com as forças procedentes do cosmos.

*No tratamento individual, o Círculo Turquesa estimula as funções de cada célula, alinha o eixo central de energia etérica, do primeiro ao sétimo chakra, ao mesmo tempo que corrige e reestrutura os campos formais da pessoa.

PENTÁGONO ROSA

(Mercúrio em Touro) — Potencial vibratório: 22,04

Em um espaço habitável, este filtro neutraliza o efeito das **vias de água subterrânea** que alteram as emoções do ser humano, assim como os efeitos dos lençóis freáticos do subsolo terrestre ou as canalizações artificiais e tubos enterrados por onde a água circula com rapidez. Ao mesmo tempo, o Pentágono Rosa é um dos grandes filtros protetores, em especial do **parasitismo energético** de diversos tipos, mas sobretudo procedente das intenções humanas. Este arquétipo proporciona energia de **calma e serenidade a um espaço**, ao mesmo tempo que é um excelente harmonizador emocional para os seus usuários.

* No ser humano, o Pentágono Rosa estimula o sistema de defesas, acalma, neutraliza os estados de *stress* ou de choque emocional, ao mesmo tempo que pode evitar ou suavizar uma dinâmica orgânica degenerativa.

QUADRADO VIOLETA

(Urano em Capricórnio) — Potencial vibratório: 21,02

Em um ambiente humano, este filtro é de grande utilidade em especial para tratar casas de campo, pomares, coberturas e lugares onde more um ser do **reino animal**. O Quadrado Violeta neutraliza e corrige a carga energética que um animal deixou em um determinado lugar, no passado ou recentemente, forças de tipo diferente que podem chegar a influir sobre a anatomia sutil ou o campo energético específico do ser humano. É um filtro muito adequado para **tratar lugares com códigos de doenças degenerativas**, **tumorações e mortes repetitivas**, assim como lugares que se carregaram com códigos de sofrimento, **aflição ou dor**.

*Lembrar que no tratamento individual o Quadrado Violeta atua sobre os padrões de morte celular, de aflição ou da emoção de perda e sofrimento, assim como purifica a carga que alguém pode ter procedente do sofrimento de animais.

FILTROS PARA FORTALECER E SUBLIMAR UM ESPAÇO

TRIÂNGULO AMARELO

(Júpiter em Leão) — Potencial vibratório: 18,25

É um filtro da desvinculação e da **liberação de forças opressoras de um lugar**. Atua potencializando a liberdade do usuário de um lugar e ajudando a neutralizar os seus **apegos à matéria** e às emoções repressoras. Nos estados próximos à morte (em um hospital ou em uma casa) o Triângulo Amarelo atua liberando os vínculos com a terceira dimensão terrena, laços que impedem muitas vezes o verdadeiro processo espiritual, ajudando o moribundo a **mudar de plano existencial**. Também é necessário em ambientes muito materialistas ou onde predomina o egocentrismo.

*Lembrar que no ser humano este arquétipo estimula a liberdade, o desapego, a mudança e a generosidade, ensinando o ser humano a se desvincular da matéria ou a entrar em outro plano superior da existência.

TRIÂNGULO TURQUESA

(Júpiter em Escorpião) — Potencial vibratório: 17,89

Ao ser aplicado no ambiente, este arquétipo atua como uma **ponte de unificação e coordenação**. Relaciona energeticamente dois lugares entre si, criando laços de união e harmonia. Por exemplo, entre dois escritórios, centros ou delegações com uma mesma atividade ou similar, o Triângulo Turquesa promove a concordância às suas respectivas atividades, boa relação entre os usuários e **facilita a comunicação** entre lugares de atividades afins, regenerando positivamente os seus laços energéticos naturais ou vínculos comuns.

*No ser humano, o Triângulo Turquesa é um grande cicatrizante e regenerador de tecidos, chegando a restaurar fugas energéticas e cicatrizes do campo áurico.

TRIÂNGULO AZUL

(Júpiter em Sagitário) — Potencial vibratório: 16,70

Para a residência do ser humano, o arquétipo triangular azul-índigo representa um **grande filtro de proteção**, sendo muito adequado colocá-lo nos lugares de máxima entrada de energia; mesmo exposto próximo dos seres humanos, ajuda-os a se **conectarem com o seu mestre interior** e a sua máxima lucidez, uma vez que os liga espiritualmente aos **seres de ajuda** do universo, seja qual for a interpretação cultural do habitante do lugar em relação a essas forças. Em qualquer ambiente, o Triângulo Azul ajuda a **compreender o próprio caminho** pessoal e profissional dos usuários e a reconhecer a sua própria Essência.

*Lembrar que no tratamento individual este padrão ordena e equilibra o sistema endócrino, estimula as faculdades mentais, proporciona uma grande lucidez e orienta para o caminho a seguir.

QUADRADO LARANJA

(Urano em Gêmeos) — Potencial vibratório: 17,00

É um filtro que potencializa a energia **de prosperidade, de expansão e de agilidade econômica** de um lugar. É adequado usá-lo em algumas casas ou comércios onde os seus usuários necessitem aprender com essas propriedades expansivas e de abundância. Possibilita e facilita as **oportunidades de trabalho**, os **projetos de expansão**, os bons contatos etc., e neutraliza os códigos ambientais de escassez e de falta de confiança.

*No ser humano, este arquétipo ativa a vinda do futuro e a proximidade da abundância de meios e oportunidades de expansão procedentes do exterior.

DECÁGONO AMARELO

(Plutão em Leão) — Potencial vibratório: 20,05

Em uma casa, é especialmente indicado para ser utilizado em locais de estudo, de trabalho e onde se necessite de concentração intelectual e de expansão. O Decágono Amarelo gera energia de **reflexão, de síntese, de abstração**, e definitivamente impulsiona uma grande **lucidez, clareza** de idéias e de conceitos. É um dos filtros do Sistema que melhor afasta a obscuridade procedente dos conflitos da personalidade humana. Em um ambiente, é muito adequado colocar o Decágono Amarelo, que dá lucidez, junto ao Decágono Laranja, que impulsiona a alegria, e ao Círculo Rosa, que transmite paz e silêncio, uma vez que os três arquétipos se compensam e complementam mutuamente.

O Decágono Amarelo é também muito útil para contribuir para a **neutralização das redes magnéticas do subsolo** da Terra, norte-sul, leste-oeste, e também as redes diagonais noroeste-sudeste. Também pode ser utilizado para a limpeza energética de dinheiro (as notas e moedas que são tocadas por muitas mãos), uma vez que o descarrega dos múltiplos códigos de apego e outras energias.

*Utilizado sobre os chakras, o Decágono Amarelo estimula a capacidade de prosperar e a facilidade de enriquecer, abrindo o ser humano para a facilidade no trabalho e a abertura aos recursos naturais, ensinando a dar o melhor de si mesmo, a utilizar de maneira ideal os seus próprios recursos, dons e faculdades.

DECÁGONO LARANJA

(Plutão em Gêmeos) — Potencial vibratório: 14,01

É um arquétipo muito bom para tratar os **lugares tristes e melancólicos**. O Decágono Laranja é um código de **alegria** que anima e **vitaliza** um espaço, além de proporcionar dinamismo aos seus habitantes. Tem também a propriedade de harmonizar as distintas forças telúricas do ambiente, suavizando grandemente os efeitos nocivos que a **rede Hartmann** exerce sobre os seres humanos, em especial se for usado junto com o Decágono Amarelo e o Círculo Rosa.

*No ser humano, o Decágono Laranja enraíza no presente, afasta o sentimento de nostalgia ou melancolia, alegra e vitaliza.

DECÁGONO AZUL

(Plutão em Sagitário) — Potencial vibratório: 18,08

É um arquétipo cuja função é a proteção de energias procedentes do exterior, mas também, e de forma muito especial, neutraliza a **sobrecarga eletrostática**. Por um lado, o Decágono Azul-Índigo **evita o parasitismo de energias** e a sobrecarga psíquica procedente de seres humanos que tenham manipulado intencionalmente a energia de um lugar (inclusive no interior de um automóvel). Protege muito bem o ambiente, no seu interior e exterior, proporcionando muita força, poder e **segurança ao lugar**, evitando intromissões indesejáveis.

Por outro lado, este arquétipo tem a propriedade de eliminar ou **desprender a carga eletrostática**, sendo especialmente indicado para ser usado em **veículos**, onde a carga de eletricidade estática é muito alta; deve-se colocar no vidro na parte da frente do carro, onde incida a luz, especialmente em viagens de longo percurso, sendo útil não apenas para evitar o excesso de radiação interna que gera o veículo mas para evitar possíveis acidentes ou evitar a gravidade destes, no caso de virem a ocorrer. Comprovou-se que no fim de seis meses de utilização nos carros, este filtro fica inutilizado ou saturado e os veículos voltam a se carregar de energia estática. Tem também a propriedade de neutralizar a sobrecarga eletrostática emitida pelos **secadores de cabelo** e pelas **fotocopiadoras**.

*No tratamento individual, este arquétipo incide sobre a membrana celular, neutraliza os radicais-livres, os parasitas elétricos, as aderências, a carga estática e ativa a sua própria capacidade de resposta.

CÍRCULO ROSA

(Sol em Touro) — Potencial vibratório: 21,20

Este arquétipo tem funções muito parecidas com as do Decágono Rosa, mas em oitavas superiores. O Círculo Rosa harmoniza o espaço habitável, proporcionando uma grande energia **de silêncio**, **de pacificação e de serenidade**. Pode-se considerar o filtro anti-*stress* e **anti-ação** por substituição. Proporciona grande energia de serenidade e harmonia ao ambiente e liga os seus habitantes à força universal do amor. Em uma casa ou local de trabalho, este arquétipo atrai pessoas tranqüilas e não conflituosas (por isso é um dos melhores filtros de potencialização e sublimação do lugar), além de proporcionar equanimidade e imparcialidade aos usuários do lugar. É muito necessário em especial em lugares onde deva se realizar um trabalho em grupo, social ou de compartilhamento. O Círculo Rosa do silêncio e da anti-ação não é incompatível com o Círculo Azul da ativação de energia, mas é totalmente complementar e até mesmo indicado em muitos lugares. É muito interessante também expô-lo junto a um Decágono Amarelo e a um Decágono Laranja.

*No ser humano, recordamos que este polígono é um grande regulador emocional, estimulando a imparcialidade, a equanimidade e o silêncio, além de ser o filtro certo para realizar trabalhos em grupo e sociais.

CÍRCULO VERDE

(Sol em Virgem) — Potencial vibratório: 16,95

É o arquétipo por excelência que **prepara e potencializa um espaço para a cura** e para neutralizar as forças que geram má saúde aos seus habitantes. Atua como um yantra, um substrato formal e cromático que **invoca e atrai permanentemente as entidades de cura**, **do equilíbrio e da harmonia** para as entidades humanas. É muito adequado para ser exposto em hospitais, consultórios, habitações ou casas onde existam pessoas enfermas, tanto nas **patologias crônicas** e repetitivas como em doenças em **fase aguda**, além de proporcionar muita calma ao lugar e um grande relaxamento aos seus usuários.

*No tratamento individual, o Círculo Verde possui as mesmas funções, ativando também a capacidade de eficiência e impecabilidade do ser, uma vez que desativa os padrões energéticos das infecções de qualquer tipo.

CÍRCULO AZUL

(Sol em Sagitário) — Potencial vibratório: 15,80

Em uma casa ou local comercial, o Círculo Azul proporciona uma grande **energia de realização e de ação**, uma vez que conecta os habitantes com a força vitalizante da terra. É adequado para lugares onde a energia está parada ou onde não há atividade; deve ser usado quando não ocorre nada em um espaço ou este está morto. Proporciona o estímulo de situações, a consecução de projetos e de atividades. Uma das suas grandes propriedades geobiológicas é **que neutraliza a radioatividade de um lugar ou de um material ou objeto radioativo**, especialmente se for utilizado junto com o Decágono Turquesa, o Decágono Verde e o Círculo Violeta.

*Lembrar que na terapia individual tal arquétipo liga o ser à energia sábia da terra, aproxima-o da energia representada por Morya, ajuda a eliminar fluidicamente o karma gerado no passado, ensina a intensificar o seu cotidiano e chega a estimular a energia Kundalini.

CÍRCULO VIOLETA

(Sol em Capricórnio) — Potencial vibratório: 17,50

Este filtro violeta também **espiritualiza e eleva com a sua vibração** um espaço habitável. Na realidade, liga os seus habitantes ou usuários à sua própria essência divina e dignifica as suas atividades. É muito adequado expor este yantra em lugares onde exista uma energia muito racional ou muito visceral e primária, justamente para elevar a vibração dessas forças e remeter o ser humano à sua consciência espiritual. Também é conveniente expor o Círculo Violeta em um ambiente onde se realizem atividades ou **projetos para benefício grupal** (escolas, associações, hospitais, repartições públicas etc). É necessário usar este filtro para apoiar a neutralização da radioatividade, não porque o Círculo Violeta a corrija em si mesma, mas porque fortalece a ação da **tríade arquetípica anti-radioatividade** (Círculo Azul + Decágono Verde + Decágono Turquesa).

*Um arquétipo que usado na cura individual estimula a integração e a dignidade do próprio ser, ensinando a utilizar o livre-arbítrio e a própria maestria.

ANAGRAMA de PODER

Potencial vibratório: 29,7

Em um espaço, este anagrama, composto de três arquétipos enredados, faz a **filtragem energética** e confere muito **poder harmônico** ao lugar. É um forte **escudo contra o baixo astral e um grande estabilizador** que mantém e sela as energias luminosas de um lugar. Deve-se ter em conta que tal arquétipo é um forte concentrador de energia, portanto repele certas entidades e pode criar reações inesperadas, embora esclarecedoras e sempre positivas nos usuários do lugar tratado com tal Anagrama. Nem todos os espaços necessitarão, pelo menos no princípio, deste forte filtro protetor; em vários lugares, bastará uma proteção lúcida com o Triângulo Azul, ou alguns lugares necessitarão do Decágono Azul e do Círculo Azul.

*No tratamento individual, este arquétipo complexo protege e afirma a pessoa, mantém durante mais tempo as informações de outros códigos evolutivos e leva a se conectar com a sua máxima força e o seu genuíno potencial espiritual.

FILTRO SRI YANTRA

Potencial vibratório: 28,20

Para o espaço habitável do ser humano, o Sri Yantra pode ser empregado pontualmente, mas com a finalidade de estimular apenas a **integração cerebral de um dos moradores** da casa. Para tanto terá de ser colocado por alguns dias próximo ao seu local de trabalho, à sua cadeira preferida e, excepcionalmente, sobre a cabeceira da sua cama.

Em geral, o Sri Yantra deve ser considerado um filtro seletivo, nem sempre adequado para todo mundo, sendo necessário que a pessoa a ser tratada seja um ser com certa evolução espiritual e uma clara consciência aquariana. Na realidade, é mais aconselhável utilizá-lo como tratamento individual.

*O Sri Yantra, sobre o coração do ser humano, ou sobre o seu Ajna, é o arquétipo da unificação e da integração, que desperta as faculdades perceptivas e integra os dois hemisférios cerebrais, pondo-os em uníssono com a sua capacidade intelectual e a sua capacidade intuitiva, o seu *yang* e o seu *yin*.

ARQUÉTIPO DA UNIDADE

Potencial vibratório: 34,70

Este arquétipo ancestral, **símbolo da Procedência ou da Unidade**, transmite o equilíbrio do cosmos. As suas oito forças, representadas pelos oito trigramas, não se perturbam mutuamente mas se sustêm umas às outras em perfeito equilíbrio, sem nenhum movimento progressivo nem regressivo no tempo. O símbolo composto, apoiado pela cor magenta, **remete o ser humano à sua fonte energética de origem**, por ser o arquétipo da *seqüência pré-mundana* (chamada na medicina chinesa: a força do "céu interior"); este arquétipo *devolve o ser ao seu centro*, à **recuperação da sua dignidade espiritual** e à sua própria divindade.

Este substrato é um octógono e uma seqüência de trigramas ao seu redor muito distinta da que é utilizada no Feng Shui, o octógono clássico do baguá, o qual representa a seqüência intramundana (ou do céu posterior), adaptada à vida dual, à polaridade e aos lugares, para viver a experiência terrena humana. No entanto, na medicina do ambiente, o filtro Arquétipo da Unidade **ativa no ser humano a lembrança da sua composição geométrica básica de origem**, antes que o seu verdadeiro Ser tivesse a experiência nestes planos de dualidade.

*Na verdade, o Arquétipo da Unidade é mais apropriado a um dos moradores de um lugar para corrigir as forças do próprio lugar, uma vez que, colocado próximo da pessoa (sobre a cama, cadeira ou mesa de trabalho), estimula o poder da sua energia ancestral e ajuda o ser a se aproximar da **perfeição da sua procedência**. Ativa nele a **sabedoria**, o encontro da sua **missão peculiar** no seu plano atual de experimentação e ajuda-o **a não se identificar muito com as circunstâncias terrenas**; ajuda a **transcender a dualidade** das coisas e a sentir a unidade que auxilia a própria vida. É muito útil para **sentir-se centrado**, nas práticas de meditação, na oração, nos estados expandidos de consciência e é muito eficaz quando em contato com a natureza e com o sol.

Entre as pessoas que estejam passando por uma intensa evolução anímica, é o filtro apropriado nas etapas de **grandes mudanças vibratórias**, nas quais o ser humano necessita ser fortalecido; pode ser necessário para **recuperar a integridade**, a dignidade como ser de luz, a força da *essência primordial*, ou para **estimular a confiança** nas origens cósmicas naturais, impulsionando a **fé na inteligência do processo** vital, devolvendo assim a **unidade** e a coerência de todo o Ser. Na medicina do ambiente, o Arquétipo da Unidade pode ser muito útil e protetor quando colocado nas entradas principais das casas e na cabeceira da cama de algumas pessoas.

28. DINÂMICA DE TRABALHO COM OS FILTROS EM UM ESPAÇO

Quando existe um lugar de convivência familiar ou de trabalho que apresenta sintomas desarmoniosos, ainda que não se saibam as razões do seu desequilíbrio, o que é preciso fazer em primeiro lugar é uma verificação energética desse espaço, considerando todos os elementos que intervêm nele. Nos meus cursos, ofereço um biômetro ou esquema de medição de energia, adaptado às possíveis patologias de qualquer espaço habitável; esse biômetro (seja um traçado em forma de leque, seja simplesmente vertical) é uma ferramenta imprescindível para qualquer especialista em Medicina do Ambiente.

Mediante a radiestesia, ou pelo próprio pulso arterial, através desse biômetro são detectados os principais motivos da desarmonia do lugar verificado. Pode ser que a medição dê como resultado final três ou quatro tipos de conflitos energéticos; um deles pode ser, por exemplo, de caráter telúrico, sobre as geopatias próprias do lugar ou influências do subsolo da zona; ou pode ser de caráter psíquico, por estar a casa ou o escritório impregnados de alguma força procedente de algum ocupante anterior (ou dos próprios usuários atuais do ambiente) ou até mesmo procedente da vizinhança.

Pode ser que a verificação com o biômetro mostre uma desarmonia procedente da decoração ou da arquitetura do edifício, ou de uma má adaptação ao esquema de harmonia do Feng Shui. As causas às vezes são produzidas por vários agentes desarmoniosos simultaneamente, não atuando todos na mesma proporção, o que nos dá a idéia de quais são os conflitos principais ou prioritários (na hora de tratá-los ou corrigi-los) e quais são as causas secundárias ou de menor importância; essas se entenderão como dados importantes apenas para que o usuário da casa ou do escritório os conheça, considerando que serão um fator a mais a ser acrescentado à soma final de fatores produtores do desequilíbrio.

Os fatores alteradores relacionados com o Feng Shui ou a Geobiologia do lugar serão tratados no capítulo seguinte, onde são incluídos alguns comentários sobre os fatores de tipo psíquico. Agora quero me fixar no fato de *trabalhar com os filtros Geocrom do Ambiente,* sobretudo no que se refere à sua ordem de utilização.

Em primeiro lugar, devo dizer que não é nada recomendável empregar os arquétipos ou filtros Geocrom em um lugar que ainda vai ser pintado ou decorado. Cada cor ou forma de um ambiente é um fator de influência energética de grande poder. Os resultados são diferentes, caso as paredes sejam amarelas ou azuis, ou então brancas ou cor-de-rosa; do mesmo modo, faz toda a diferença elas estarem recém-pintadas ou sujas e marcadas por anos de uso. Um grande sofá verde pode influir na soma final de freqüências de um lugar, assim como um sofá preto ou vermelho poderá interferir de forma distinta. O mesmo ocorre com as cortinas e os quadros. Uma casa cheia de gravuras ou pequenos desenhos lineares, de tinta preta sobre fundo branco, não apresenta o mesmo resultado energeticamente nem vibra igual a uma casa cheia de quadros ou cartazes grandes e de muitas cores; essas massas gráficas e cromáticas alteram as vibrações do lugar quase com a mesma intensidade que os filtros Geocrom, embora muitas vezes as alterem de forma incoerente; poucas obras de arte são equilibradoras e possuem propriedades realmente terapêuticas.

Portanto, é muito melhor que o lugar já tenha sido projetado e criado segundo o próprio gosto do usuário e que todos os elementos já se encontrem ali antes de os filtros harmônicos interferirem na fórmula, na soma energética do ambiente. No mínimo, um lugar onde predominem os amarelos, os tons de laranja e os ocres necessitará de uma fórmula de filtros sutilmente diferente se o mesmo lugar estiver ambientado com tons de azul, violeta e turquesa, por exemplo. São muitos os fatores de interferência, além do fator primordial: os seus moradores, com o seu karma e a sua personalidade peculiar; isso, sim, é que é um fator determinante. Os arquétipos são criados para ajudar o ser humano a evoluir; o que está à sua volta é apenas uma influência a ser considerada, como é a influência de um contexto urbano ou de uma paisagem rural.

Quando o usuário de um lugar chama um profissional, pedindo assessoria energética para a sua casa, loja, escola ou escritório, pode ser que este, ao visitar o lugar, descubra que este ainda não está decorado nem ambientado; trata-se, na verdade, de um *futuro lugar de convivência*. Neste caso, pode-se utilizar o biômetro e detectar quais são os conflitos energéticos principais, e até mesmo saber se no futuro (imediato...) precisará de filtros de correção ou de fortalecimento. No entanto, *ainda não devem ser usados os filtros Geocrom do Ambiente* enquanto a decoração não estiver praticamente concluída; então, será preciso dividir o tratamento do ambiente em duas fases: o de pré-convivência e o tratamento com os filtros quando já se estiver morando ou trabalhando no local.

Na etapa terapêutica de pré-convivência, já é possível fazer um grande trabalho de assessoria ao cliente, dando-lhe o diagnóstico energético do lugar e definindo teoricamente as suas geopatias, conflitos de Feng Shui ou possíveis forças psíquicas ali presentes que talvez possam impedir a expansão dos ocupantes. Posteriormente, na fase de convivência imediata, quando o espaço já tiver a sua fórmula energética estável (número de ocupantes e a sua personalidade, mobiliário, pintura e decoração, iluminação artificial, plantas e animais de estimação etc.), então sim poderá ser conveniente utilizar os filtros geométricos harmonizadores, sempre que o teste inicial der como *prioritário* o tratamento com os filtros Geocrom do Ambiente.

Quando chega o momento de intervir em um ambiente com o poder da geometria e das cores, também é preciso obedecer a uma ordem prioritária de atuação. Em primeiro lugar, deve-se fazer uma única pergunta de grande importância: trata-se de saber energeticamente se o espaço necessita do **Heptágono Morado e/ou do Hexágono Morado**. Se a resposta radiestésica ou arterial for afirmativa com relação ao Hexágono, então começa-se a fazer uma profunda limpeza conforme indicado nas funções do polígono, com a presença do elemento fogo, as janelas abertas etc.

Se o lugar não precisar do Hexágono (com a pequena moldura de cristal que nunca se deixa pendurada ali...), pode ser que não seja necessária nenhuma limpeza, e então começa-se a diagnosticar diretamente todos os filtros do ambiente. No entanto, quando o teste indica que é preciso usar o limpador de códigos, o Heptágono Morado, então significa que o lugar só pode ser tratado, no momento e de forma exclusiva, com esse arquétipo singular. O Heptágono Morado, por ter essas grandes propriedades *descodificadoras*, não pode ser usado junto com outros filtros, uma vez que, ao *apagar os códigos*, anularia o efeito dos demais arquétipos. As duas perguntas seguintes serão para saber onde é preciso colocar cada um dos Heptágonos Morados, e por quanto tempo este tipo de filtro deve permanecer no lugar. Uma vez testado isso, querendo, pode-se continuar a verificar o restante dos filtros, para que sejam colocados no dia em que terminar o prazo dos heptágonos, mas não devem ser pendurados ainda.

É mais conveniente realizar as práticas nos cursos do que aprender a usar os filtros lendo a teoria, no entanto diremos que, geralmente, tanto os filtros de correção como os de fortalecimento de um lugar devem permanecer pendurados durante algumas semanas ou meses, enquanto o Heptágono Morado, por ser de uma potência especial e muito transmutador, normalmente deve ser deixado colocado nas paredes ou janelas apenas por alguns dias, talvez duas semanas no total, dependendo da quantidade de códigos conflituosos ou paralisantes da harmonia daquele ambiente.

O Heptágono Morado estimula de forma potente todas as forças do espaço, realizando uma primeira limpeza profunda e neutralizando os códigos já obsoletos, caducos ou que não devam estar ali. É tão ativo que pode revelar-se até mesmo nocivo ou incômodo conviver com a sua freqüência. Por isso, recomenda-se empregá-lo quando as pessoas não estiverem ainda morando (ou trabalhando) no local, isto é, quando o lugar ainda estiver em obras, sendo pintado, decorado ou durante a mudança; se isso não for possível, também é interessante e prudente aplicar o Heptágono Morado quando os usuários do lugar estiverem em período de férias.

Pode ser que a casa não necessite de nenhum Heptágono Morado descodificador. Se for essa a resposta do teste, então realiza-se diretamente o teste dos 22 filtros restantes para a correção energética do lugar a ser tratado, e se coloca um a um, percebendo o lugar exato das janelas, paredes ou portas onde têm de ficar presos e finalmente são disparados sobre eles os lampejos de *flash* pertinentes.

29. RELAÇÃO DO SISTEMA GEOCROM COM O FENG SHUI E A GEOBIOLOGIA

Na prática habitual da *medicina do ambiente*, não podemos nos esquecer de que a matéria-prima com a qual trabalhamos é "a energia", essa força ordenadora e coerente que cada dia proporciona vida aos seres vivos, mas que essa mesma energia é também a que vivifica os espaços e os objetos criados pelo ser humano, sejam eles uma obra de arte, uma construção ou um objeto qualquer.

Existem múltiplas influências que interferem e modificam a energia de um espaço. Qualquer ambiente é uma fórmula energética composta de múltiplas variáveis. Muitos estudos e métodos já estabelecidos e comprovados analisam e contemplam essas variáveis de naturezas diferentes; vale a pena levar em consideração essas disciplinas quando se tem de corrigir ou realizar uma assessoria energética de um ambiente, seja pessoal ou profissional.

Profissionalmente, quando se deve examinar uma casa, recomendo que se comece por indagar sobre as suas possíveis geopatias (alterações de subsolo, assunto de que se ocupa a nova ciência da Geobiologia); em segundo lugar, que se observem e verifiquem as possíveis anomalias energéticas procedentes do Feng Shui, a sua situação, a circulação energética da casa e a utilização coerente de cada canto do ambiente.

Uma vez localizados os conflitos geobiológicos e desarmoniosos do espaço, já é possível passar a corrigir ou neutralizar os conflitos do lugar com os diferentes filtros Geocrom segundo a função energética de cada filtro, mas considerando-se tudo o que foi aprendido e praticado nos cursos de formação especial, que são concretamente os seguintes seminários: Primeiro Nível de Geocromoterapia, o Seminário sobre Harmonia do Ambiente e, em terceiro lugar, nessa ordem, o curso de Geocromoterapia do Ambiente.

No meu segundo livro, a obra sobre o Feng Shui, faço referência não só à dinâmica de trabalho com esse antigo e eficaz método, mas também dedico um capítulo inteiro à Geobiologia, uma vez que a correção com os filtros Geocrom do Ambiente está intimamente vinculada às geopatias e às deficiências energéticas de qualquer espaço habitável. No entanto, neste capítulo, farei um breve resumo desses dois métodos, complementares à Geocromoterapia do Ambiente, embora recomende a leitura do livro mencionado, assim como também de *Mística del Color y la Geometría: los Códigos del Arte y del Feng Shui,* onde são ampliados os conhecimentos sobre o valor terapêutico da arquitetura, da arte, da decoração, entre outros, e onde mostro também um amplo estudo da procedência do Feng Shui e da natureza energética de cada uma das nove zonas segundo o *I Ching* e a lei universal das mudanças e das mutações energéticas.

Na verdade, o **Feng Shui** é a terapia mais antiga para harmonizar um lugar. Trata-se de um antigo sistema, útil e prático ainda hoje para proporcionar harmonia ao nosso espaço habitável e muito adaptado à sociedade atual, na qual o *stress* psicofísico e a massificação das casas construídas sem nenhum critério terapêutico fazem deste método uma ferramenta valiosa, digna e fácil de aplicar.

O método em si mesmo baseia-se na distribuição dos espaços interiores de qualquer casa, distribuição que se realiza de uma forma energeticamente equilibrada e evitando a proximidade (e a utilização) de certos elementos formais, prejudiciais ou agressivos para o nosso sutil campo de energia pessoal. Muitos terapeutas e especialistas em *domologia* consideram muitas vezes o Feng Shui simplesmente como *a arte da ubiquação correta,* embora hoje já se saiba que pode ser adaptado terapeuticamente às disciplinas da arquietetura, ao urbanismo, ao paisagismo e à decoração de interiores, com fins psicológicos e preventivos em relação à saúde, indo assim muito além da estética.

A hipótese em que se baseia o antiqüíssimo método do Feng Shui é que absolutamente *todas as formas que nos rodeiam criam uma influência ao nosso redor* que, ou nos equilibram e harmonizam, ou produzem o efeito contrário. A filosofia inerente ao povo chinês, nas suas múltiplas aplicações terapêuticas e vertentes, é que, *no Universo, tudo está interligado e relacionado entre si.* Não existe nenhum objeto ou elemento que exista isolado do resto. A contínua relação das partes de um todo faz com que exista um complexo e permanente movimento de ondas. Assim, toda *forma* gera uma dinâmica no espaço.

Os três conceitos básicos em que se baseiam as ciências do Feng Shui, assim como a Medicina Tradicional Chinesa e outras metodologias de trabalho, são os seguintes: *tudo está vivo, tudo muda e tudo está relacionado*. Partindo dessa rede de comunicação permanente, a energia de todas as coisas (sejam moléculas ou pensamentos) circula e interage com o resto do universo. Esse é também o atual paradigma hologrâmico de que partem muitas medicinas energéticas e disciplinas paralelas e complementares ao paradigma científico e ortodoxo.

Não é nada estranho que tenha sido precisamente a mentalidade chinesa que tenha idealizado esse método de harmonização, uma vez que as civilizações orientais possuem uma mente de tipo associativo e não tão dedutiva como no Ocidente. Os primeiros documentos escritos sobre o Feng Shui procedem da dinastia Song, entre os anos 1126 e 1278 da nossa era, embora a sua experimentação, assim como a transmissão oral da mesma, parece ter uma antiguidade de 3.000 anos. O Feng Shui *é uma das ciências da distribuição dos espaços* (como a geometria e a arquitetura), mas é estruturada como um método de benefícios terapêuticos que incidem na saúde do ser humano de forma indireta mas eficaz, que além do mais baseia-se em uma vasta experimentação de mais de dois milênios.

Na realidade, o Feng Shui é conhecido como uma antiga ciência essencialmente empírica, mas que contém por sua vez uma filosofia de base, o que o diferencia do nosso habitual tratamento do espaço, uma vez que os métodos ocidentais de distribuição espacial em geral baseiam-se nos gostos pessoais dos projetistas ou correntes de moda temporais. Esse método não só possui uma base conceitual profunda, mas é uma ciência interdisciplinar. Em primeiro lugar, o Feng Shui está diretamente associado à Medicina, uma vez que a sua finalidade última é precisamente a de proporcionar saúde e harmonia aos habitantes de um espaço; mas também está intimamente associado, e engloba em si mesmo a Arquitetura, o Urbanismo, a Geometria, a Matemática, a Física, a Metafísica e a Arte. Por ser uma ciência da distribuição do espaço, o Feng Shui também é considerado muitas vezes como *uma arte*, de forma parecida como se classifica a Arquitetura e o Paisagismo, mas com resultados e implicações médicas de suma eficácia, o que faz com que a atualidade seja considerada dentro da perspectiva da medicina preventiva (como também se considera a Geocromoterapia).

A matriz do método surgiu primeiramente da observação da natureza e da dedução reflexiva em benefício do ser humano, como muitas outras disciplinas existentes; no entanto, o esquema harmônico em que se baseia o Feng Shui surgiu do *Livro das Mutações*, o *I Ching*, considerado um excelente livro de estudo sobre os processos de mudança e mutação de todas as etapas vitais do ser humano. A extensa e conhecida obra (embora anônima) chamada *I Ching* é considerada como o livro mais antigo do mundo e com um conteúdo de sabedoria de alto valor. O fato de que, no Feng Shui, a base da distribuição dos espaços parta de uma síntese matemática derivada do *código binário* implícito nos oito trigramas do *I Ching* é uma garantia de seriedade e autenticidade, uma vez que não é freqüente, nem no Oriente nem no Ocidente, que um livro permaneça vigente durante 5.000 anos.

A descrição interna e metodológica da terapia do Feng Shui é que em todo lugar existe um padrão energético, ou esquema básico de circulação de energia, chamado tradicionalmente "baguá", que caracteriza cada espaço habitável e que incide no ser humano. O baguá do Feng Shui é a abstração de um espaço dividido virtualmente em nove zonas diferenciadas, pelas quais circula a energia vital; cada uma dessas zonas tem características energéticas diferentes e propriedades vitais e psicológicas específicas, das quais o ser humano pode se beneficiar e utilizar conscientemente.

Num nível prático e simples isso significa que, se alguém quiser descansar ou dormir em uma zona da casa que esteja energeticamente associada ao trabalho, à ação ou à economia (como seriam a zona 4 ou a zona 1 do esquema harmônico ou *baguá* de uma casa), será muito difícil repousar porque, ou terá um mau repouso ou uma recuperação superficial ou, com o tempo, cairá o seu sistema de defesas e a pessoa acabará ficando doente. Do contrário, se deseja trabalhar, produzir e prosperar em uma zona que é "apropriada" para estudar (zona 3), ou para descansar (zona 2 ou 9), ou se divertir e se comunicar com os amigos (zona 6), então a sua diligência no trabalho ou a remuneração dos seus esforços ficará seriamente afetada, com todas as conseqüências psicológicas que isso acarreta. As inúmeras publicações especializadas a respeito refletem muito melhor a dinâmica do sistema e os resultados terapêuticos que podem ser observados na saúde e na qualidade de vida conseguida nos lugares corrigidos sob os preceitos desse método.

Conceitualmente, o Feng Shui, como uma arte ou uma ciência da distribuição e harmonização dos espaços, é, acima de tudo, um sistema de conhecimento. Conhecimento do valor das formas, das forças energéticas que circulam ao nosso redor e dos padrões rítmicos da vida. Com o estudo do Feng Shui, aprendemos a ler os espaços de uma forma diferente, como se se tratassem de entidades vivas, ativas e pulsantes. Aplicando os seus princípios, ordenamos o nosso espaço vital; a partir dessa ordem, equilibramos o nosso "espaço interior" ou psicológico. Essa ordem pode ser realizada seguindo os preceitos do Feng Shui, quando os conhecemos, mas também pode ser feita fixando a energia de cada zona com os filtros Geocrom do Ambiente.

Em experimentos com os substratos da Geocromoterapia em inúmeros espaços corrigidos, deduzimos que cada zona do baguá e o seu trigrama correspondente estavam associados a uma determinada forma geométrica e a uma cor; dessa maneira, nove dos 22 filtros Geocrom possuíam grandes correspondências e paralelismos energéticos com as nove áreas distintas do esquema harmônico do Feng Shui. Assim, a zona 4 estava associada ao Quadrado Laranja, a 9 ao Círculo Violeta e assim por diante.

Assim, em um lugar em que, apesar das mudanças sugeridas, a energia correspondente não se manifesta nem circula corretamente, nem se estabiliza, não fortalece nem favorece a vida dos seus moradores, então é conveniente utilizar os dez *Filtros Estabilizadores do Feng Shui* (elaborados pelo Instituto Geocrom). Além de se poder ver o filtro no centro do quadro, mostra-se *o seu trigrama associado* e um *mantra* escrito na língua tibetana ou em sânscrito, tudo isso colocado harmonicamente dentro de uma moldura de madeira e cristal, projetada especialmente na proporção áurea.

Há lugares em que, para estabilizar e fixar a freqüência geral que harmoniza toda a casa ou escritório, já é suficiente colocar esses nove filtros compostos em cada zona do Feng Shui da casa, além de um Triângulo Azul-índigo na porta principal (um décimo quadro com um filtro no centro e apoiado também com o seu trigrama e o seu mantra correspondentes). Mas existem outros lugares que necessitam de uma correção completa com os 22 filtros do Ambiente.

É certo que também existem certos espaços muito harmônicos, lugares que não necessitam de nada em especial para que a sua energia seja favorecedora de processos saudáveis e evolutivos para os seus ocupantes; na realidade, existem poucos lugares tão harmônicos e equilibrados na sua energia interna; por isso, é interessante ter conhecimentos de Geobiologia e também do antigo, mas ainda vigente, Feng Shui, além de contar também com essa grande ferramenta de ajuda na Medicina do Ambiente: o Sistema Geocrom.

A **Geobiologia** é a disciplina que estuda as energias que provêm basicamente do subsolo terrestre e as relaciona com a nossa biologia. A finalidade dessa disciplina é estudar essas forças e sobretudo proteger o ser humano das correntes que podem alterar a sua saúde. O nosso planeta nutriente é um grande ser vivo que possui, como sabemos, os quatro elementos. O planeta, como os seres humanos, tem líquidos orgânicos e inorgânicos (como a água, o petróleo ou o gás, entre outros). Tem também calor, que provém do magma terrestre e da atmosfera, o elemento ar, aquecido pela grande estrela mais próxima: o Sol. Possui também uma pele ou superfície, a casca terrestre, onde nós, seres humanos, habitamos. Tem também os meridianos ou espaços energéticos, por onde circulam as energias magnéticas e elétricas, geradas pela interação de todos os minerais, elementos e energias, como a gravidade e outras forças derivadas dos planetas e satélites vizinhos.

No entanto, agora trataremos apenas do que a Terra tem sob a sua pele, porque conforme o caso pode alterar a nossa saúde. O magnetismo natural do nosso planeta emerge para o exterior, na sua verticalidade, formando o que detectamos como *uma rede magnética*, uma rede móvel de energia mais ou menos quadriculada. As linhas dessa rede magnética são como os caminhos energéticos ou meridianos acupunturais da Terra.

Existem diversos tipos de redes magnéticas, umas maiores que outras, mais ou menos intensas. A trama básica forma uma rede de retângulos de 2 por 2,5 metros aproximadamente e as suas linhas vão de Norte a Sul e de Leste a Oeste. Cada vez que essas linhas de força magnética se cruzam, formam um *acúmulo energético* de uma intensidade excessiva para o nosso organismo. O espaço interior entre essas linhas de força é considerado neutro e saudável. Essa rede retangular, chamada *Hartmann*, sofre uma interseção de outra rede em diagonal que vai de Noroeste a Sudeste, cujas linhas nem sempre são intensas. Por exemplo, em um lugar, a linha diagonal prejudicial poderia estar a 6 ou 7 metros da seguinte, enquanto em outro essa trama patológica se alinha a cada 3 ou 4 metros.

O mais importante em Geobiologia é ter em conta 1) que os pontos de interseção dessas linhas magnéticas *geram uma mudança molecular no nosso organismo*, sobretudo quando permanecemos muitas horas sobre esse cruzamento Hartmann ou diagonal; 2) que existem *zonas neutras* entre os cruzamentos e as linhas, zonas que temos de procurar para beneficiar o nosso repouso e a nossa saúde; 3) que essas redes energéticas têm certa *mobilidade* e, portanto, as zonas neutras podem mudar sutilmente; 4) que as duas redes magnéticas formam entre si uma triangulação de forças, retângulos que se convertem em losangos e triângulos, e esse verdadeiro *fenômeno de triangulação* acelera os nossos processos vitais e psicológicos; 5) que os campos magnéticos da Terra *interagem com outros campos de força* gerados pelas ondas emitidas pelos aparelhos e pensamentos humanos; 6) que as redes do subsolo também agem, isto é, se acoplam, se anulam ou se intensificam em função dos campos de força emitidos pela infinidade de *aparelhos eletrodomésticos*, máquinas e outras radiações eletromagnéticas artificiais.

No nosso subsolo também existem falhas tectônicas subterrâneas, que geram constantemente mudanças moleculares de acordo com a composição mineral e metálica dos diferentes componentes da Terra. Cada tipo diferente de rocha possui cargas elétricas distintas, portanto ao seu redor são emitidas radiações e perturbações eletromagnéticas que emergem ao exterior também verticalmente.

Por outro lado, existem na Terra inúmeros *canais de água subterrânea,* pequenos rios e afluentes abaixo da superfície do solo, filtrando-se entre rochas e terras, marcando caminhos aquáticos facilmente detectáveis pelos sensitivos, videntes e radiestesistas. O único problema das correntes de água subterrânea é o seu *constante movimento* e também o fato de não receberem a luz solar, o que altera o seu comportamento molecular e assim a sua influência emerge ao exterior, podendo alterar os nossos fluidos orgânicos e psicológicos.

Resumindo, pode-se dizer que tanto as redes de magnetismo como os canais de água ou as falhas que coexistem no subsolo planetário geram uma emissão contínua de freqüências eletromagnéticas que, ao sair para a superfície, *criam interferências* no nosso campo de energia. A principal razão desse tipo de alterações é que o corpo humano é composto por 65-

70 por cento de água, o que faz com que o nosso organismo esteja em constante processo de reações eletroquímicas. As freqüências de onda dos nossos líquidos corporais são diferentes das freqüências dos materiais e as radiações do nosso DNA se altera e o nosso sistema imunológico diminui a sua atividade e portanto o corpo pode ir se degenerando até criar uma patologia. Num nível prático e ao mesmo tempo profissional, não podemos desvincular nenhum diagnóstico médico ou energético de uma pessoa de possíveis causas de tipo geobiológico.

Existem numerosos filtros Geocrom para neutralizar, suavizar ou corrigir a maior parte de geopatias e influências do subsolo; o que fazem os diferentes filtros especializados é evitar que tais influências alterem o nosso campo; isto é, a geometria combinada com uma cor *não faz desaparecer a geopatia,* mas prepara a nossa energia e o nosso corpo para que tais influências não afetem o nosso estado natural de saúde.

Quinta Parte

A PESQUISA

30. A GEOCROMOTERAPIA E OS SEUS VÍNCULOS

Os campos de pesquisa sugeridos pelo Sistema Geocrom podem ser quase infinitos. Por "sistema geocrom" entende-se, de maneira geral, *a utilização coerente da geometria, da luz e das cores, em benefício do ser humano como ser bioquímico, psicológico e espiritual.* Partindo daí, abrem-se milhares de portas que nos permitem penetrar em milhares de terrenos ou paisagens com distintas perspectivas; de imediato, e visto assim, o Sistema Geocrom converte-se em um *encontro multidisciplinar* com um grande futuro.

Como veremos no capítulo seguinte, a AUFaC é um projeto de pesquisa em quatro campos distintos: a ciência, a arte, a pedagogia e a comunicação, embora todos eles contenham um fio condutor que é a *perspectiva espiritual evolutiva.* A metafísica propriamente dita (entendida simplesmente como a ciência que estuda os fenômenos muito além da física ou do visível) já pode ser também todo um extenso campo de pesquisa. O terreno metafísico ou místico sugere à primeira vista que podemos, pelo menos, começar a *analisar os textos recebidos* sobre o novo sistema e ver, frase por frase, os possíveis campos de trabalho e de experimentação que eles incitam. A voz que dita esses textos faz continuamente sugestões e insinua de uma forma contundente o grande trabalho de pesquisa que ainda nos resta para ser feito segundo a perspectiva humana.

Por outro lado, e nessa perspectiva, poderiam ser feitos trabalhos experimentais com diversos *clarividentes* treinados e motivados, pessoas com faculdades cognitivas desenvolvidas e que assumam seriamente o trabalho de pesquisa metafísica. Por intermédio dos videntes que irão participar do experimento (podendo ser desconhecidos entre si e não se comunicar) seriam feitas *análises comparativas* de diversas situações em que intervenham determinadas formas geométricas, ou a aplicação de cores diferentes, tanto quando se tratar de terapias ou ações médicas como quando se tratar de ver os efeitos das obras de arte sobre um espectador, ou da influência dessas formas e cores sobre as ambientações arquitetônicas e decorativas. O trabalho consistiria em analisar os efeitos, benéficos ou alteradores, sobre os seres humanos, exercidos por essas combinações geométrico-cromáticas, baseando-se na visão extra-sensorial particular desses profissionais ou pessoas clarividentes, incluindo também a observação comparativa dos resultados, para ver os seus pontos comuns, anotar dados, organizá-los e tirar conclusões a respeito.

Não obstante, neste capítulo quero centrar-me exclusivamente na Geocromoterapia como método terapêutico e comentar sobre os seus múltiplos campos de desenvolvimento e pesquisa, com o propósito de que ela, em si mesma, possa ampliar o seu raio de ação ou aperfeiçoar-se conforme as possibilidades e os conhecimentos do próprio ser humano atual, muito além do fato de o sistema ter uma origem de tipo "místico" (entendendo com isso que a experiência que tive em 1994 pode ser considerada uma *experiência mística* pouco freqüente, muito distante de uma busca médica consciente e voluntária).

31. A FÍSICA QUÂNTICA E A MEDICINA

Um dos campos ainda carentes de uma pesquisa profunda é estritamente de tipo científico-médico. Trata-se de estudar os **fundamentos quânticos** e ondulatórios como os em que se baseia a Geocromoterapia e a sua incidência sobre a bioquímica molecular. A finalidade é chegar a compreender e sobretudo a fundamentar, exclusivamente do ponto de vista da física, o motivo pelo qual cada arquétipo, padrão geométrico e freqüência de cor, assim como a luz emitida pelo Sol ou por um *flash* fotográfico, tem tanta eficácia sobre o nosso corpo biológico; saber como e por que esses filtros de gelatina fotossensível mudam o comportamento atômico das nossas células. Uma vez pesquisado todo esse amplo aspecto relacionado com a física quântica, o projeto continuaria, possivelmente durante décadas, com o propósito de averiguar o motivo pelo qual esses padrões geométricos modificam também a nossa conduta psicológica e até mesmo anímica.

Neste interessante estudo, deveriam intervir não apenas físicos mas também especialistas em genética, em bioquímica, em biofísica, especialistas no funcionamento do cérebro humano, especialistas em diversas radiações, ondas cerebrais, sinapses entre neurônios, endocrinologistas, possivelmente especialistas em cibernética e, sobretudo, psicólogos e psiquiatras vanguardistas que possuam um elevado anseio de pesquisa e de ampliação da ortodoxa disciplina médica, psicanalítica ou psicoterapêutica.

Em todos esses terrenos, disciplinas e especialidades, deveriam ser considerados todos os pontos expostos no texto recebido "Sobre como pesquisar", isto é, o *propósito* do projeto e do pesquisador, a *formação mística* do cientista e a sua *motivação real* para pesquisar, ter a capacidade de conseguir os *meios* para trabalhar em tudo isso, saber *delinear* coerentemente o projeto de trabalho etc. Além disso, e como outro fator de grande importância, deve considerar que tal trabalho é basicamente multidisciplinar e que representaria para os participantes uma grande experiência de *espírito de grupo*, uma prova para o ego de cada pessoa, uma reta para estimular o sentido de fraternidade em cada um e ter cada membro em grande sentido do Serviço à humanidade.

Um dos objetivos concretos da pesquisa científica é chegar a dar uma definição exata de "onda de forma", que também costuma ser chamada de "onda geometrodinâmica"; por mais que hoje se utilize com freqüência esse termo no contexto de cura vibracional (chamada também *medicina quântica)*, ainda não foi definida a origem física de como é gerada essa radiação, seu modo de medição, as suas características ondulatórias, nem as distintas propriedades que ao que parece possuem as diferentes aberturas dos ângulos geométricos.

Trata-se de estabelecer concretamente as bases científico-médicas do efeito distinto e peculiar exercido por um ângulo de 60° (cada ângulo de um triângulo eqüilátero), do efeito de um polígono com dez ângulos de 145° (decágonos), assim como do efeito sobre o ser humano de uma linha curva, de uma forma esférica, de um desenho caótico, de um trigrama ou um ideograma, ou o efeito da espiral de um caracol... É todo um projeto científico de alto nível que, muito provavelmente, implica um enfoque multidisciplinar e uma grande capacidade associativa conceitual.

Vários profissionais que já estão envolvidos nesta pesquisa crêem que é necessário o estudo teórico sobre os fundamentos quânticos da Geocromoterapia para ampliar, ratificar e expandir (em diferentes grupos humanos) a experimentação simplesmente *empírica* que durante sete anos realizamos em várias centenas de casos tratados com os filtros geométricos coloridos.

Até agora, trabalhar cada dia com esses filtros geométricos significou um tremendo ato de fé, tanto da minha parte como da parte dos alunos e terapeutas que se aproximaram do novo método, assim como de alguns sócios da AUFaC, pessoas que confiaram na confiabilidade da procedência da Geocromoterapia e se atreveram a aplicá-la nos seus pacientes e familiares. Depois de constatar empiricamente mais de mil vezes as suas benéficas propriedades e depois de haver integrado a sua origem metafísica e de haver escrito seis livros a respeito, agora o necessário é constatar definitivamente a Geocromoterapia segundo a perspectiva científica, mesmo conhecendo as limitações que a nossa ciência possui atualmente; nem por isso acredito que devamos deixar de tentá-lo.

Recentemente, começamos uma ampla pesquisa científica de alto nível, na qual trabalharam apenas três pessoas, um biólogo-terapeuta, um médico-matemático e eu mesma, acupuntora e estimuladora do Sistema Geocrom, pesquisa na qual está sendo investida muita energia e na qual começam a haver os meios necessários para o estudo dos resultados, como é por exemplo *um microscópio de contraste de fase* com câmera incorporada, com o qual faremos estudos comparativos e documentaremos fotograficamente os cristais de água programada com diferentes filtros, entre outros meios físicos para a pesquisa. Dos resultados das fórmulas matemáticas deduzidas, dos princípios desenvolvidos a partir dos filtros geométricos e das fotografias, gráficos e dados obtidos, nascerá um novo livro (de três autores) abordando coerentemente o novo paradigma para a humanidade.

Outro aspecto que seria interessante de analisar e com o qual ninguém ainda se comprometeu nesse tipo de pesquisa seria um projeto visto puramente de uma **perspectiva médica avançada**. Até agora, para curar o ser humano são utilizados medicamentos fitoterápicos ou químicos, que basicamente são ingeridos por *via oral* e que são processados pelo sistema digestivo. Até mesmo formas de cura talvez mais avançadas e sutis, como são a homeopatia ou a terapia floral, continuam sendo ingeridas pela boca e assimiladas pelo tubo digestivo e pelo sangue, embora esses medicamentos possuam apenas "informações", e não matéria vegetal, animal ou mineral. E mais, tanto se tomamos pastilhas, injeções, glóbulos homeopáticos ou essências líquidas de Florais de Bach ou similares, sempre o veículo de entrada é a *água*, o grande líquido transportador de todo medicamento.

No entanto, a Geocromoterapia e outros sistemas similares cujos princípios ativos são arquétipos, imagens, cores, freqüências, não utilizam nada corpóreo, como uma boca e um complexo sistema de digestão; nem sequer utilizam água. A forma de entrada desses códigos harmônicos são as diferentes *bocas,* chakras ou pontos de acupuntura. O *veículo de transporte* dos códigos é a *luz.* A fonte luminosa do *flash* transporta as informações do filtro geométrico e a sua freqüência de cor, para o *interior* do ser humano, mediante o sistema de chakras.

A pesquisa consistiria em averiguar a importância desse salto qualitativo, a diferença existente entre empregar o sutil campo energético acupuntural e etérico, em lugar do corpo físico, para modificar o estado de saúde. Talvez se estudássemos a fundo essa grande diferença poderíamos compreender o motivo pelo qual os filtros Geocrom incidem tanto no nosso estado emocional quanto no mental. Ao mesmo tempo, creio que deveriam ser adequadamente ampliados os estudos sobre o sistema de chakras, com todos os meios científicos apropriados para isso, para chegar a dar realmente esse salto qualitativo em matéria de saúde e constatar que é possível e eficaz praticar uma nova forma de medicina mais sutil que intervenha diretamente sobre o comportamento biopsíquico e espiritual do ser humano.

Esse terreno fica aberto e parece desde já muito interessante; apenas necessita de um grupo de pessoas com boa disposição (real, não teórica), que saibam delinear *os passos a seguir* nesse campo de trabalho e que avancem conseqüentemente no estudo dessa cura, mediante os arquétipos, a luz e as freqüências, sobre o próprio corpo sutil ou acupuntural do ser humano.

Outro campo de trabalho muito interessante é o da **Geocromoterapia Pré-natal**, que há um ano já comecei a pesquisar de forma particular no meu consultório, observando os principais efeitos e resultados em mulheres grávidas e crianças recém-nascidas, considerando a enorme importância do poder de correção e de sublimação dos códigos que o feto recebe e elabora durante meses (mediante o que a própria mãe processa desde a concepção do novo ser até o seu nascimento). No teste, vê-se claramente quais são os arquétipos que ela necessita e quais são os que vão ser dirigidos ao bebê e à preparação correta para a sua próxima existência nesse plano. Convido a delinear um plano de trabalho mais ou menos sistematizado, em que vários terapeutas abordem as suas experiências profissionais nesse campo e assim possamos compartilhar dados de interesse para outras gestações, ou para a evolução do próprio Sistema Geocrom.

Há pouco tempo vimos pesquisando no campo da **Óptica**, programando lentes comuns e de contato com os filtros Geocrom, após o teste personalizado. Constatamos mudanças muito importantes nos casos tratados (como a diminuição de 2 dioptrias em três meses), fazendo tratamentos e a reprogramação semanal das armações de óculos e lentes de contato, programando diretamente os cristais; não obstante ainda sejam muito poucos os casos de estudo para chegar a conclusões definitivas, esse no entanto é um terreno muito promissor e sobretudo ágil, já que os resultados são constatados muito rapidamente pelo próprio cliente na óptica da esquina.

32. A ASTROLOGIA MÉDICA

Uma das experiências que mais nos surpreenderam quando a iniciamos (1999) foi a de começar a inter-relacionar a antiga Astrologia com a moderna Geocromoterapia. Foi a partir da dinâmica terapêutica particular entre um psicólogo de Maiorca e um astrólogo (que neste caso era o seu paciente) que teve início esse campo de trabalho e abriu-se a porta para uma pesquisa insuspeitada até então. Depois de vários tratamentos, foi o próprio paciente (um astrólogo espanhol muito experiente e com grande espírito investigador) que começou a ver a associação direta que ao que parece existia entre a geometria e os planetas. Depois das suas intuitivas observações comparativas, o astrólogo e dois especialistas em Geocromoterapia entraram em contato comigo para iniciar ou continuar a pesquisa. Passados vários meses de conversações com base nesta perspectiva astrológica e uma vez estabelecido o novo campo de trabalho, quatro astrólogos da AUFaC e eu passamos a comprovar, filtro por filtro, a veracidade das analogias e associações encontradas, chegando a ratificar muitos (nem todos) conceitos iniciados pela equipe de Maiorca, mas também retificando e ampliando algumas das idéias e suposições do início. No entanto, consideramos que ainda há muito trabalho a ser feito nesse estrito campo de estudo.

Em síntese, da pesquisa astrológica realizada até agora e muito menos terminada, podemos indicar o seguinte:

A — *Cada forma geométrica está associada a um planeta e cada cor está associada a um signo astrológico.* Assim, o fato de aplicar um filtro sobre uma pessoa e projetá-lo no seu campo energético mediante a luz significa que se introduz o arquétipo simbólico de *um planeta quando transita por um signo* concreto. Por exemplo: utilizar um Heptágono Morado é como estimular sobre o ser humano os efeitos do planeta Netuno quando está passando pelo signo de Aquário; o mesmo que um Decágono Amarelo representa, ou tem o efeito de Plutão quando transita por Leão. As correlações de cada geometria com os planetas e signos encontram-se no capítulo 12.

B — Os **polígonos geométricos** associados aos **planetas** seriam:

Círculo — Sol
Oval — Lua
Triângulo — Júpiter
Quadrado — Urano (?)
Pentágono — Mercúrio
Hexágono — Vênus
Heptágono — Netuno
Octógono — Saturno
Eneágono — Marte (embora não exista como filtro terapêutico)
Decágono — Plutão
Undecágono — Quíron (embora não exista como filtro terapêutico)
Dodecágono — Asteróides (Ceres etc.)

C — As **cores** associadas aos **signos astrológicos** seriam:

Áries (casa I) — Vermelho
Touro (casa II) — Rosa
Gêmeos (casa III) — Laranja
Câncer (casa IV) — Branco
Leão (casa V) — Amarelo
Virgem (casa VI) — Verde
Libra (casa VII) — Verde-azulado
Escorpião (casa VIII) — Azul-claro turquesa
Sagitário (casa IX) — Azul-índigo
Capricórnio (casa X) — Violeta
Aquário (casa XI) — Morado
Peixes (casa XII) — Rubi ou magenta

D — A cor é associada a um signo, mas é *o planeta do signo* que dá a energia ou alimenta o signo; **o seu planeta é o predominante**. Assim, por exemplo, prescrever ou projetar um Heptágono Verde sobre alguém, isto é, *Netuno em Virgem*, é o mesmo que causar-lhe a influência de Netuno e de Mercúrio (o planeta regente de Virgem). Isso faz pensar que talvez o mais importante do Sistema Geocrom, no nível dos princípios ativos, seja apenas a geometria, mais que a cor em si mesma, embora não saibamos ainda se isso se dá em igualdade de condições, isto é, se o planeta associado ao polígono (neste caso Netuno) influencia com a mesma potência que o planeta associado ao signo (que neste exemplo seria Mercúrio).

E — O método terapêutico recebido por canalização *casualmente* contempla apenas **doze formas geométricas planas e doze cores** ou tons distintos, não existindo nenhum filtro de nove lados (eneágono), nem de onze lados (undecágono), nem de mais de treze lados. A combinação de doze formas multiplicada por doze cores dá 144 combinações distintas ou possíveis filtros terapêuticos; no entanto, recebemos até agora 64 dessas combinações geométricas e cromáticas. Cabe supor que serão recebidos alguns filtros a mais, mas também é dedutível que não se receba jamais os 144 filtros, uma vez que nem todas as combinações de planetas e signos devem ser terapêuticas, benéficas ou *assimiláveis* para o ser humano atual.

F — O fato de prescrever um filtro (ou vários deles) ao ser humano que recebe uma terapia, *não é para evitar um trânsito* mas para **facilitar-lhe o trânsito** (ou vários deles). Esse trânsito, facilitado pelo seu arquétipo, vai ser benéfico no momento evolutivo do ser que o recebe, se o seu teste for feito corretamente. Os filtros geométricos coloridos fazem com que alguém não deva esperar 28 anos, por exemplo, para que um planeta realize um trânsito sobre um signo, mas hoje mesmo o humano que utiliza este símbolo tem a oportunidade de trabalhar aquilo que o planeta lhe estimula. Isso converte a Geocromoterapia em uma ferramenta interessante para a Astrologia Médica.

G — Cabe supor que cada filtro tem um **efeito diferente em cada pessoa**, mesmo que sutilmente. Cada ser humano tem uma data de nascimento, um signo e uma configuração astral diferente. Numa pessoa de Virgem, por exemplo, um Pentágono Rosa produzirá um efeito sutilmente distinto do que numa pessoa de Sagitário. Em face de uma pesquisa futura (e de um possível programa informático específico para tal sistema), é recomendável reunir os dados de nascimento de cada paciente para, quando for o momento, poder pesquisar a sua carta natal associada aos filtros indicados nas terapias recebidas. Também conhecendo o seu mapa natal, o terapeuta poderia prescrever ao paciente um Triângulo Amarelo, por exemplo, exatamente durante os dias de um determinado trânsito planetário.

H — Até agora, e analisando filtro por filtro, acreditamos que cada arquétipo tem uma forma específica de atuação, ou **dois princípios de incidência médica**. Ou atuam de forma *alopática*, ou de forma *homeopática*. Quer dizer: os filtros Geocrom atuam ou pela *lei da similitude*, ou pela *lei dos contrários*. A alopatia (medicina convencional) baseia-se no princípio dos contrários; um medicamento farmacológico é como um "antídoto" ao vírus ou doença. Já a homeopatia, ao contrário, emprega medicamentos com informações "semelhantes" à doença; por exemplo, a picada de um inseto se cura facilmente dando uma quantidade mínima de *Apis Mellífica* (extraída da abelha), que desencadeia no corpo os mecanismos bioquímicos e biopsíquicos da autocura daquela picada.

Da mesma maneira, os arquétipos geométrico-cromáticos concretos nos neutralizam, resistem ou funcionam como antídoto a uma situação de doença (mecanismo alopático) enquanto outros tipos de filtros nos transmitem o código concreto da doença (a sua senha), as suas informações codificadas, para que o nosso corpo a reconheça (mecanismo homeopático) e estabeleça as bases para não ser afetado (é como se as nossas células "negociassem" com a doença).

Por exemplo, o Heptágono Verde (ou um Netuno em trânsito por Virgem) atua *homeopaticamente*, enquanto que o Quadrado Violeta (Urano em Capricórnio) age *alopaticamente*, assim como o Triângulo Amarelo, o Quadrado Rosa, o Octógono Branco, o Octógono Rubi, o Octógono Rosa, o Decágono Violeta, o Decágono Verde, o Decágono Rosa e o Violeta, o Círculo Rosa, entre alguns outros, embora tenhamos observado que a maior parte dos arquétipos cumprem uma função homeopática.

I — Outro mecanismo de atuação dos filtros baseia-se na sua qualidade **caracterológica** ou a sua qualidade **sintomatológica**. É semelhante ao funcionamento dos Florais de Bach, que podem ser prescritos para resistir a sintomas ou alterações emocionais de tipo temporal e efêmero, ou podem ser prescritos para corrigir desvios de personalidade ou de caráter que freiam a evolução do paciente.

Do mesmo modo, alguns filtros geométricos podem ser adequados para influir nos problemas recentes ou nas nossas alterações biopsicológicas (filtros sintomáticos) enquanto outros arquétipos estão preparados para incidir mais sobre os modos de comportamento inerentes ou gravados profundamente na nossa memória celular (filtros caracterológicos). Por exemplo, o Triângulo Amarelo, o Triângulo Verde, o Hexágono Verde, o Heptágono Verde, o Octógono Rubi, o Círculo Violeta, o Pentágono Verde-azulado, são filtros mais de *caráter*, no entanto o Triângulo Laranja e o Rosa, os Decágonos Turquesa, Violeta e Verde, e o Círculo ou o Oval Vermelho, são mais de tipo *temporal* ou de tratamento de sintomas, só para citar alguns.

J — Revisando o material manuscrito induzido, cabe destacar que os três planetas transpessoais, os mais lentos (Plutão, Urano e Netuno) foram precisamente as primeiras formas geométricas que recebi em setembro de 1994, combinadas com diferentes cores (primeiro os *decágonos* turquesa, violeta, verde e amarelo, depois os *quadrados* laranja, violeta e rosa, e em seguida o *heptágono* verde; embora o heptágono morado eu tenha recebido dois ou três meses depois). Isso faz pensar ou supor (como material a pesquisar) que talvez haja uma necessidade ou uma "pressa" em estimular os processos, mudanças, acontecimentos ou oportunidades de evolução para o ser humano e por essa razão começaram a me transmitir esses primeiros polígonos como ferramentas de ajuda, filtros arquetípicos associados a três planetas geracionais que levam muito tempo para criar aspectos na nossa vida, com o qual há processos na nossa evolução que não podem ser dados facilmente sem a ajuda dessa geometria que os representa.

K — Para quem, como eu, não é versado ainda no conhecimento astrológico (muito além da popular astrologia *previsora* muitas vezes frívola ou trivial), daremos umas **palavras-chaves** das propriedades de cada planeta e também indicaremos o *tempo* em que cada planeta faz a sua revolução orbital; por sua vez, esta síntese nos ajudará a conhecer as propriedades gerais dos seus polígonos geométricos associados.

SOL. 1 ano (**Círculos**): Consciência, identidade, vontade, espírito, unidade, decisão, inteligência, energia vital, lucidez, o masculino.

LUA. 27,3 dias (linha reta, dois pontos, **Ovais**): Emotividade, inconsciente, matéria, tensão, confrontação, inspiração, imaginação, dualidade, afinidade-resistência, o feminino.
MERCÚRIO. 88 dias (**Pentágonos**): Comunicação, relações, criação, intelecto, mente concreta, análises, praticidade, intercâmbio, construção-destruição.
VÊNUS. 224 dias (**Hexágonos**): Beleza, harmonia, arte, amor, juízo, decisão, virtude, verdade, erotismo, moralidade, ética, equilíbrio-desequilíbrio, próprio-impróprio.
MARTE. 1 ano e 322 dias (o suposto Eneágono): Destino, impulso, ação, avanço, confrontação, realização, praticidade, inspiração ativa, projeção, final-início.
JÚPITER. 11 anos e 314 dias (**Triângulos**): Expansão, forma, idealização, resolução, proteção, filosofia, síntese, mente superior, vontade, benefício, sorte.
SATURNO. 29 anos e 10 dias (**Octógonos**): Limite, restrição, aprofundamento, evolução-involução, ação-reação, sofrimento-compensação, dever-direito.
URANO. 84 anos (**Quadrados**?): Inovação, realização, ruptura, extremismo, rebeldia, contradição, desapego, liberação, altruísmo.
NETUNO. 164 anos e 167 dias (**Heptágonos**): Sabedoria, misticismo, compreensão, compaixão, inspiração, aprofundamento, abstração, dissolução, ilusão-decepção.
PLUTÃO. 248 anos e 2 meses (**Decágonos**): O oculto, misterioso, renovação, memória celular, manutenção, intensidade, paixão, manipulação, resistência, convicção, o inexorável, morte-renascimento.

O vínculo existente entre os princípios da Astrologia e os valores da geometria-luz-cor combinados entre si é um terreno ainda inexplorado, no qual apenas começamos a caminhar e de que podemos tirar um proveito de valor inestimável para o futuro do ser humano saudável e harmonioso. Um dos muitos potenciais de grande utilidade é o de usar coerentemente a Astrologia Médica junto com a Geocromoterapia como ferramenta de *medicina preventiva*, dada a facilidade de predição dos trânsitos planetários.

33. O I CHING E OS CÓDIGOS MODULADORES

O *I Ching* é considerado por muitos filósofos e pensadores como o tratado de ética mais sábio e mais antigo da história escrita e da humanidade (data do ano 1122 antes de Cristo), sendo esse tratado um amálgama entre o Taoísmo e o Confucionismo. O *Livro das Mutações* ou *I Ching* é um *sistema de relações* baseado em um código binário. Essa combinação cria uma seqüência de signos, chamados trigramas e hexagramas, que procedem dos signos primários, *yin* e *yang*, a duas forças opostas e complementares, que representam os dois pólos do código binário.

Ao combinar-se o *yin* e o *yang* em proporções distintas, obtêm-se 64 possibilidades, mutações, mudanças, ritmos ou freqüências. Para maior compreensão, recomendo ler especialmente o segundo livro do *I Ching*, ou pelo menos consultar o último capítulo do meu livro anterior *Mística del Color y la Geometría.*

Cada uma das 64 freqüências é representada por 64 signos, linhas interrompidas ou contínuas combinadas entre si, com significados diferentes. Essa sucessão de signos é como um perfeito *sistema algébrico* que explica as mutações da energia na Terra. Vem a ser como uma cosmogonia ou uma representação da trama do mundo e da sua trama secreta muito além do visível ou evidente. É por isso que o *I Ching* foi utilizado em todos os tempos como um *sistema oracular*. O grande Tratado se serve de uma ordem aritmética para comutar (sistema binário) as respostas às perguntas; mas, neste caso, essa ordem aritmética não obedece à eletrônica ou à cibernética mas unicamente a via de acesso às perguntas é de tipo eletrofísica, por intermédio de nossos neurônios, uma vez que as pessoas que consultam esse sábio oráculo fazem a sua pergunta *mentalmente* e obtêm uma resposta ampla e certeira, que as guia nas suas circunstâncias de vida.

Essa combinação de 64 signos, a alguns de nossa associação, recorda-nos ou faz pensar na combinação de planetas e signos astrológicos realizando um aspecto ou influência sobre o ser humano, para dar-lhe a luz no seu processo de mudança e evolução. Durante dez anos recebi vários arquétipos que complementam aos 38 filtros do início, até um total de 64 arquétipos distintos. Também várias pessoas durante esses anos me diziam intuitivamente que o Sistema Geocrom se completaria ou acabaria quando recebesse 64 arquétipos. Não tenho idéia do que vai ocorrer a partir de agora que já existem. O que parece é que *64* é um número de elevado significado para os especialistas em Numerologia, uma matéria intimamente associada à Matemática e à Geometria.

Tudo isso pode ser um tema de estudo e de reflexão mas, mais além ainda, atualmente existe a teoria (e várias práticas terapêuticas) de que o próprio código binário, a combinação de linhas contínuas e interrompidas, contém em si mesmo propriedades energéticas de alto valor, com potencial terapêutico. Isto é, cada trigrama e hexagrama tem um *efeito* concreto, utilizável e aproveitável para a harmonia do ser humano.

Às vezes, sinto que as linhas quebradas do código binário procedente do *I Ching* são uma *inflexão,* uma *modulação.* Trata-se em todo caso de pesquisar (e demonstrar cientificamente) se cada linha interrompida possui uma *freqüência* e se essa é equiparável a um ângulo da geometria. E saber também que representa energeticamente uma linha contínua junto a uma interrompida. Nesse caso, a combinação de certas linhas ou hexagramas representaria *uma fórmula concreta,* como um filtro Geocrom; do mesmo modo que um triângulo é composto da força de três ângulos e três arestas, e um octógono é a soma de 8 ângulos de maior abertura e 8 arestas que os unem, ou um círculo é uma única linha curva fechada, além de acrescentar-se à fórmula uma freqüência de cor, também um hexagrama, por exemplo, composto de seis linhas paralelas, quebradas e não quebradas, deve ter as suas propriedades energéticas singulares, dignas de ser empregadas para a harmonia do ser.

Outro material de estudo e pesquisa seria interpretar a fundo, e segundo a nossa linguagem ocidental, cada uma das explicações dos hexagramas do *I Ching,* para fazer uma análise comparativa com cada um dos 58 filtros geométrico-cromáticos até agora desenvolvidos, e saber assim se existe algum paralelismo ou analogia que una ou relacione os dois sistemas. Essa é uma das propostas de estudo que implica um trabalho muito árduo porque requer pessoas que conheçam profundamente o *Livro das Mutações* e que, ao mesmo tempo, deveriam ser grandes especialistas em simbologia chinesa, uma vez que chegar a interpretar na nossa linguagem ocidental (em especial se se pretende fazer uma analogia *terapêutica),* por exemplo, a simbologia de "O Caldeirão" (hexagrama nº 50), ou "O Alimento" (hexagrama nº 27) ou "A Mordida" (hexagrama nº 21), e além do mais, chegar a associar essa simbologia aos efeitos terapêuticos de um filtro Geocrom concreto... realmente não parece nada fácil. Mesmo assim, o convite está feito.

Por outro lado, se nos concentrarmos apenas na Geocromoterapia do Ambiente, teremos outro campo de estudo. Sabemos que o Feng Shui parte do *Livro das Mutações* ou *I Ching* e que esse sistema de harmonização do espaço habitável se identifica com a base dos oito trigramas (o baguá do céu posterior, o esquema energético do Feng Shui). Esses oito signos representam as oito zonas de uma casa (ao redor de um centro), cada uma com distintas características energéticas ou freqüências.

Sabemos também que cada uma dessas nove zonas de ambiente qualquer (incluindo o centro ou zona 5) se estabiliza, se "cura", ou se harmoniza com um filtro Geocrom concreto. A única semelhança que temos até agora entre *geometria* e *trigramas* são os nove Filtros do Ambiente associados ao Feng Shui. O trabalho consistiria em fazer a analogia de todos os filtros da Geocromoterapia com os possíveis hexagramas e ver que outras aplicações têm, não apenas para a sublimação energética de ambiente, mas em outros âmbitos da nossa vida. No momento, o constatado na prática é o seguinte:

O Quadrado Laranja está associado ao trigrama Sun (zona 4 do Feng Shui).

O Círculo Violeta está associado ao signo Li (zona 9).

O Círculo Verde, ao signo Kun (zona 2).

O Decágono Laranja ou o Filtro de Criatividade se associa a Tui (zona 7).

O Círculo Azul relaciona-se com o Trigrama Chien (zona 6).

O Decágono Violeta está associado ao signo Kan (zona 1).

O Círculo Rosa encontra-se vinculado a Chen (zona 8).

O Decágono Amarelo associa-se ao trigrama Ken (zona 3).

O Decágono Turquesa relaciona-se com o simbolismo do Tai Chi (zona 5).

Para terminar este subcapítulo, destinado apenas a mostrar alguns dos múltiplos campos de estudo em que se faz referência ao *I Ching* e à sua possível relação com a Geocromoterapia, vou citar umas palavras desse grande Tratado, que nos lembrarão por sua vez uma das definições do significado de "filtro Geocrom" dadas anteriormente: *Quando se compreende como a árvore se contrai no plano da semente, compreende-se também o vindouro desenvolvimento do plano da semente até chegar a ser árvore.*

34. A VISÃO METAFÍSICA E MÍSTICA

Muito além do que foi dito no início deste capítulo e considerando a Geocromoterapia como uma ferramenta de sapiência ou de cruzamento entre a ciência, a ética e o misticismo e, sobretudo, tendo em conta que é um material *canalizado* ou transmitido de um plano sobrenatural, nós, *que estamos encarnados*, podemos dedicar uma parte da pesquisa para analisar profundamente e refletir até o nosso limite sobre os textos recebidos em diferentes épocas sobre o sistema. Esse é um trabalho que ainda não está começado, ao menos em nível de grupo mas, aproveitando esse contexto, desejo dar **algumas linhas de reflexão**, expondo certos comentários extraídos literalmente de tais textos, cuja leitura completa pode ser feita no capítulo correspondente da Primeira Parte.

1) Na Geometria Sagrada se concentram e se encontram as forças do processo cósmico universal.
2) A Geometria apenas serve para ordenar ou equilibrar o mundo tridimensional.
3) A ordem da Natureza se encontra em cada linha, cada conjunção, cada ângulo e em cada número.
4) Cada filtro geométrico estabelece no ser humano um sistema de relações entre a mente concreta e a mente abstrata ou superior.
5) Os filtros Geocrom são fortalecedores do SCS (Sistema Curador do Ser).
6) A Geocromoterapia é um novo sistema instaurado para resistir e eliminar os resíduos kármicos da humanidade e purificar os miasmas cósmicos.

7) Esse sistema veio para fomentar o sétimo sentido ou intuição (a captação imediata da verdade em essência) e estimular assim o SCS.
8) Para aprender a utilizar as circunstâncias negativas como combustível para a sua evolução.
9) Para descobrir no ser humano o seu próprio campo de serviço ou missão.
10) Com os filtros Geocrom a força de Harmonia do Universo começa a tomar parte do mundo microcósmico dos átomos.
11) Cada filtro é um novo símbolo arquetípico que contribuirá para construir a nova Medicina Armónica del Ser Humano (projeto MASH).
12) Os padrões geométricos coloridos são sementes dos futuros comportamentos orgânicos e psicológicos.
13) A Geocromoterapia provém da sala de conhecimento de Shambhala.
14) É um método pré-iniciático que proporciona ao ser humano uma efusão de força de tipo venusiano, a qual lhe dará uma forte vinculação com a Hierarquia Espiritual.
15) O ser humano procede de certas formas geométricas derivadas de proporções harmônicas, numéricas e matemáticas, e das diferentes vibrações cromáticas e sonoras.
16) A amplitude de cada ângulo tem propriedades diferentes.
17) O mal ou a densidade energética é necessário para a perfeição e o processo de integração da energia diferenciada.
18) Ao longo do processo e com o tempo, o ser humano vai se convertendo em um acúmulo de círculos de luz perfeitos, até formar uma esfera branca.
19) O próximo passo do ser humano é conseguir um silêncio mental sustentado e estar na sua própria Presença de forma sustentada.
20) O objetivo agora é a redenção da matéria ou a substituição da matéria por luz, para chegar a uma etapa de irradiação permanente.

Ao chegar a este ponto, prefiro me calar e deixar que seja o leitor quem encontre nos textos muitos outros conceitos para refletir. Apenas posso dizer que, sob a minha limitada perspectiva humana, parece que a geometria e as cores são *precipitações* dos princípios cósmicos e que os seres humanos ainda não sabem nada da linguagem desses signos magníficos. Por ora, consideremos que a ajuda verdadeira do sistema recebido, e que hoje ofereço aos meus semelhantes, é ao menos de *promover* a busca de si mesmo e desfrutar a harmonia do ser humano no mutante fluir da Energia Universal.

35. A IMPORTÂNCIA SUTIL DA DOENÇA

Cada livro que lemos e cada palavra que ouvimos desperta em nós verdadeiras estradas de informações; ativam circuitos adormecidos. Posso dizer que cada palavra e cada conceito abrem, em cada um de nós, a sua própria memória ancestral, um legado individual e coletivo guardado desde tempos imemoriais.

Esta pequena obra, a que quero chamar *Fundamentos da Geocromoterapia,* por estabelecer os alicerces dessa nova forma terapêutica e evolutiva, apenas é mais um livro dentre os milhares que existem compartilhados neste amplo e grande planeta sobre temas relacionados com a saúde. Não se trata de um estudo, tampouco é exatamente um ensaio, nem sequer uma narração inventada, nem um livro científico, nem uma obra totalmente canalizada. Trata-se no fundo de um livro de experiências que, como um *diário*, recopila ponto por ponto de que maneira se iniciou o trabalho com substratos supostamente curativos, como deve se desenvolver uma prática com esses filtros geométricos e o muito que ainda fica por pesquisar sobre esse potencial geométrico e luminoso. Definitivamente, o Sistema Geocrom baseia-se no uso de filtros geométricos com cores transparentes, arquétipos precisos com freqüências específicas, que corrigem e modificam certos padrões alteradores da nossa saúde, a harmonia que todos sem exceção desejamos possuir.

Mas o que é a saúde? Por que nos empenhamos sempre em estar saudáveis? Por que evitamos o sofrimento? Estar saudável é o estado natural do ser humano, embora às vezes o esqueçamos. É o seu permanente contato com a Fonte. Temos saúde *quando não sentimos o corpo nem a mente,* não no sentido de insensibilidade, mas quando o corpo e mente *não incomodam.* Não obstante, quando a doença penetra o nosso corpo ou a nossa mente, temos a oportunidade de conhecer os nossos limites e também a oportunidade de estimular o desejo de superar o que nos limita.

Qualquer anomalia que altere a nossa boa saúde nos convida à transformação. É como um processo alquímico em que se transforma o chumbo em ouro; os nossos limites e imperfeições se transformam em qualidades e dons. Toda doença nos leva à oportunidade de conhecermos a nós mesmos e de experimentar os nossos pontos vulneráveis.

Quando a doença surge na nossa vida, em nós penetram os sentimentos de confusão, de fragilidade, de falta de liberdade. Com a doença nos sentimos sensíveis, talvez diminuídos, incapazes, dependentes dos demais. Quando alguém passa por uma doença, sente-se oprimido por uma força que não controla e então tende a se isolar, a realizar certa introspecção ou, de algum modo mais ou menos consciente, fazer uma recapitulação da própria vida.

A Medicina Tradicional Chinesa, em uma das suas grandes teorias associativas, relaciona cada órgão com uma emoção; associa, com uma facilidade espantosa, a psicologia e o organismo, uma correspondência certa e muito comprovada ao longo dos séculos, produto dessa grande capacidade associativa da mente chinesa. Assim dizem que o canal energético do fígado está associado à ira, à raiva, ao ódio e à perturbação. O rim está relacionado diretamente ao medo, ao temor, à insegurança e à falta de confiança. O meridiano do baço-estômago se associa à hiper-reflexão, à preocupação e às obsessões em geral. O canal do pulmão e todas as doenças derivadas dele relaciona-se diretamente aos sentimentos de tristeza, mágoa, pesar ou perda.

Quando uma dessas emoções, que todos experimentamos excessivamente ao longo da vida, mantém-se durante um certo tempo, em especial quando elas não são expressadas por nenhum meio, então o meridiano de acupuntura correspondente se altera e, portanto, a falta de energia vitalizante acaba por afetar o órgão correspondente do corpo.

Matéria e energia se correspondem; reagem uma à outra. As emoções e a matéria orgânica são partes menos densas ou mais densas da mesma coisa: o nosso Ser. Um ser que, em geral, desconhecemos. Cada transtorno, seja uma pequena infecção, seja uma grande degeneração celular, é uma oportunidade de conhecer o nosso interior e, portanto, uma ocasião inestimável de transmutá-lo.

Impedidos pela comodidade ou o prazer, não aceitamos a presença do sofrimento ou da dor. Tendemos a considerá-la como um agente inútil, intrometido, criado não se sabe por quem para incomodar a paz cega do nosso aparente estado de saúde. Tanto que sempre acabamos eliminando-o, sem nem sequer imaginar que podemos converter a experiência da dor em algo valioso.

A dor, o sofrimento, a incapacidade, em qualquer doença, é como uma mensagem da natureza sábia, que nos fala dos nossos pontos cegos, do nosso desamor, possivelmente de incompreensões e asperezas a serem polidas, defeitos ainda por transformar. Embora possa parecer um paradoxo, a impotência ou a dolência que a doença que nos dá consegue que nasçam em nós novas forças e possibilidades de vida, de aperfeiçoamento, de evolução. A alquimia que possui qualquer doença fundamenta-se na transformação que operamos em nós mesmos e nos faz compreender todo sofrimento como uma ferramenta valiosa para a mudança.

Toda doença ou padecimento pode ser visto como o *material combustível* para a evolução, como disse a voz do espírito que me inspira. Pode ser, pois, uma atitude muito inteligente deixar desde já de dedicar tanto tempo a evitar o sofrimento e começar a utilizar conscientemente a doença para purificar a personalidade; é hora de aceitar e de transmutar o abono do ego e da sombra na mais bela flor que sempre habitou o nosso espírito, a semente da criação, o nosso ser de luz no caminho de volta para Casa. Qualquer anomalia na nossa saúde é uma sugestão, um sinal, uma bênção, que nos orienta no enigma da nossa existência, nos redireciona e alimenta a bela flor da alma que deseja mostrar-se para a luz.

Esta nova visão da saúde e da evolução que proponho contém outra perspectiva. Até agora, abordamos os sintomas com uma atitude negativa e em geral consideramos que a doença não serve para nada, que é prejudicial e, portanto, tratamos de eliminá-la. Mas existe a visão, a possibilidade ao menos de tirar partido da doença e encontrar algo positivo nela. É evidente que, embora não seja fácil, deveríamos tratar de encontrar o seu significado e entender a doença de um modo racional, uma vez que aceitamos que é ela precisamente que nos impulsiona para o caminho do conhecimento de nós mesmos e da realização. A Geocromoterapia não é uma medicina em si mesma, nem se trata de magia, nem os filtros são a panacéia; é apenas um meio de evolução que nos proporciona lucidez para o caminho.

É certo e natural que todo doente busque um curador. Mas não existe médico, terapeuta, psicólogo ou curandeiro que possua o controle absoluto da força curativa. Paracelso dizia que "*o médico é o meio pelo qual a natureza se põe em ação; as doenças se originam no plano do natural mas a sua cura procede do âmbito sobrenatural*". E dizia ainda, dirigindo-se aos curadores: "*se o teu coração é falso, o médico que há em ti também é*".

O processo natural de cura de si mesmo acontece quando se assume a responsabilidade da anomalia do próprio corpo, quando se atende ao sinal recebido, quando, entre a doença e o doente, se cria um diálogo. Então, uma simples dor pode nos introduzir em uma nova paisagem de nós mesmos e nos ajudar a descobrir os nossos próprios e singulares caminhos de reparação, cura e equilíbrio harmônico, porque é *a mesma força que nos criou que nos cura.*

Ao longo de todos os textos escritos, em nenhum momento pretendi subvalorizar a ciência ou a medicina, mas assinalar que não é a única via de conhecimento. Ser médico, terapeuta, agente de cura, e abraçar hoje a Geocromoterapia como um novo e singular instrumento para transformar os estados alterados da saúde, requer ter em conta e sentir permanentemente todos esses conceitos; e por sua vez, assumir com humildade que, tanto nós que trabalhamos na medicina, como cada um dos filtros Geocrom, somos apenas *mediadores* que ativamos o verdadeiro potencial de cura que cada um de nossos doentes possui.

A Geocromoterapia, como diz o texto do ano de 1999, *apenas suspende os véus sobrepostos*, recupera os códigos de harmonia e unidade que cada ser humano já possui de forma inerente, porque essas freqüências inteligentes da Geometria e da Luz, representadas por esses arquétipos ativos, já existem no campo energético de cada ser humano da Terra.

Marta Povo
La Cerdanya,
revisado e ampliado no outono de 2003.

36. UMA ASSOCIAÇÃO DE PESQUISA INDEPENDENTE

A AUFaC, cuja sigla significa *Asociación Universal para la Investigación de la Forma aplicada y el Color*, é uma plataforma livre de pesquisa e de intercâmbio cultural, cujo propósito é *unificar* os aspectos materiais e energéticos da vida, com os seus próprios aspectos espirituais e metafísicos. O objetivo dos seus associados e pesquisadores é *integrar o campo filosófico e espiritual, com a ciência, a arte, a comunicação e a pedagogia.*

Um pouco de história: a associação nasceu em 1997, sob o meu estímulo e do próprio Sistema Geocrom, três anos depois do seu nascimento; a princípio, os sócios dedicavam uma atenção especial aos seus aspectos de tratamento da saúde, da pesquisa dos valores terapêuticos e da utilização consciente e coerente dos arquétipos da *geometria, das cores e da luz* para o enriquecimento evolutivo do ser humano, visto integralmente como uma entidade biopsíquica e espiritual. Na realidade, tratávamos de nos aprofundar nos princípios da Geocromoterapia.

No entanto, depois de muito pouco tempo, vários sócios vimos que esses valores eram aplicáveis e dignos de pesquisa também no campo da *arte,* da *comunicação* e do *ensino*, e começamos a observar e a propor projetos de estudo sobre os efeitos de tais padrões e freqüências aplicados às obras de arte, ao desenho, à arquitetura etc., assim como às crianças e à sua formação ao mesmo tempo lúdica e espiritual, e também sentimos a necessidade de expansão desses valores no mundo da comunicação e da imagem. Mais tarde, também foram integrados outros pequenos campos de estudo sobre as *distintas energias* que intervêm no processo evolutivo e dimensional do ser, abrindo um enfoque metafísico atualizado, que na realidade estava implícito nos valores da geometria sagrada, das cores e da luz.

A dinâmica atual da AUFaC é a pesquisa, individual ou coletiva, em vários âmbitos e em projetos diferenciados, para compartilhar os resultados com todos os membros, ampliar critérios, integrar conhecimentos e difundi-los na sociedade humana. Alguns desses projetos ou áreas de trabalho em relação ao contexto deste livro estão expostos no capítulo anterior.

A associação de pesquisa independente *está aberta à adesão de novos membros* ou pessoas realmente interessadas em tal trabalho de integração e unificação, tanto na área **médico-científica**, na área de **comunicação-pedagógica**, como na área **artística**, desde que todas as pessoas possam compartilhar os seus projetos e sugerir novos trabalhos ou pesquisas.

Cada associado contribui com uma cota voluntária para a manutenção da dinâmica estrutural da AUFaC, que dispõe de um pequeno local de reuniões e coordenação em Barcelona, assim como outro local natural nos Pireneus Catalães, o Centre de L'Hivernacle, um espaço pedagógico e terapêutico.

INFORMAÇÕES E CONTATOS

O Instituto Geocrom é o distribuidor do material terapêutico evolutivo, o aglutinador dos projetos da AUFaC e a plataforma que organiza os cursos de formação em Geocromoterapia, em Medicina do Ambiente e em Energia Inteligente, conduzidos por Marta Povo e celebrados periodicamente em Barcelona, na Cerdanya e outros lugares do mundo, desde que organizados com antecedência específica em cada país.

INSTITUTO GEOCROM
Barcelona, Espanha
Tel.: 93 315 13 16
629004199

CENTRE DE L'HIVERNACLE
Nos Pireneus Catalães
973 29 30 20

ASOCIACIÓN AUFAC
Tel.: 93 315 13 16

e-mails:
info@geocrom.com
instituto@geocrom.com
martapovo@wanadoo.es

Internet:
www.geocromoterapia.com
www.martapovo.com

O Sistema Geocrom e a Geocromoterapia estão protegidos, registrados e reconhecidos pela Oficina Española de Patentes y Marcas do Ministério da Indústria e Energia da Espanha, assim como pelo Registro de la Propiedad Intelectual de la Generalitat de Catalunya, além de ser um método mantido pela plataforma de pesquisa independente AUFaC.